实用口腔临床牙体预备

主编：张旭光
俞　波

北京大学医学出版社

SHIYONG KOUQIANG LINCHUANG YATI YUBEI

图书在版编目（CIP）数据

实用口腔临床牙体预备 / 张旭光，俞波主编．— 北京：北京大学医学出版社，2021.6

ISBN 978-7-5659-2378-4

Ⅰ.①实…　Ⅱ.①张…　②俞…　Ⅲ.①牙体—修复术　Ⅳ.① R781.05

中国版本图书馆 CIP 数据核字 (2021) 第 044483 号

实用口腔临床牙体预备

主　　编：张旭光　俞　波
出版发行：北京大学医学出版社
地　　址：（100191）北京市海淀区学院路 38 号　北京大学医学部院内
电　　话：发行部 010-82802230；图书邮购 010-82802495
网　　址：http://www.pumpress.com.cn
E-mail：booksale@bjmu.edu.cn
印　　刷：北京金康利印刷有限公司
经　　销：新华书店
责任编辑：董采萱　　**责任校对：**靳新强　　**责任印制：**李　啸
开　　本：787 mm × 1092 mm　1/16　　**印张：**16.25　　**字数：**400 千字
版　　次：2021 年 6 月第 1 版　2021 年 6 月第 1 次印刷
书　　号：ISBN 978-7-5659-2378-4
定　　价：160.00 元

序

临床牙体预备是一名优秀的口腔医生必备的看家本领。掌握好这一技能，需要有严格的基础训练，然后结合自己的临床实践经验，进一步钻研和提升。《实用口腔临床牙体预备》是两位优秀的临床口腔医生根据自己多年的实践经验，并结合临床实际，呈现给我们口腔医生的一本精心之作。

一本临床参考书的内容品质主要取决于作者。非常荣幸，我有缘与本书的两位作者都打过很深的交道。旭光医生毕业于北京大学口腔医学院，获得临床医学博士学位，后来到香港特区和美国从事基础研究、口腔医学教学和临床工作。目前他在洛杉矶有多所自己开设的牙科诊所，同时在加州大学洛杉矶分校（UCLA）牙科学院兼职从事临床教学工作。旭光医生在海外工作近三十年，但却非常熟悉国内口腔医疗状况，是少有的同时拥有中、美两国口腔执业医师执照的医生。更为可贵的是，他在繁忙的工作之余，喜欢思考和琢磨，把自己的临床心得整理和记录下来，非常人可及。俞波医生则完全接受的是美国口腔医学的临床和研究训练，他以优异的成绩获得 UCLA 牙医学和理学双博士学位，毕业后直接取得 UCLA 的教职，可谓凤毛麟角、出类拔萃。毕业后他一直在 UCLA 从事临床、教学和科研三位一体的工作。俞波医生接受本科教育的学校是加州大学伯克利分校，学的是电子工程专业，所以他有着深厚的力学和工程学基础，近来他又在口腔医学数字化方面开展了一些开创性工作。所以二人联手编写这本书是优势互补，相得益彰！

《实用口腔临床牙体预备》图文并茂，文字简洁，通俗易懂，把深奥的生物力学知识讲得很清楚，实属不易。口腔医学的特点是常见病多，基本的操作程序相对规范。这本书系统全面地讲解了临床牙体预备的方法、要求、步骤和技巧。对年轻的口腔医学生来讲，读了这本书会让自己将来少走很多弯路；对正在从事临床工作的口腔医生来讲，读了这本书则能够进一步提升自己的临床水平，发现自己的临床工作需要改进之处。我们口腔医生时常自我调侃“牙科是门手艺活”，但它与一般的手艺活还是有很大区别的。两位作者讲得好——口腔医学是医学和艺术的完美结合。好的牙体预备就是一件漂亮的艺术品，线条流畅，浑然天成。但是，我认为牙体预备后制作的口腔修复体比艺术品的审查标准更为严苛：评价艺术品的好坏靠我们的双眼即可，而牙体预备后的作品，其最后的检验过程是在一个个活生生的患者口腔内进行的，除了美之外，还要满足良好的功能恢复、佩戴舒适等。

承蒙两位医生抬爱，邀请我在这本书出版之际写序，我只是如实讲几句自己的读后感。著名国画大师李可染在论创作时曾经讲过：“用最大的功力打进去，用最大的勇气打出来。”此书能够顺利出版，无疑是两位优秀的医生做到了。相信读者通过认真阅读此书并结合自己的临床工作，定会提升自身的临床技能，更好地服务于患者。我非常荣幸向大家推荐此书!

王存玉

美国加州大学洛杉矶分校牙科学院教授、副院长

美国国家医学院院士

中国工程院外籍院士

前 言

口腔医学是医学和艺术的结合，口腔医生既是医生又是艺术家。在临床工作中，口腔医生需要进行大量的实际操作，其中绝大部分临床操作属于牙体预备范畴。因此，做好牙体预备是口腔医生最基本的临床技能。

作为年轻的口腔临床医生或口腔医学生，我们首先要了解什么是标准的牙体预备。在学习的初期，要严格遵循牙体预备的基本原则，严格按照各种量化标准进行练习和操作。我们不赞同将牙体预备都变成抽象的数字和教条的图像，但作为口腔临床医生，了解和掌握各种标准牙体预备的要求，以及这些要求背后的意义和科学原理，是非常必要的。

在实际工作中，患者的临床表现各种各样，牙齿及患牙龋损的位置、形态和大小也各不相同，临床医生不可能在每一个病例或操作步骤都教条僵化地去满足这些标准和要求。但只有掌握什么是标准预备，口腔医生才能在临床实际操作过程中将自己的牙体预备标准化，或尽可能将其向标准预备靠拢。只有这样，才能取得让自己和患者都满意的长期治疗效果。

近二三十年来，随着中国经济的腾飞，我国的口腔医学事业得到迅猛发展，但这种发展还很不均衡。据统计，我们国家有 3/4 的口腔医生没有经过正规的大学本科教育，因此，毕业后、执业后的再学习、再教育非常必要。很多口腔医生对提高自己的口腔医学理论知识和临床操作技能充满热忱，但他们的日常工作非常繁忙，业余时间也很有限。因此，我们希望尽可能简洁、通俗地向读者介绍有关口腔临床常见牙体预备的最新理论知识和操作理念，使用照片和图表让读者更容易理解和掌握，并尽量结合临床实际，使本书更具有实用性。

由于我们水平有限，书中难免存在一些错误，敬请同道批评指正。如果这本书能给同行的口腔医学临床工作带来一些帮助，我们会感到非常欣慰。

最后，我们衷心感谢王存玉院士在百忙之中为本书写序，感谢北京大学医学出版社在本书写作和出版过程中给予的大力指导和帮助。书中的插图、照片由郁晓燕、Mr. Airton Soares 帮助完成，书中一些专业术语的使用得到北京大学口腔医学院董艳梅教授、谭建国教授的热情指导，在此一并表示感谢。

最后我们要感谢一直支持、鼓励和关爱我们的家人和朋友，谢谢你们！

张旭光 俞波

2020 年 12 月

目 录

第一章
牙体修复需要遵循的基本原则

牙体修复是口腔临床针对牙体缺损这一常见病、多发病的主要治疗方法。通过牙体修复正确恢复牙齿正常的形态与功能，包括正常的轴面形态、牙齿之间的邻接关系、外展隙和邻间隙、上下颌牙齿的咬合关系等，并在其基础上取得良好的美学效果。

牙体缺损是由于龋病、外伤、物理性磨损、化学性酸蚀、发育畸形等原因，引起牙齿硬组织外形或结构的破坏，从而造成牙体形态、牙齿邻接关系以及上下颌咬合发生改变，影响牙齿甚至全身的健康，对咀嚼、发音和美观等方面产生不同程度的影响[1]。

牙体预备则是在修复牙齿的过程中，使用各种口腔操作器械，对需要治疗牙齿的牙体组织进行适当的切割、磨除，为目标修复体提供容纳空间、粘接面与完成线，或为修复体的戴入建立合适的就位道。整个牙体预备过程还包括：彻底清除牙齿组织的腐质，去除薄弱的牙尖和牙壁，增加固位形态以及进行预防性扩展等。

牙体预备是口腔修复最重要的操作步骤，它直接影响到修复体的固位、外形、美观和临床的使用寿命等，是口腔医生需要掌握的最基本的临床技能。

不规范的牙体预备会导致预备牙齿的牙体组织、牙周组织以及修复体本身发生各种问题（表 1-1），掌握牙体预备的一些基本原则对防止这些不良情况的发生十分重要。

表 1-1　不规范的牙体预备可能导致的问题

部位	可能导致的问题
牙体组织	继发龋，牙齿敏感，牙髓炎，牙体折裂，根管侧穿等
牙周组织	牙龈炎，牙周炎，软组织机械性损伤等
修复体	外形欠佳，颜色不自然，崩瓷，边缘不密合，移位脱落等

第一节　牙体修复需要遵循的基本生物力学原则

一、抗力原则

抗力（resistance）是指修复体或充填物本身，或牙体预备后牙齿剩余组织，抵抗在口腔行使正常功能时发生折裂或完全折断的能力。

（一）牙体组织的抗力

1. 牙体组织的抗力取决于牙齿剩余牙体组织的质量和数量，因此在可能的情况下，应尽量少磨除健康的牙体组织。

2. 注意去除薄弱以及基底部没有牙本质支撑的牙体组织壁或牙尖，形成良好的抗力形，以防止局部牙体组织因为缺乏必要的支撑而发生折裂或折断。

3. 对于具有龋坏的牙齿，要尽量去腐完全，并尽可能将修复体或充填体边缘置于自洁区，以预防继发龋的发生。

4. 充填洞壁或固定修复体的边缘，应避开咬合接触区或其他殆力较大的部位。

5. 牙体预备过程中应尽可能保留牙齿原有的牙尖和边缘嵴。

（二）修复体的抗力

1. 根据患牙的自身条件和患者的咀嚼特点，选择合适的修复体类型和修复材料。

2. 牙体预备的量要足够，以保证修复体或充填体有一定的厚度。由于不同修复材料的物理强度不同，因此不同修复方法所需的牙体预备量和形态是不同的。

3. 依照预备牙齿的解剖形态，均匀磨除牙体组织，并对功能尖进行斜面预备，以避免因为修复体厚度不均匀，在口腔行使功能过程中发生折裂。

4. 选择合适的牙体预备边缘类型，充分保证修复体龈边缘有足够的强度。

二、固位力原则

固位力（retention）是指在行使正常口腔功能时，修复体或充填体抵抗外力而不致发生移位或脱落的能力。

（一）与固位力有关的因素

1. 聚合度　如果其他条件一致，预备体相对的两个轴壁之间冠向聚合度越小，其能够给修复体提供的固位力越大。这种固位力表现为抵抗沿牙齿长轴方向的垂直脱位力和侧向的水平脱位力（图 1-1）。理论上讲，聚合度为 0°，即两个相对轴面相互平行时，给修复体提供的固位力最大。由于存在修复体制作完成后的戴入问题，预备体需要有合适的冠向聚合度。研究显示：预备体轴壁与牙齿长轴的夹角为 3° ~ 5°，即预备体冠向聚合度为 6° ~ 10° 时，可以在克服修复体戴入问题的基础上，为修复体提供最佳的固位力[2]。但由于患牙在口内的位置及观察路径的限制，临床上一般要求冠向聚合度达到 16° 左右是比较合适的。

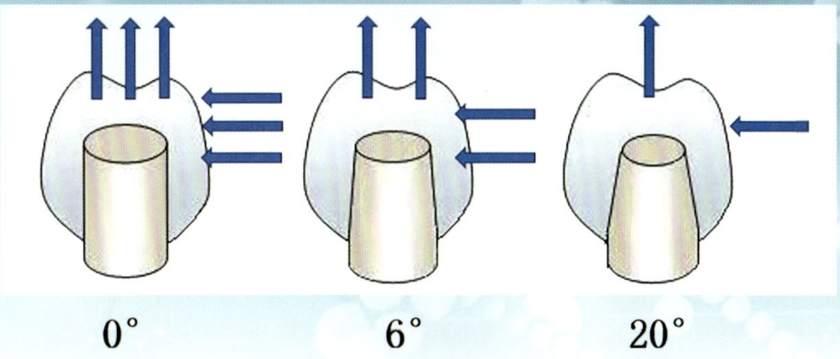

图 1-1　预备体冠向聚合度与固位力的关系
预备体冠向聚合度越大，修复体固位力越小。

2. 预备体的高度　在其他条件都一致的情况下，预备体越高，其能够给修复体提供的固位力越大，这种固位力同样表现在垂直向和水平向[3]（图 1-2）。

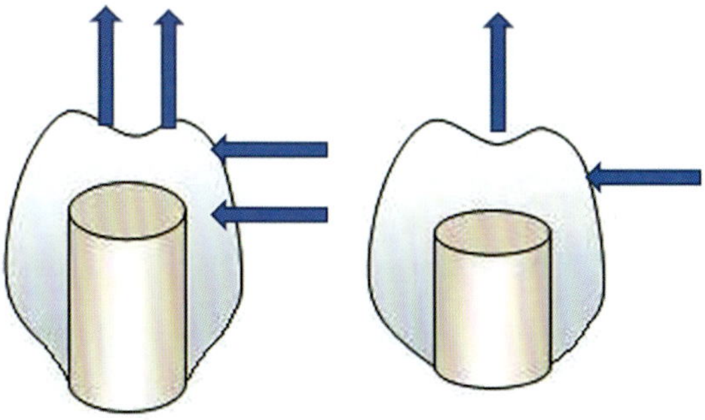

图 1-2　预备体高度与固位力的关系
预备体越高，给修复体提供的固位力越大。

3. 预备体的直径　在高度、聚合度等其他条件都相同的前提下，预备体的直径越大，其能够给修复体提供的固位力越大。但在有些情况下，窄预备体上的全冠修复体由于具有较小的旋转半径，使得其切线位置较低，阻力区域较大（图 1-3），从而导致其对侧方抗力较预备体直径大者更强[3]。

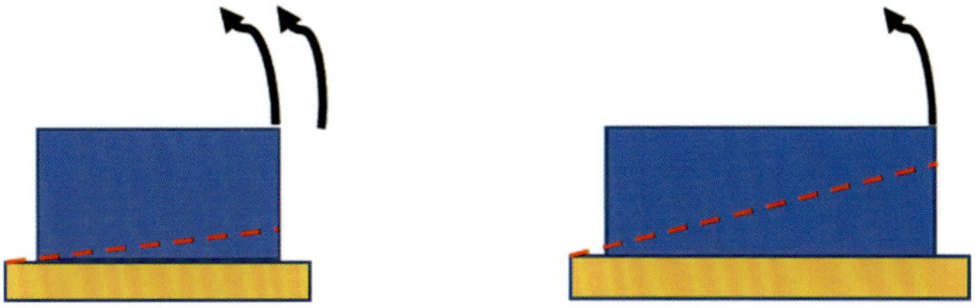

图 1-3　预备体直径与固位力的关系
预备体直径较小，其旋转半径小、切线位置低、阻力区域大，侧方抗力及抗旋转能力更强

4. 预备体的表面积 预备体的表面积越大，意味着将来修复体的粘接面积就越大，能够给修复体带来的固位力也就越大。预备体表面积主要是由牙体预备前基牙的大小直接决定的，但在牙体预备时添加固位沟等，也能够不同程度地增加预备体的表面积。

在预备体表面积相同时，相较于预备体的直径，预备体的高度对修复体的固位力帮助更大，即两个表面积完全相同的牙齿预备体，高度较高而直径较小的能够为将来的修复体提供更大的固位力。因此在临床操作时，如果遇到临床牙冠较短的牙齿，可以考虑施行牙冠延长术，以增加患牙的牙冠高度；否则，需要在牙体预备时添加额外的固位沟、固位槽等。

5. 修复体与预备体之间的摩擦力 增加修复体与预备体之间的摩擦力，可以通过增加修复体与预备牙体相互接触面的粗糙程度，以及增加两者之间的密合度得以实现。而修复体与预备体接触面粗糙，会明显影响临床操作、修复体的制作以及修复体的最终戴入。因此，提高修复体与预备牙体之间的密合度，是增加修复体固位能力的重要因素。良好的密合度还可以大大减少修复体边缘及下方继发龋的发生。对于经过根管治疗的牙齿，修复体与预备牙体之间的良好密合，会明显降低根管充填术后根尖病变的发生率[4]。

（二）充填体固位力的取得

1. 预备的充填洞形要有足够的深度，依靠充填体与洞壁的摩擦力，阻止其向外侧方移位或发生撬动，而导致充填体的脱落。

2. 利用倒凹，即洞壁冠向聚合，防止充填体发生垂直向脱出。

3. 利用鸠尾，即借助殆面洞形峡部的锁扣作用，防止充填体发生水平向脱位。

4. 使用复合树脂材料进行充填时，充填体的部分固位力来自于粘接剂的粘接作用，但它仅起辅助作用，没有洞形的机械性固位作用那么重要。

（三）固定修复体固位力的取得

1. 洞壁固位 牙体预备时洞壁有足够的深度，洞底平坦，点线角清晰锐利。

2. 鸠尾固位 在殆面制作鸠尾，鸠尾峡部狭窄、尾部膨大，防止修复体水平向脱出。

3. 沟槽固位 在牙体预备过程中通过制备额外的固位沟、槽等，进行辅助固位。

4. 环抱固位 预备牙体的各个轴壁近乎平行，尽量增加殆龈高度，以保证修复体与牙体之间的密合度。

5. 粘接固位 利用粘接材料的粘接功能，在修复体与牙体组织之间产生物理性或化学性连接。

（四）粘接固位

粘接固位主要依靠高分子有机粘接材料和各种粘接技术得到的粘接力得以实现。随着现代粘接材料和技术的不断推出和发展，以及微创牙体预备理念的普及，粘接固位在口腔修复中的作用越来越关键。

口腔修复的粘接固位是借助各种粘接材料在固体表面产生的结合力，将修复体固定到牙齿的表面结构或已经存在于牙齿表面的修复材料上的过程。这些材料不仅能够将修复体与牙齿良好地粘接固定在一起，同时也有效地填补和封闭了修复体与牙体表面存在的各种间隙，增加了两者之间的结合强度和封闭效果。

口腔临床修复体的粘接固位主要有粘接（adhesion）和粘固（cohesion）两种，其使用的粘接材料分别称为粘接剂和粘固剂。

口腔修复中，粘接是通过粘接剂与牙体组织表面形成混合层结构，在两者之间施加分子吸引力，将修复体与牙体组织进行结合。这种结合的强度很高，但粘接前修复材料表面需要进行酸蚀，对粘接部位的隔湿要求比较严格，同时粘接边缘部位的牙体组织最好为牙釉质。临床常用于玻璃陶瓷材料（如瓷贴面）及复合树脂材料等与牙体组织的结合。

而粘固是通过粘固剂封闭修复体与牙体之间的间隙，在两个物体表面之间产生内聚力，从而达到将两者结合的目的。这种结合的强度相对较弱，因此对预备牙体的机械性固位要求较高。粘固时常常需要对修复体粘固面进行喷砂处理，对粘固部位的隔湿以及牙体组织的要求不如使用粘接剂那么严格。临床上粘固方法常用于金属或氧化锆材料等与牙体组织的结合，它还可以用于边缘线位于龈下的修复体的粘接固定。

粘接与粘固仅在粘接固位的机制上有所不同，但两者在其特点及影响因素等方面则基本相似。

1. 粘接固位的特点

（1）粘接力与粘固力对修复体固位所起的作用不同

① 来自粘固剂的固位力对修复体固位仅起到辅助作用，牙体预备后所形成的固位洞形，以及修复体与治疗牙齿密切贴合而产生的摩擦力，是这类修复体固位力的主要来源。

② 来自粘接剂的固位力对修复体固位则起到主要作用，它对牙体预备固位洞形的要求相对较低。

因此，口腔临床应根据修复牙齿的条件和修复体的种类等，选择不同的粘接固位方法。

（2）粘接力对垂直向拉力的承受能力较弱：有研究表明，口腔行使功能时，修复体粘接剂所能承受的垂直向压力最大，水平向切力其次，而垂直向的拉力最小；对拉力的承受能力仅为切力承受能力的1/6、压力承受能力的1/10[3]。因此，减少垂直向的向外拉力，以及增加修复体对垂直向拉力的抵抗能力，对降低修复体的失败率是十分关键的。

（3）保留尽可能多的牙釉质：粘接剂与牙釉质的粘接能力最强，因此尽可能多地保留牙体组织，尤其是牙釉质，是取得良好粘接效果的关键之一。

2. 影响粘接固位力的因素

（1）粘接面的面积与粘接力成正比：粘接剂的固位能力与粘接面的整个面积大小有关，修复体与粘接剂接触的面积越大，则粘接力越大，修复体的固位就越好。

固位沟在提供额外的物理性固位力外，同时也增加了预备体的外表面积，即增加了粘接面积。

（2）粘接面的粗糙度与粘接力成正比：粘接面的粗糙程度直接影响粘接剂粘接力的大小，适当增加预备体表面的粗糙度，可以增加粘接力。

（3）粘接剂的厚度与粘接力成反比：修复体与牙体之间粘接剂的厚度对粘接力也有直接的影响。一般来讲，粘接剂越厚，其在固化过程中发生收缩的程度就越大，进而影响自身的强度；另外，粘接剂层厚，则更容易被口腔唾液所溶解。因此，修复体与预备体的表面之间应尽可能密合。

（4）粘接固位力与粘接材料的质量和操作方法密切相关：粘接材料的性质、种类、调拌的黏稠度等与粘接固位的效果有着直接的关系。临床使用的粘接材料种类繁多，要根据不同的临床实际情况选择合适的粘接剂，并要严格按照生产厂商建议的调拌比例和方法进行操作。

（5）修复体和预备牙体表面的状况与粘接效果密切相关：粘接前要对修复体和预备体粘接面进行严格处理，使用橡皮障等对局部进行有效隔湿，保持粘接面的清洁、干燥，保证没有水分、油脂、血液及唾液等污染。

（五）防止发生修复体的旋转

如果预备体近似圆柱形，在复杂的口腔功能活动中，修复体有可能沿牙长轴发生旋转而脱落。在牙体预备时，如果发现预备体近似圆柱形，应注意添加额外的固位设计（图 1-4）。固位沟不仅为修复体提供侧向固位力，同时还防止修复体发生因旋转而脱落的问题。

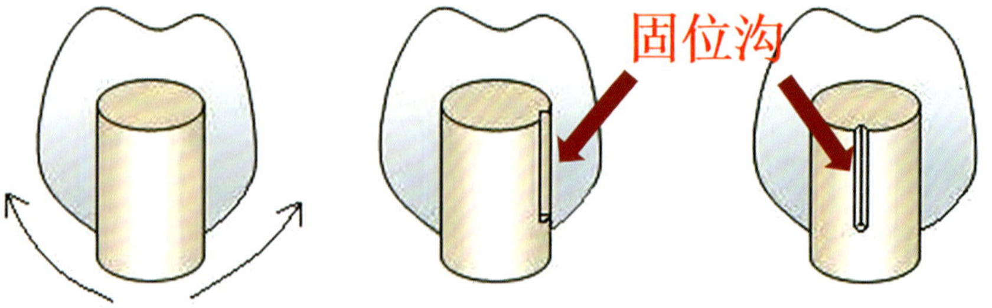

图 1-4　预备体固位沟的制作

预备体近似圆柱形，添加固位沟防止修复体发生旋转脱位。

第二节 牙体修复需要遵循的基本生物学原则

一、保存患牙的牙体组织

口腔临床进行牙体修复时，应在满足牙体预备的基本条件的同时，最大化保留原有的牙体组织。过多地、不必要地磨除牙体组织，不仅直接影响修复体或充填体的固位力和抗力，还有可能导致术后牙齿发生折裂、折断。

如果预备的牙齿牙髓活力正常，磨除过多的牙体组织会使预备区域距离牙髓过近，容易发生术后牙齿敏感、牙髓发炎甚至牙髓坏死。有研究表明，进行牙体磨除后，当剩余的牙本质表面距离牙髓腔小于 1 mm 时，牙髓组织即发生一系列应激性改变[5]；而当剩余的牙本质表面距离牙髓腔小于 0.5 mm 时，即使没有发生牙髓暴露，亦可导致年轻恒牙的牙髓组织发生不可逆性炎症变化，这种变化随剩余的牙本质厚度的增加而逐步减轻[6]。另外，牙釉质磨除后，由于牙本质较牙釉质通透性强，其下方的牙髓组织更易受到物理、化学、细菌等因素的损害。

近年来，口腔临床医学越来越提倡微创牙体预备，其核心是对牙齿健康的牙体组织进行最大限度的保留。既要针对牙体解剖、患者美学与功能方面的个性化需求，进行正确的修复空间设计；同时也要使用合适、准确的预备引导技术，在放大或显微视野下，按照预先的修复空间设计精准实施牙体预备，以更多地保留健康的牙体组织[7]。

二、保护患牙的牙髓组织

牙体预备过程中，钻针高速旋转与牙体组织发生摩擦，产生大量热量。热量产生的多少受钻机旋转的速度，钻针的种类、大小和形状，钻针和牙体组织摩擦接触时间的长短，临床操作者通过钻机施加在牙体组织上的压力，以及是否使用冷却措施等很多因素的影响[8-9]。一般来讲，钻机的旋转速度越快、钻针的直径越大、钻针的表面颗粒越粗糙或切割刃间距越宽、钻针与牙体组织接触持续的时间越长，以及通过钻机施加在牙体组织上的压力越大，操作过程中在牙体表面产生的热量就越高。

因此，牙体预备时用力要轻；使用钻针磨除牙体组织时，不要一次持续时间过久，尤其是使用切割刃深或颗粒粗糙的钻针时；操作过程中持续使用足够的水汽冷却。采取这些措施，既可以防止牙髓腔内温度的升高，以有效保护牙髓组织；又可以及时有效地清除牙齿残屑，提供清晰的操作视野，提高磨除效率。

三、保护患牙的牙周组织

维护良好的牙周组织健康，关系到基牙和修复体的使用寿命。根据牙体预备完成时制备的预备体边缘与牙龈缘的相对位置，可以将预备体的边缘线简单分为龈上边缘、平龈边缘和龈下边缘。龈上边缘的修复体对保护患牙牙周组织健康最为有利；

龈下边缘修复体由于容易造成局部细菌的聚集，以及可能侵犯到牙龈组织的生物学宽度，引起患牙周围牙龈炎症，从而对牙周组织造成破坏。因此，口腔临床应尽可能将修复体的边缘放在龈上或平龈位置。

口腔临床常用的金属烤瓷冠因为有全金属覆盖的内核，光线无法穿透到基牙的牙冠和牙根，可能导致牙根部位显得较暗，临床观察修复体的边缘和邻近的牙龈组织会呈现不同程度的灰黑色，影响牙齿修复的美学效果。因此，传统操作需要将其边缘放置在牙龈缘以下。龈下边缘虽然更易获得自然的美学效果，但其对基牙的牙周组织健康影响较大，在酸蚀及粘接时临床操作难度高，且不易清洁。而且随着时间的推移，牙龈逐渐发生退缩，美观问题会重新发生。Valderhaug 和 Birkeland 对 114 位患者的 329 颗全冠进行临床追踪观察，其中 59% 的全冠在戴入时为龈下边缘，但 5 年后检查发现，仅有 32% 的修复体边缘仍然位于牙龈缘以下[10]。

过去由于将修复体的边缘置于牙龈缘以上可能会影响牙体修复的美学效果，故一般将其应用于后牙等非美学区域，或局限于颜色正常的基牙邻面及舌侧。但随着修复和粘接材料的不断改进和发展，新型陶瓷材料有一定的遮光性，但仍然有良好的透明度，可以使修复体与牙齿的交界区变得非常不明显。目前，越来越多的龈上边缘修复体被用在前牙等美学区域。

（一）修复体边缘线的位置

1. 龈上边缘修复体 口腔临床一般情况下选择将修复体的边缘放置在牙龈缘以上，原因如下：

（1）龈上边缘一般位于牙齿的牙釉质层，易于清洁，对继发龋的抵抗能力较强。

（2）修复体牙体预备相对易于完成，不容易损伤牙龈和相邻口腔软组织。

（3）便于获取预备牙体的模型，一般不需要事先进行排龈等操作。

（4）修复体完成后易于就位，并且易于进行各种检查、粘接和清除多余粘接剂等操作。

（5）磨牙量相对较少。

（6）更有利于提高粘接效果，因为使用龈上边缘修复体能够在边缘线位置保留更多的牙釉质结构，在粘接过程中也更易于进行局部隔湿。

（7）最重要的是修复体戴入后对牙周组织几乎没有任何不良影响。

由于美观的问题，龈上边缘修复体过去主要用在后牙等非美学区域，但随着人工陶瓷材料的不断发展以及新型粘接材料的不断推出，越来越多的龈上边缘修复体被应用在前牙美学区。

2. 龈下边缘修复体 将修复体的边缘置于牙龈缘以下，主要基于隐藏牙齿与修复体的交界面、龈缘附近的牙体有龋坏或缺损，以及基牙高度不足等原因。如果临床确有需要，在进行牙体预备时可以适当将边缘线放置于龈缘以下，但前提是不能破坏牙周结合上皮，从而避免侵犯基牙的牙周生物学宽度。有临床研究发现：边缘位于龈下的修复体，其周围牙龈炎的发生率高达 83%；而平龈或龈上边缘的修复体，其周围牙龈炎发生率仅为 21%[12]。修复体边缘在龈下延伸越多，炎症反应越严重[13]。

将修复体的边缘置于龈缘以下时，不仅牙体预备操作比较困难，同时对印模的提取、临时修复体与最终修复体的制作和戴入、术后基牙牙周健康的维持等均具挑战性。一旦修复体边缘的密合性，修复体表面的轮廓、凸度及光洁程度不良，就可能会导致基牙周围牙龈发生炎症、退缩或增生等问题[14]。

（1）龈下边缘修复体的主要适应证：

①牙体组织有延伸到牙龈以下部位的龋坏、旧的充填体或缺损。

②相邻牙齿的邻面接触区达牙龈嵴顶或以下，修复体龈下设计可以使修复体与邻牙保留一定的间隙。

③牙齿发生折断，断裂面位于牙龈缘以下。

④临床检查发现基牙有明显的牙根敏感问题。

⑤预备牙齿的临床牙冠高度不足，殆龈距离较小，修复体难以获得良好的固位。

⑥美学区牙齿进行金属烤瓷冠修复，因为美观原因需要将修复体的唇侧边缘置于龈缘以下。

（2）龈下边缘修复体的主要缺点：

①患者术后很难进行清洁，局部容易造成细菌积聚。

②在临床牙体预备、印模提取以及修复体粘接时，需要进行排龈等操作。

③牙体预备时，非常容易造成牙龈损伤。

④修复体试戴及修复体边缘密合性检查较复杂、困难。

⑤术后发生修复体周围牙龈炎症和牙龈萎缩的概率明显升高。

⑥最为严重的是容易侵犯牙齿的生物学宽度，导致医源性牙周病。

（3）龈下边缘修复体临床处理要点：

①修复体的穿龈和龈 1/3 部分的轮廓凸度要正确。

②修复体边缘与预备体边缘线要尽可能密合。

③修复体戴入后多余粘接剂要去除完全，并彻底抛光。

④龈缘以下的修复体部分被足够的附着龈覆盖。

⑤没有侵犯基牙的生物学宽度。

3. 平龈边缘修复体 平龈边缘修复体具备龈上边缘修复体的部分优点，但与龈上和龈下边缘修复体相比，它的特点不突出。传统理论认为：与龈上和龈下边缘修复体相比，平龈边缘修复体的边缘更容易积聚牙菌斑而引发严重的牙龈炎症；此外，如果牙龈在修复后有微小的退缩，就会引起修复体边缘的暴露[11]。但随着修复技术与材料的发展和进步，这些问题都逐步得到了解决。从保护基牙牙周组织健康的角度来看，龈上和平龈边缘修复体都值得推荐。

（二）牙周生物学宽度

1. 牙周生物学宽度的定义 牙周组织生物学宽度（biological width）的概念早在 1961 年就被提出，它是指从龈沟底到牙槽骨嵴顶之间的距离，包括结合上皮和牙槽嵴顶以上的牙龈结缔组织，其宽度比较恒定，约为 2 mm[15]。这一天然屏障保护了牙齿的两个最主要的结构：牙周膜和牙槽骨。

随着年龄的增大或在病变情况下，结合上皮附着向根方迁移，牙槽嵴顶亦随之下降，但沟（袋）底与嵴顶间的生物学宽度保持不变（图 1-5）。生物学宽度在不同的个体有一定差距，最小为 0.75 mm 左右，最大可达 4.0 mm；但同一个体不同牙齿之间的差异则很小[16]。因此，龈沟底距离牙槽嵴顶 2 mm 不能作为确定龈下边缘修复体是否侵犯生物学宽度的唯一标准，还要根据患者其他健康的邻牙或者同名牙的探测结果进行综合判断。

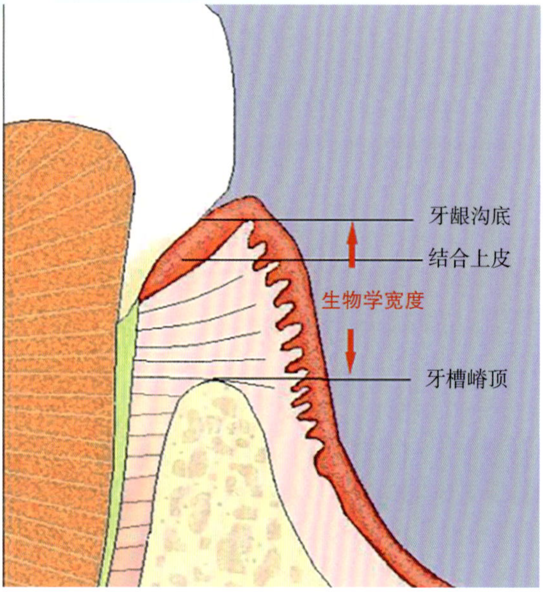

图 1-5 牙周生物学宽度示意图

2. 牙周生物学宽度与牙槽骨的位置 临床研究发现，人体的牙周生物学宽度与牙槽骨的位置密切相关。为防止临床侵犯生物学宽度的情况发生，Kois 建议口腔医生学会牙槽骨探测（bone sounding）的方法，即使用检查器械直接测量牙龈缘至牙槽嵴顶的距离，以确定牙槽嵴的相对位置[17]。

（1）牙槽骨探测操作方法：首先对探测部位进行局部麻醉，将牙周探针放入牙龈沟，稍微用力突破牙周附着直至牙周探针尖部触及牙槽骨，测得牙龈缘与牙槽嵴顶之间的距离。每一牙齿轴面需要在 3 个部位进行探测，分别在这一轴面的正中及其两侧的线角处。

（2）牙槽嵴位置分类：根据对基牙检查得到牙龈缘和牙槽嵴顶之间的距离不同，将牙槽嵴位置分为 3 类。

①正常牙槽嵴：牙槽骨探测检查显示，牙龈缘与牙槽嵴顶之间的距离在牙齿颊侧正中为 3.0 mm；在近远中侧为 3.0 ~ 4.5 mm。具有正常牙槽嵴的人占整个人群的 85% 左右。将这类患者的修复体边缘置于龈缘下 0.5 mm 以内，一般不会侵犯基牙的生物学宽度。

②高位牙槽嵴：牙槽骨探测检查牙龈缘和牙槽嵴顶之间的距离，结果显示在基

牙颊侧正中和近远中侧均小于 3.0 mm。具有高位牙槽嵴的人较少，仅占整个人群的 2% 左右。将这类患者的修复体边缘置于龈缘下具有很高风险，非常容易侵犯基牙的生物学宽度。

③低位牙槽嵴：牙槽骨探测检查牙龈缘和牙槽嵴顶之间的距离，结果发现在基牙颊侧正中大于 3.0 mm，在近远中侧大于 4.5 mm。具有低位牙槽嵴的人占整个人群的 13% 左右。由于生物学宽度在不同的个体有一定差异，低位牙槽嵴患者的情况比较复杂，其牙龈相对不太稳定，在术后容易发生萎缩。对于这类患者，还要结合牙龈沟深度探测。如果牙龈健康状况良好，龈沟深度超过 1.5 mm，可以考虑将修复体边缘置于龈下大约龈沟深度一半的位置，即：如果探测龈沟深度为 2 mm，可以将修复体边缘放在龈缘下 1 mm 的地方。

对牙槽嵴位置进行分类，有利于临床医生确定修复体边缘的最佳位置，以及预测修复体边缘对牙龈健康和美观的长期影响。

3. 牙周生物学宽度的临床意义 足够的生物学宽度是保证牙周组织健康的基本条件。在牙体预备时，修复体龈向边缘的位置一定不要过于向根方伸展，一旦造成结合上皮损伤，破坏了基牙的牙周生物学宽度，即修复体边缘与牙槽嵴顶之间的距离小于 2 mm，会导致龈下细菌聚集增加，发生牙龈炎症、退缩或医源性牙周袋的形成；基牙周围会发生牙槽骨的吸收，直至重新获得 2 mm 的生物学宽度。与龈上边缘修复体相比，龈下边缘修复体基牙发生牙龈出血和牙龈萎缩的情况显著增加[18]。基牙周围牙槽骨比较薄或口腔卫生保持不佳的患者，侵犯牙周组织生物学宽度的后果也会更加严重[19]。

4. 侵犯牙周生物学宽度的临床诊断

（1）患牙固定修复体的边缘线位于龈缘以下。

（2）修复体戴入后牙龈出现红肿、出血，且排除了局部菌斑聚集、修复体边缘问题（边缘不密合、有台阶、有多余粘接剂）等原因。

（3）经局部治疗处理后，炎症减轻或消失，但在没有其他特殊原因的情况下，1 ~ 2 个月后症状重新出现。

（4）使用牙周探针探测到龈下修复体边缘时，患者感到不适或疼痛。

（5）口内 X 线片（殆翼片）或锥形束 CT（CBCT）检查发现，修复体龈下边缘与牙槽嵴顶距离过小（< 2 mm）。

（6）因为生物学宽度有一定的个体间差异，有时需要通过与邻牙或同名牙相比较，才能更精准地诊断是否有侵犯生物学宽度的情况发生。

具体检测方法为：在局部麻醉下，使用牙周探针或专用的牙周牙槽骨探测器械，先探到修复体在龈缘下的边缘，得到从牙龈缘到修复体边缘的探诊深度（图 1-6A）；再将探针穿过结合上皮和牙周结缔组织探及牙槽嵴顶，得到从牙龈缘到牙槽嵴顶的探诊深度（图 1-6B）；用 B－A 得到 C 的数值，C 则为修复体龈下边缘到牙槽嵴顶的距离。再在患者其他健康的邻牙或者同名牙进行同样操作，先探得从牙龈缘到龈沟底的探诊深度（D）；再将探针穿过结合上皮和牙周结缔组织探及牙槽嵴顶，得到从牙龈缘到牙槽嵴顶的探诊深度（E）；用 E－D 得到 F 的数值，F 则为患者正常的牙周生物学宽度的探测结果。如果 C 的数值小于 F，则表明该修复体的边缘侵犯了基牙的生物学宽度。

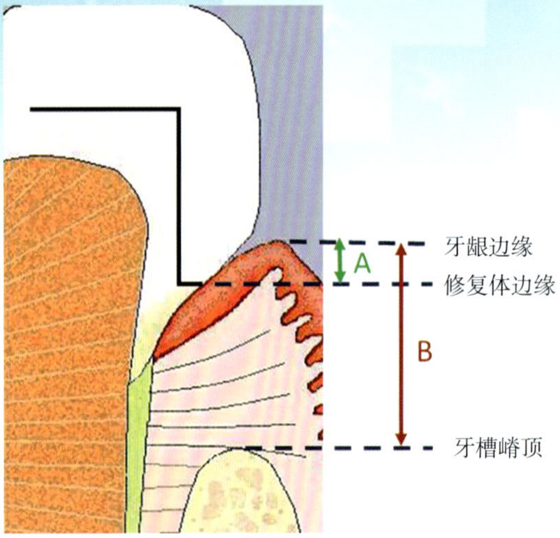

图 1-6 用牙槽骨探测方法测量修复体边缘与牙槽嵴顶的距离

A. 从牙龈缘到修复体边缘的探诊深度；B. 从牙龈缘到牙槽嵴顶的探诊深度。

如果患牙的临床情况符合（1）和（2）~（6）中的一项或多项，即可以临床诊断修复体边缘侵犯了基牙的牙周生物学宽度。

5. 侵犯牙周生物学宽度的临床处理 当修复体的边缘置于牙龈缘以下，并侵犯了基牙的牙周生物学宽度时，可以使用外科方法进行牙冠延长手术治疗，去除一定量的牙槽骨，使生物学宽度重新恢复正常。一般情况下为保险起见，手术需要多去除 0.5 mm 左右的骨质。另外一种处理方法是利用正畸的方法将基牙向冠向拉高，但这种方法需要的时间较长。生物学宽度得到矫正后，修复体一般需要重新制作。

在临床遇到需要将修复体边缘置于龈缘以下的病例，并有可能因此而侵犯患牙的生物学宽度时，应在牙体预备之前进行适当处理，从而有效避免术后出现相关问题的可能性。

（四）牙龈的生物学分型

牙龈生物型泛指牙周组织以及牙体组织的形态特征，临床主要表现为牙齿周围牙龈组织的厚薄程度。它是预测修复、种植、牙周等治疗术后能否获得良好美学效果的重要参考因素之一。

牙龈的生物学形态分为薄龈型、中间型和厚龈型 3 种。临床检测方法主要有目测法（visual inspection）、牙周探针透视法（probe transparency）、穿龈测量法（transgingival probing）、X 线侧面平行投照法（parallel profile radiograph）、锥形束 CT（cone beam computed tomography，CBCT）测量法等[20]。其中，目测法和牙周探针透视法是临床常用而简单的牙龈生物型分类检测方法。

牙周探针透视法的具体检测方法为：如果牙周探针探入龈沟内，探针的轮廓在龈缘处和探针前端均透过牙龈组织，非常容易辨认，则将此类牙龈归类为薄龈型；如果将牙周探针探入龈沟内，探针的轮廓在龈缘处透过牙龈组织可以辨认，但却无法辨认探针前端部分，则为中间型；如果将牙周探针探入龈沟内，探针的轮廓在龈缘处和探针前端均无法透过牙龈组织辨认，这种牙龈临床可归为厚龈型[21]。

薄龈型牙龈对创伤和炎症刺激等的反应比较敏感，非常容易发生牙龈退缩；而且牙龈越薄，发生退缩的可能性就越大，在口腔临床通常预示高风险的存在。牙体修复过程中的排龈操作、牙体预备、修复体边缘的位置、修复体与牙体交界面的密合程度、交界面是否有多余粘接剂存在等，都会对牙龈组织产生潜在或额外的伤害，导致修复体周围牙龈的慢性炎症反应和牙龈退缩。因此，在设计修复体边缘线位置时，尤其是修复体边缘线需要放置在龈缘以下时，要把基牙周围牙龈的生物型作为考虑的重点之一。

四、保护患牙周围的口腔软硬组织

在牙体预备过程中，要在口内照明充足的情况下谨慎操作，建议使用橡皮障或其他方法进行有效隔离，以免损伤患牙周围的口腔软组织。在牙体预备进行到牙齿邻面时，应选择较细的钻针，缓慢、小心地通过相邻牙齿的接触面，以免损伤邻牙。

临床尽可能选择边缘线位于牙龈缘以上或平龈的修复体。如果修复体的边缘需要位于牙龈缘以下，在牙体预备和提取印模时，要提前对基牙的牙龈组织进行排龈处理。

口腔医生在进行临床操作时，要认真仔细、动作轻柔；手部要注意使用良好的支点，避免对患牙周围的软硬组织造成额外的伤害。

第三节　牙体修复需要遵循的基本美学原则

随着人们生活水平的不断提升，人们对美的要求和追求也在快速提高。在修复治疗的设计和实施过程中，除了传统的位置、形态、色彩、排列、黄金分割比例等考量，还要不断引进息止颌位前牙暴露、牙龈生物型、唇廓、笑线等现代美学修复概念，科学地利用视觉错觉、美学法则以及一些个性化的美学设计，在注重患者口腔修复功能改善的基础上，最大限度满足患者的美学需求。在恢复患者口腔正常生理功能的前提下，将美学作为口腔修复设计和制作的重点考量之一。

一、牙体预备过程中的美学考量

1. 预备充足　牙体预备量要足够，以满足修复体将来的美学要求。例如：基牙颜色较深，而要求术后修复体的色差改变较多，或修复后的牙齿要呈现非常自然的透明和光泽，都需要修复的陶瓷材料有一定的厚度。

2. 中线协调　上下颌牙齿的中线要与人体面部的中线保持一致，左右相互对称。

3. 形态协调 修复牙齿的形态（近远中、冠龈向和颊舌向）与口内剩余的天然牙齿，尤其是邻牙和对侧同名牙的形态协调一致。

4. 边缘协调 预备的边缘线顺沿患者的龈缘走向，形成的修复体的颈缘线与基牙密合，自然美观且与邻牙协调；并根据不同修复材料的抗力要求，设计不同形态的边缘线。对于美学区域的修复体，尤其是笑线位置较高的患者，应通过将修复体边缘线置于龈下，或在修复体边缘部位添加瓷材料等方法，尽量减少金属材料的显露。

人们对美学的认知是有个体差异的，它受到性别、年龄、受教育程度等很多因素的影响。口腔医生不能纯粹以自我或专业的美学认知，完全代替患者去决定修复治疗的设计和实施，而应该在符合共性化美学原则的前提下，尽可能满足患者的个性化美学需求。在这个过程中特别要注意和患者的沟通，向他们介绍相关的口腔美学基本概念和知识，充分考虑患者的要求和自我预期，医患双方达成理解和共识。

二、不同牙体修复体类型的美学要求

1. 全冠 全冠的美学要求主要针对金属烤瓷冠和瓷全冠。牙体预备过程中对美学效果的影响主要来自边缘线的类型、位置以及唇颊面和前牙切缘牙体组织的去除量。

（1）边缘线的类型：金属烤瓷冠或瓷全冠的唇颊侧边缘线一般都设计为直角肩台或斜角肩台，为修复体提供充足的修复空间，防止底色暴露。

（2）边缘线的位置：口腔医生应该根据临床实际情况，在十分必要时才考虑将前牙的全冠边缘放置于龈缘以下，以取得良好的美学效果。一般情况下，前牙全冠边缘放在平龈位置，而后牙则放置在龈缘以上，以保护基牙牙周组织的健康。

（3）牙体组织预备量：足够的牙体预备是修复体取得最佳美学效果的关键，足够厚度的瓷结构不仅可以有效防止遮色瓷或治疗牙齿底色显露，还可以完美恢复治疗牙齿牙面及切端半透明的自然外观和光泽。

2. 部分冠 部分冠的设计理念是在保留更多牙体结构的基础上，尽量使用牙齿原有的唇颊侧牙面，维持其原来的外观。因此，部分冠修复美学方面的关键问题是如何处理以有效隐藏邻面及唇颊面的边缘线[1]。

（1）修复体唇颊面边缘：在预备上颌后牙非功能尖斜面时，宽度应尽量窄，𬌗边缘不要超过颊𬌗线角，以尽可能减少金属边缘的显露。

（2）修复体邻面边缘：修复体邻面唇颊边缘的位置，尤其是近中边缘，应仅越过邻接区，并注意与邻牙相邻的唇颊面线角相平行，这样修复体邻面的边缘可以被邻牙的远中线角所遮挡。

第四节 牙体修复需要遵循的其他原则

1. 预防术后发生继发龋 修复体戴入后边缘部位发生继发龋是牙体修复术后的常见问题，是影响牙体修复长期疗效的最主要原因之一[22]。修复体龈边缘发生继发龋，主要是因为修复体与牙体之间密合度不够。修复体边缘与牙齿的结合部位是牙菌斑聚集的好发部位，并且固定修复体的水门汀和其他粘接剂经长期使用后会被人体唾液所溶解，进一步影响了密合度。因此，保证修复体龈边缘与治疗牙齿之间的密合度，维持牙齿本身的自洁作用并有利于患者术后进行清洁保健等，是防止修复体龈边缘术后发生继发龋的重要考量。

（1）在设计修复体种类时，应尽量选择边缘线短的修复方法，尤其对于口腔卫生情况差、致龋因素高的患者。

（2）修复体应覆盖治疗牙齿的一些龋病好发部位，并将修复体的边缘扩展到自洁区。

（3）修复体与邻牙要有适当的外展隙和邻间隙，方便患者术后清洁，及充分利用牙齿的自洁作用。

（4）修复体与牙齿的交界面应尽可能密合、表面光滑，多余的水门汀和粘接剂要清除彻底。

2. 牙体预备应尽可能一次完成 除非患者因为身体健康等一些特殊原因，一般情况下牙体预备应在一个口腔门诊预约时间内完成。这样可以减少患者的痛苦，减少操作对牙髓组织的再次刺激和损伤，也节约了临床操作时间。

3. 对预备牙齿的保护

（1）牙体预备完成后，就要制作临时冠对治疗牙齿进行保护，并维持牙体预备后的修复空间，直至正式戴入修复体。嘱患者在最终修复体戴入之前，如果临时冠发生脱落，应及时复诊，重新进行粘接。

（2）在使用临时冠期间，患者要避免过冷、过热的食物，并注意局部的口腔卫生清洁，包括使用牙线。

综上所述，牙体预备所要遵循的生物学、生物力学和美学原则是相互依存、相辅相成的，但有些原则之间是相互矛盾甚至是对立的，例如为增强牙齿的抗力，应尽量减少牙体组织的磨除，而增加修复体的抗力则需要多去除现存的牙体组织。因此，临床上口腔医生应该根据患者及患牙的具体情况进行综合考虑，在以上各种原则之间取得平衡，做出最符合临床实际情况的选择。

（张旭光）

参考文献

[1] 赵铱民 . 口腔修复学 . 8 版 . 北京：人民卫生出版社，2020:20-21.

[2] Goodacre CJ, Campagni WV, Aquilino SA. Tooth preparations for complete crowns: an art form based on scientific Principles. Journal of Prosthetic Dentistry, 2001,85(4):363-376.

[3] Shillingburg HT. Fundamentals of Tooth Preparations for Cast Metal and Porcelain Restorations. Berlin: Quintessence Publishing, 1987.

[4] Ray HA, Trope M. Periapical status of endodontically treated teeth in relation to the technical quality of the root filling and the coronal restoration. International Endodontic Journal, 1995, 28(1):12–18.

[5] Murray PE, Windsor LJ, Smyth TW, et al. Analysis of pulp reaction to restorative

procedures, materials, pulp capping, and future therapies. Critical Reviews in Oral Biology & Medicine, 2002, 13(6):509-520.

[6] Wisithphrom K, Murry PE, About I, et al. Interactions between cavity preparation and restoration events and their effect on pulp vitality. International Journal of Periodontics and Restorative Dentistry, 2006,26(6):596-605.

[7] 于海洋，赵雨薇，李俊颖，等 . 基于牙体牙髓、牙周及功能健康的显微微创牙体预备 . 华西口腔医学杂志，2019，37（3）：229-235.

[8] Lloyd BA, Rich JA, Brown WS. Effect of cooling techniques on temperature control and cutting rate for high-speed dental drills. Journal of Dental Research,1978,57:675-684.

[9] Farah RI. Effect of cooling water temperature on the temperature changes in pulp chamber and at handpiece head during high-speed tooth preparation. Restorative Dentistry & Endodontics, 2019，44(1): e3.

[10] Valderhaug J, Birkeland JM. Periodontal conditions in patients 5 years following insertion of fixed prostheses. Journal of Oral Rehabilitation, 1976,3:237–243.

[11] Khuller N, Sharma N. Biologic width: evaluation and correction of its violation.Journal of Oral Health and Community Dentistry, 2009,3(1):20-25.

[12] Larato DC. Effect of cervical margins on gingiva. Journal of the California Dental Association,1969, 45:19-22.

[13] Nevins M, Skurow HM. The intracrevicular restorative margin, the biologic width, and the maintenance of the gingival margin. The International Journal of Periodontics and Restorative Dentistry, 1984, 4（3）：30-49.

[14] Shenoy A, Shenoy N, Babannavar R. Periodontal considerations determining the design and location of margins in restorative dentistry. Journal of Interdisciplinary Dentistry, 2012,2(1):3-10.

[15] 孟焕新 . 牙周病学 . 2 版 . 北京：人民卫生出版社，2008.

[16] Vacek JS, Gher ME, Assad DA, et al. The dimensions of the human dentogingival junction. The International Journal of Periodontics & Restorative Dentistry,1994,14:154-165.

[17] Kois JC. The restorative-periodontal interface: biological parameters. Periodontology 2000, 1996,11:29-38.

[18] Orkin DA, Reddy J, Bradshaw D. The relationship of the position of crown margins to gingival health. Journal of Prosthetic Dentistry, 1987,57(4):421-424.

[19] Nugala B, Kumar S, Sahitya S, et al. Biologic width and its importance in periodontal and restorative dentistry. Journal of Conservative Dentistry, 2012,15(1):12-17.

[20] 黄满英，付云 . 牙龈生物型的测量方法 . 国际口腔医学杂志，2019,46（2）：171-176.

[21] 乐迪 , 张豪 , 胡文杰 , 等 . 牙周探诊法判断牙龈生物型的初步研究 . 中华口腔医学杂志 , 2012,47(2):81-84.

[22] Mjör IA, Toffentti F. Secondary caries: a literature review with case reports. Quintessence International,2000,31(3):165-179.

第二章

牙体预备所需要的器械、药物和其他准备

第一节　牙体预备常用的口腔器械

一、口腔检查器械

1. 口镜

（1）牵拉工作区域周围的口腔软组织，扩大操作视野，同时保护软组织，防止其在牙体预备过程中受到损伤。

（2）口镜能反射影像，帮助术者观察直视无法看到的区域。

（3）反射头灯的光源，增加局部照明。

（4）大的口镜有助于观察多个基牙的共同就位道。

2. 探针　帮助探查龋损或预备洞形的大小、深浅和硬度等，以及用来探测敏感部位、穿髓孔等。

3. 镊子　用于夹持钻针、敷料、排龈线等。

4. 牙周探针　可以起到普通探针的作用。牙周探针工作端有刻度显示，可以进行简单的测量。另外，其工作端长而直，可以辅助用于共同就位道的检查。

二、牙体预备所需要的牙科动力和冷却系统

（一）牙科动力系统

口腔临床常规使用的钻机根据其工作原理，分为电动和气动两种。口腔钻机被用来夹持各种类型的牙科钻针，分别利用高压气或电机驱动轴承转动，使被夹持的钻针高速旋转，对牙体组织进行钻磨、切割以及抛光等操作。

电动手持钻机噪声较小，扭力大而持续，利于精准的修复体边缘线预备，可用于口腔固定修复的各种牙体预备、口腔内陈旧牙冠的拆除等。而气动手持钻机噪声较大，扭力较小且不稳定。但气动钻机应用历史悠久，价格比较低廉，机体较轻，

可提供更精准的触感回馈，且在操作过程中有较强的水汽吹冲，使得操作视野更容易保持清晰，可用于牙体预备及龋损磨除（表 2-1 和表 2-2）。

表 2-1 电动和气动口腔手机的比较

	电动	气动
驱动原理	电动马达，通过电动	气动马达，通过压缩空气
速度调节、扭力设定	可	不可
转矩扭力	强	弱
使用寿命	长	短
价格	较贵	便宜
噪声	小	大

表 2-2 临床操作对牙科动力的要求

临床操作	速度	扭矩
切割牙体组织	高速（100 000 rpm)	小扭矩（0.7 N.cm）
去除牙体龋坏组织	低速（10 000 rpm）	大扭矩（3.5 N.cm）
修复体抛光	低速（5000 ~ 7000 rpm）	大扭矩（3.5 N.cm）

（二）水汽冷却配置

使用高速钻机进行牙体预备时，钻针在牙齿表面高速旋转摩擦，可以产生高热。有研究表明：如果没有使用任何冷却措施，旋转速度达 200 000 ~ 400 000 rpm 的钻针可以在釉牙本质界产生大约 240℃的高温[1]；用电动高速钻机预备牙齿 60 秒，在没有冷却措施的情况下，可使牙髓腔内温度平均升高 6.8℃[2]。Zack 和 Cohen 在猴子的活体实验中发现：牙髓腔内温度升高 5.5℃，仅仅 10 秒就可以导致牙髓组织发生病理性改变，其中约 15% 的牙齿发生不可复性牙髓炎[3]，而温度升高 8.2℃则可以引起 60% 的牙髓发生坏死；牙根外表面温度升高 10℃，则会导致牙槽骨吸收及牙根发生骨粘连[4]。

即使对根管治疗后的牙齿或死髓牙，也不应该在没有采取任何冷却措施的情况下，直接进行牙体的切割预备。没有冷却措施的牙体磨除不仅会产生明显的焦煳味，使患者产生紧张和焦虑；更重要的是，高速磨牙产生的高温会使牙体组织发生微裂，影响将来患牙的抗力和修复体的边缘密合性，进而影响牙体修复的长期效果。

而单独使用滴水或吹气进行冷却，作用效果不佳，甚至会对牙体组织产生有害影响。研究表明，仅使用空气冷却对牙髓组织是有害的，因为对新鲜切割的牙本质组织长时间吹气，会导致其干燥脱水而损害牙齿的牙髓组织[5]。此外，单纯使用冷水进行冷却也是不够的，因为其提供的冷却面积有限，而且也不均匀。

水汽冷却可以使冷却作用更加有效，冷却的面积大而均匀；水流持续保留在高速旋转的钻针和牙体组织之间，还可以起到润滑剂的作用[6]。水汽还可以持续吹开并冲洗掉在牙体切割过程中残留在钻针刃缘的残渣，从而大大提高切割效率；同时，水汽不断冲洗掉患牙周围可能存留的血液和切割下来的牙齿组织，有利于保持清晰的操作视野。

因此，在使用高速钻机进行牙体预备时，应自始至终使用水汽冷却。国际标准组织建议，牙科高速钻机使用的冷却水量应为每分钟 50 ml[7]。如果因为特殊情况，在牙体预备时无法使用任何冷却措施，则建议钻针施加在牙体组织表面的压力应尽可能小，钻针与牙体组织每次的接触时间小于 20 秒[8]。

很多低速手机不带有水汽冷却系统装置，在临床使用时要注意让临床助手在操作的部位用水汽喷头连续喷水冷却。

三、牙体预备所需要的各类钻针

钻针是牙体预备操作过程中最重要的工具，合理使用可以起到事半功倍的效果。

（一）牙科钻针的构造

普通牙科钻针通常由头部、颈部和针柄三部分组成，钻针的头部为各种不同形状和功能的工作端，经钻针的颈部与针柄相连（图 2-1）。

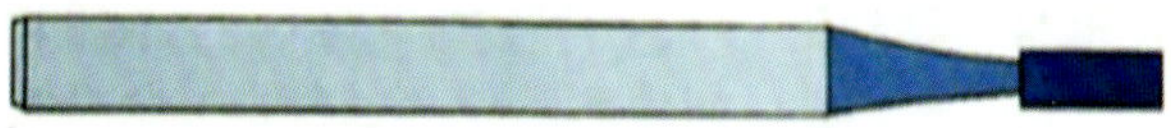

图 2-1　牙科钻针的基本构造

（二）钻针的常用分类系统

1. 钻针的 ISO 标准和意义　各类钻针根据工作需要有不同的设计，包括长度、工作端的形状和直径等，种类繁多。为方便交流，不同生产商除自己的钻针货品号外，还会有一个 ISO 号，即国际标准化通用型号。

口腔钻针的 ISO 系统编码早在 1979 年就开始设定，它通常由 5 组数字组成，每组 3 个数字。第一组数字代表钻针工作部分的制作材料：330 代表不锈钢材料，500 为钨钢材料，806 和 807 为金刚砂材料。第二组数字代表钻针的适用范围和长度：首位数字的 1、2、3 分别表示适合于常规直机、常规弯机和高速涡轮机；末尾数字的 4 表示钻针为常规长度，小于或大于 4 则分别表示超短或超长。第三组数字代表了钻针工作端的形态，如 237 代表梨形，243 代表火焰状等。第四组数字代表钻针的类型：对于金刚砂钻针而言，表明的是金刚砂颗粒的粗细程度；对于钨钢钻针而言，则代表的是钻针刃部的细密程度、切割刃的形状。第五组数字表示钻针工作端的最大直径，数字以 1/10 mm 为单位。

例如，一支ISO编码为806-314-198-514-014的钻针，“806”表示钻针工作端的制作材料是金刚砂；“314”表示钻针适合高速钻机，为标准长度19 mm；“198”表示钻针工作端为锥形；“514”代表钻针工作端为细粒金刚砂；“014”则代表钻针工作端的最大直径为1.4 mm（图2-2）。

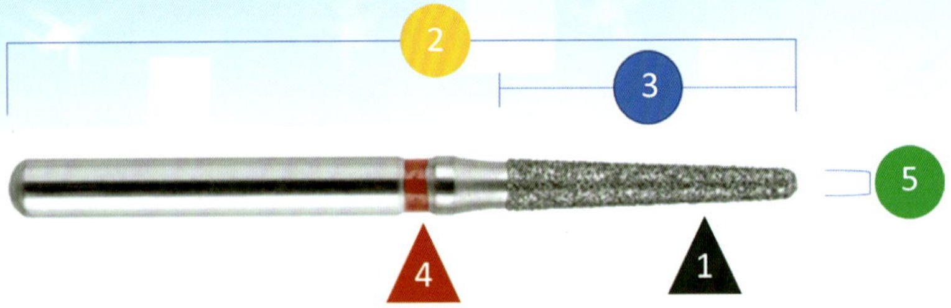

图2-2 钻针ISO编码示意图

1.086；2.314；3.198；4.514；5.014。

牙科钻针的ISO型号为世界各国所通用，但由于它有长达15个数字，临床医生很难进行记忆。在以上5组数据中，口腔临床医生应着重关注后面三组数字，即钻针工作端的形态、状态和最大直径。钻针工作端的形态直接决定了牙体预备的边缘形态；钻针工作端的状态，即颗粒的粗细或切割刃的细密程度，决定了将来预备体的表面光洁度；最后一组数字提示临床操作时钻针深入牙体组织的深度，从而可以控制去除牙体组织的量。

2. 钻针的ADA编号 钻针的另外一种常用分类为ADA编号系统。1891年美国SS White公司生产了世界上最早的机器制作的不锈钢牙科钻针，并对不同钻针进行了编号，直到1955年美国牙科学会（ADA）在SS White公司钻针编号的基础上对其进行了一定修改，而成为目前世界各国应用较为普遍的ADA钻针分类编号。它通常由两组数字组成：第一组一般有1 ~ 5位数字；第二组有3位数字，表示钻针工作端的最大直径，数字以1/10 mm为单位，如钻针工作端的最大直径为1.4 mm，则标示为014。ADA编号大多用于碳钨钢钻针[9]。本书提及的钻针编号均使用ADA编号。

（三）钻针的用途

1. 磨除龋坏的牙体组织。
2. 牙体修复治疗时对牙体组织进行预备。
3. 去除旧的银汞合金或复合树脂充填体。
4. 拆除不良冠、桥等固定修复体。
5. 修整临时修复体。

（四）钻针的种类

依照钻针头部制作材料的不同，可以分为钢钻针、碳钨钢钻针、金刚砂钻针和抛光钻针等，主要有切割和抛光等作用。按其功能的不同，主要分为高速和低速钻针；按钻针的长短不同，可以分为标准柄、短柄和超短柄；按钻针工作端金刚砂颗粒的粗细不同，可以分为极粗、粗、标准、细、极细和超细 6 种。

根据不同的临床需要，钻针有不同的形状。口腔临床上常用的钻针形状见图 2-3。

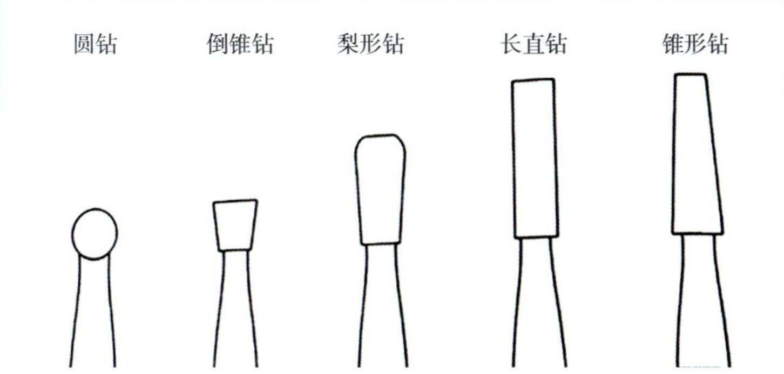

图 2-3　各种常用钻针的形状

1. 钨钢裂钻　钨钢裂钻的工作端首先由 90% 的碳化钨粉和 10% 的钴粉经真空高温烧结或高压造型，熔接后形成各种形状的切割刃；再通过水压、热处理等方式连接到不锈钢的针柄上。经钨钢裂钻切割得到的牙体表面一般十分光滑，因此，通常钨钢裂钻主要用于切割和精修，可以在窝洞制备、拆除陈旧的牙冠或牙桥、进行牙体预备完成后的精修以及抛光时使用。

（1）圆钻：口腔临床常用的型号有 1/4、1/2、1、2、4、6、8（图 2-4）。圆钻主要用于去除牙体龋坏组织，揭开髓顶和加深洞形，也可以在牙体预备时进行深度标记。

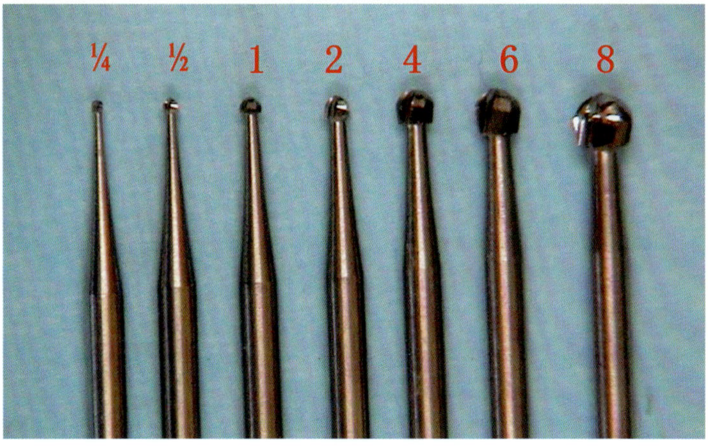

图 2-4　口腔临床常用圆钻

（2）倒锥钻：口腔临床常用的型号有 33 ½、34、35（图 2-5）。主要用于扩展洞形、制备倒凹和平整洞底，也可以用于去除旧的银汞和复合树脂。

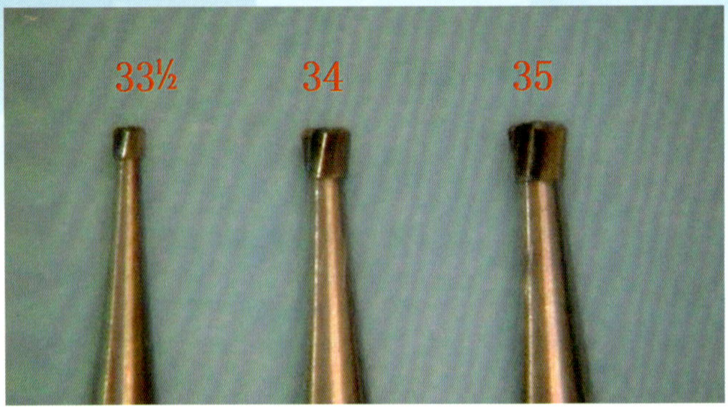

图 2-5　口腔临床常用倒锥钻

（3）梨形钻：常用型号有 329、330、245（图 2-6）。主要用于扩展和加深洞形，由于其底部切缘均为圆角，因此梨形钻制备洞形的底部线角比较圆钝；也可以用于咬合面的修整和银汞去除。

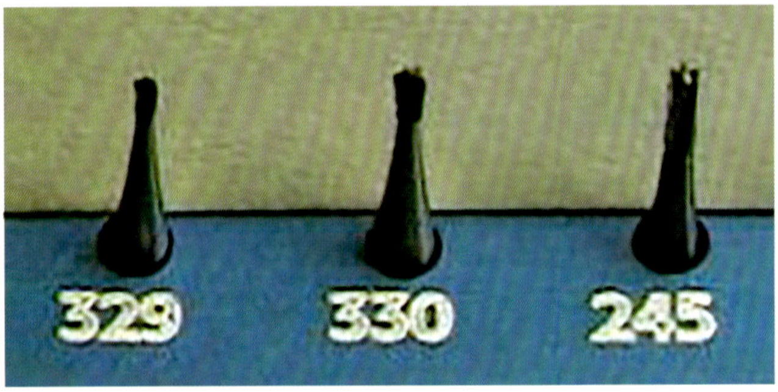

图 2-6　口腔临床常用梨形钻

（4）长直钻：常用型号有 256、55、56、57、58（图 2-7）。主要用于扩展和加深洞形，其底部切缘均为直角，因此长直钻制备洞形的底部线角比较直锐；也可以用于牙体边缘线的预备及制备深度指示沟。

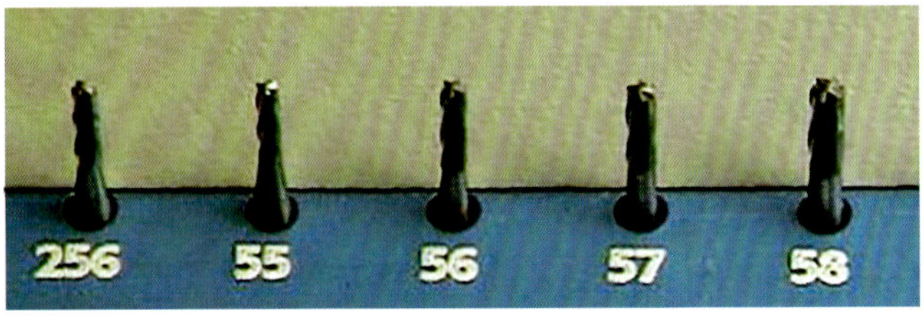

图 2-7　口腔临床常用长直钻

（5）锥形钻：常用型号有169L、170L（图2-8）。与倒锥钻作用相反，用于扩展和制备外敞洞形；也可以用于肩台的预备以及牙体预备时尖锐轴角及斜面的修整。

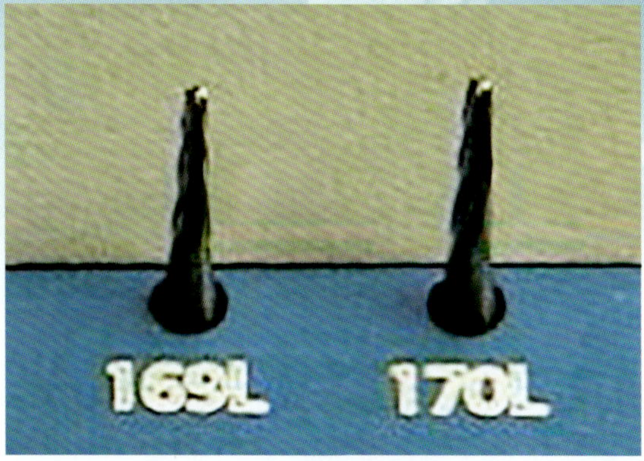

图 2-8　口腔临床常用锥形钻

（6）修整裂钻：主要有火焰状和橄榄球状，其切割刃非常光滑细密，用于制备预备体边缘斜面、修整和磨光金属充填体（图2-9）。

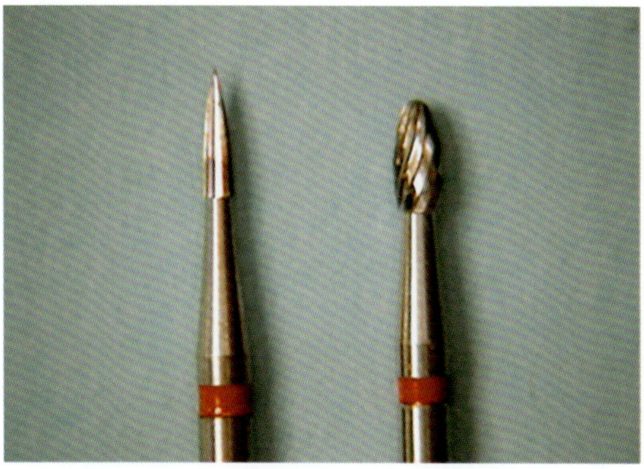

图 2-9　口腔临床常用修整裂钻

2. 金刚砂钻针　金刚砂钻针是将具有一定锐角和大小的金刚砂粒，依一定的方向和间距，以黏附或电镀的方法嵌入到针柄的金属基底。钻针的表面均匀覆盖金刚砂颗粒，使其具有一定切割硬组织的能力。

由于金刚砂的硬度远大于牙体组织，金刚砂钻针的切割作用很强，在牙体预备过程中经常被使用。一般来讲，进行大量的牙体组织磨除时，需采用颗粒较粗大的金刚砂钻针和相对较大的压力；而在进行预备体的精修和抛光时，则选用细颗粒金刚砂钻针及使用较小的压力。粗颗粒钻针切割力相对较强，但切割面粗糙、纹理明显，由此制作的修复体与预备体组织面的密合度往往较差，因此在使用粗颗粒钻针进行牙体预备后，需要用细颗粒钻针对其进行精修打磨。

（1）按金刚砂颗粒大小分类：临床为了便于口腔医生区别辨认，在钻针的颈部使用不同的颜色进行标记，用来区分金刚砂钻针颗粒的粗细（图 2-10）。

①极粗粒金刚砂钻针：金刚砂颗粒大小达 180 μm，在钻针颈部以黑色环标记，代表金刚砂颗粒粗细的 ISO 编号为 544。

②粗粒金刚砂钻针：金刚砂颗粒大小为 125 ～ 150 μm，在钻针颈部以绿色环标记，代表金刚砂颗粒粗细的 ISO 编号为 534。

③标准金刚砂钻针：金刚砂颗粒大小为 106 ～ 125 μm，在钻针颈部以蓝色环标记，代表金刚砂颗粒粗细的 ISO 编号为 524。

④细粒金刚砂钻针：金刚砂颗粒大小为 53 ～ 63 μm，在钻针颈部以红色环标记，代表金刚砂颗粒粗细的 ISO 编号为 514。

⑤极细粒金刚砂钻针：金刚砂颗粒大小为 40 μm 左右，在钻针颈部以黄色环标记，代表金刚砂颗粒粗细的 ISO 编号为 504。

⑥超细粒金刚砂钻针：金刚砂颗粒大小仅约 14 μm，在钻针颈部以白色环标记，代表金刚砂颗粒粗细的 ISO 编号为 494。

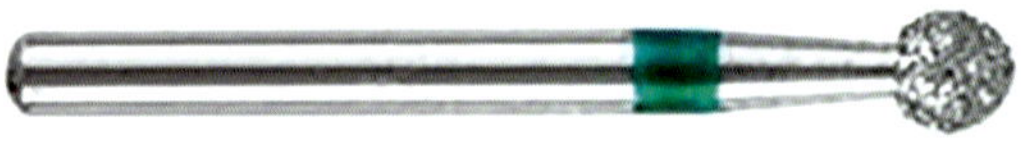

图 2-10　金刚砂钻针颈部的标记色环

绿色环标记代表此钻针为粗金刚砂颗粒。

（2）按金刚砂钻针头部形状分类：分为圆头、尖顶头、平头等（图 2-11 至图 2-27）。

1）锥形系列（T）

①平头锥形（TF）：钻针的工作部分呈锥形，末端最窄且为直角（图 2-11）。可以用于制备直角肩台。

图 2-11　平头锥形（TF）钻针

②圆头锥形（TR）：钻针的工作部分呈锥形，末端最窄且为圆角（图 2-12）。可以用于制备各种浅凹槽边缘。

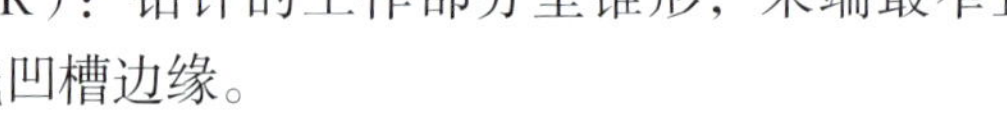

图 2-12　圆头锥形（TR）钻针

③锥头锥形（TC）：钻针的工作部分呈锥形，末端最窄，顶部尖锐（图 2-13）。用于基牙邻面部分的预备，可以有效防止损伤邻牙。

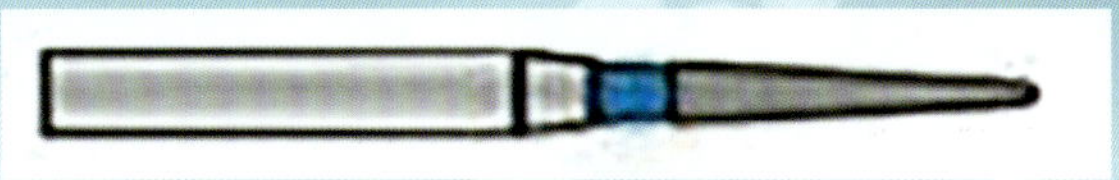

图 2-13　锥头锥形（TC）钻针

2）火焰状系列（F）

尖顶火焰形（FO）：钻针的工作部分呈火焰状，末端尖细（图 2-14）。可以用于咬合面和前牙舌面的预备。

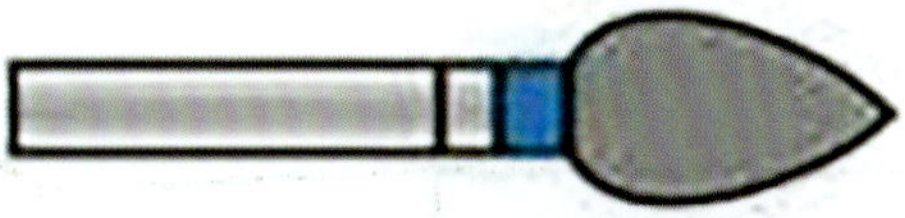

图 2-14　尖顶火焰形（FO）钻针

3）直线形系列（S）

①平头直线形（SF）：钻针的工作部分呈圆柱形，直径一致，末端为直角（图 2-15）。可以用于䝍面、颊面和舌面的预备，也可用于制备定位沟。

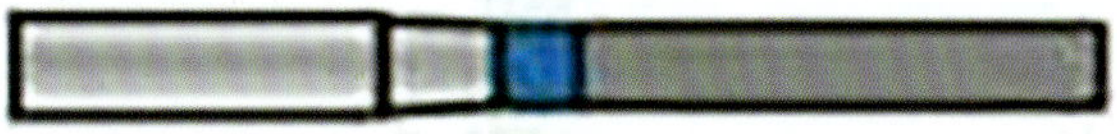

图 2-15　平头直线形（SF）钻针

②尖顶直线形（SO）：钻针的工作部分呈圆柱形，直径一致，末端为 45° 的斜面（图 2-16）。可以用于制备颊面、舌面的有角肩台。

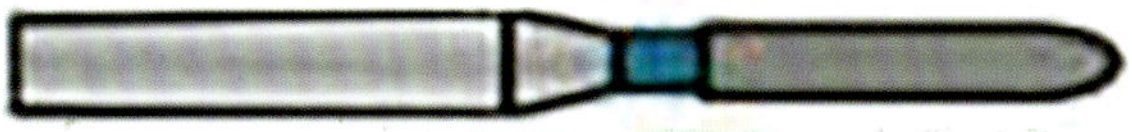

图 2-16　尖顶直线形（SO）钻针

③圆头直线形（SR）：钻针的工作部分呈圆柱形，末端为直径一致的半圆（图2-17）。可以用于制备浅凹槽边缘。

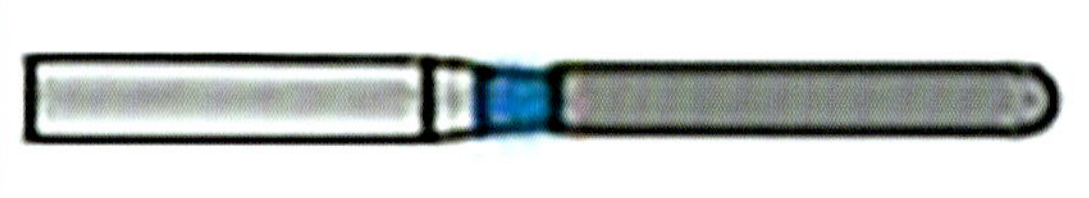

图 2-17 圆头直线形（SR）钻针

4）球形系列（B）

①圆球形（BR）：钻针的工作端呈球形，但不带金刚砂袖口（图 2-18）。可以用于牙齿的去腐、开髓和制备舌面定位沟。

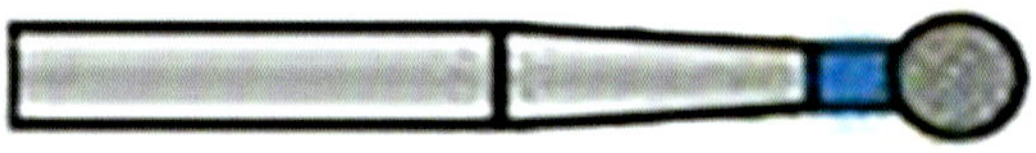

图 2-18 圆球形（BR）钻针

②环球形（BC）：钻针的工作端呈球形，带金刚砂袖口（图 2-19）。可以用于制备倒凹。

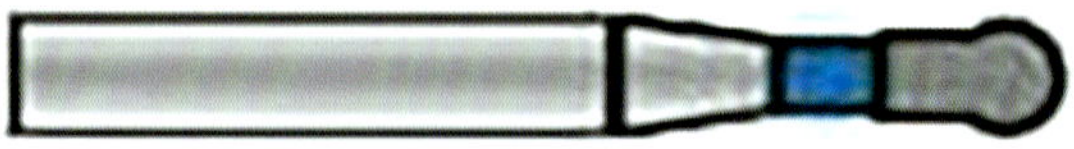

图 2-19 环球形（BC）钻针

5）其他型号系列

①单倒锥形（SI）：钻针的工作部分有聚合度，顶部宽度大于颈部，呈倒锥形（图 2-20）。用于制备冠向聚合的洞形。

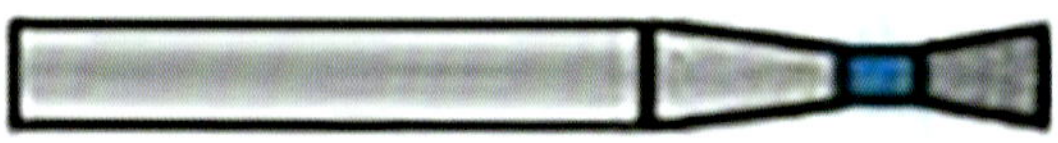

图 2-20 单倒锥形（SI）钻针

②双倒锥形（DI）：钻针的工作端呈双倒锥形（图 2-21）。常用于去除旧的银汞充填物。

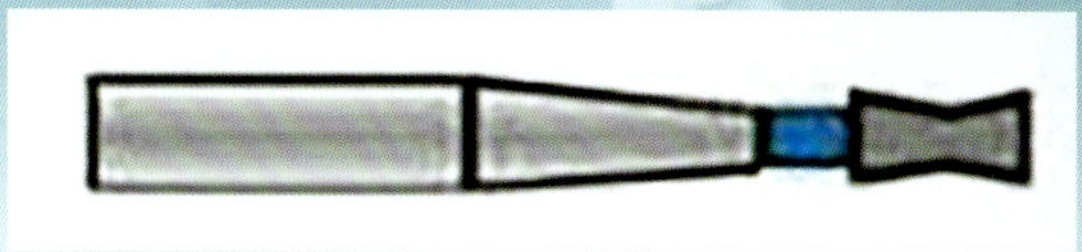

图 2-21　双倒锥形（DI）钻针

③圆边形（RS）：钻针的工作部分由针柄至末端直径越来越小，末端底部平，但底部连接处圆缓（图 2-22）。常用于洞形的修整。

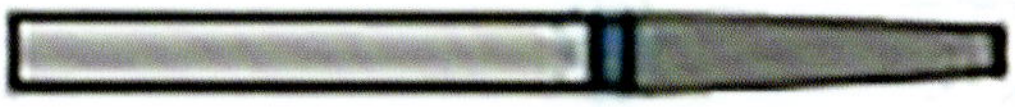

图 2-22　圆边形（RS）钻针

④圆边轮形（WR）：钻针的工作部分呈轮盘状，可以有单个或多个（图 2-23）。主要用于䢸面和舌侧面的预备以及制备定位沟。

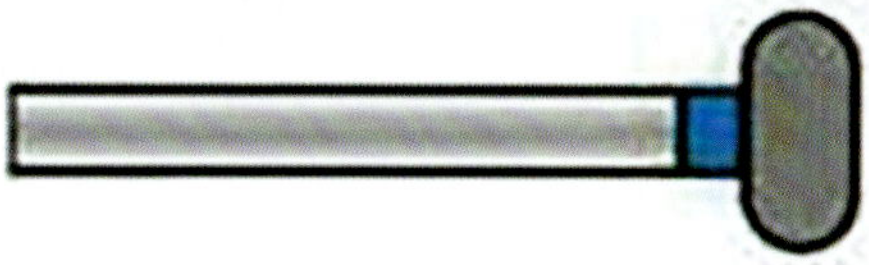

图 2-23　圆边轮形（WR）钻针

⑤特殊形状（EX）：钻针的工作部分形状特殊（图 2-24 至图 2-27）。可以在一些临床特殊情况下使用或用于不良修复体的去除，如双颗粒钻针、肩台钻针、定位沟钻针、切端修整钻针等。在临床操作时选择合适的钻针可以缩短牙体预备时间，避免不必要的牙体及牙周组织损伤。

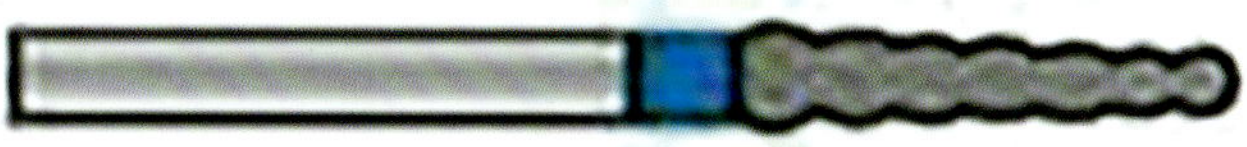

图 2-24　特殊形状（EX）钻针

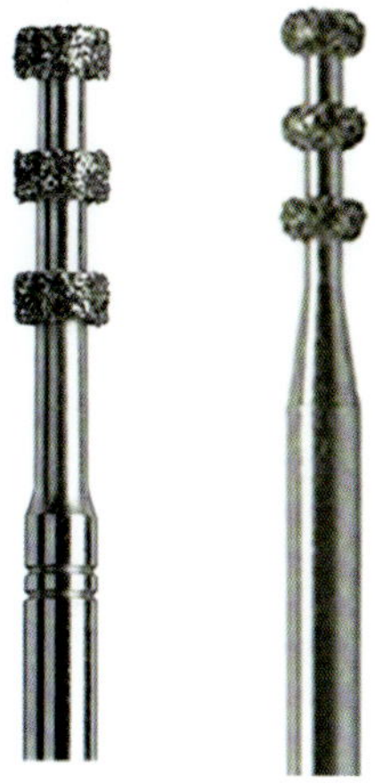

图 2-25　多环定位沟钻针

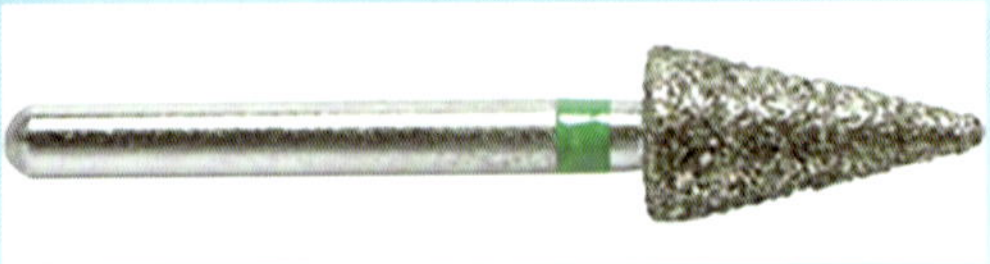

图 2-26 边缘圆钝钻针

另外，临床牙体预备时，经常会使用肩台钻针（图 2-27）。肩台钻针只有其末端的中间部分具有切割功能，它的末端边缘有一个光滑的斜角，在进行近龈或龈下部位的牙体预备时，可以起到保护牙龈组织的作用，故也称其为牙龈保护钻针，是牙体预备常用的钻针之一。它对牙龈组织的损伤很小，可以平整前期预备的肩台，或消除由前期预备造成的凹槽形肩台（即在肩台的外缘留有飞边），很容易制备在轴壁和肩台之间形成的直角或钝角。

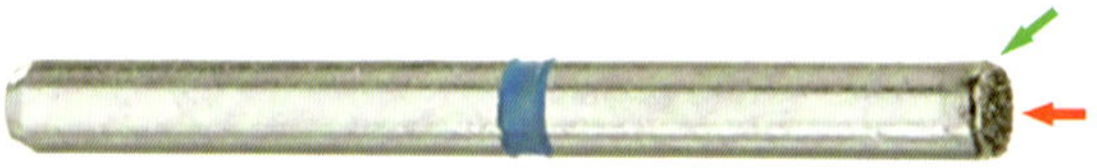

图 2-27 肩台钻针

红色箭头所指为切割部分，绿色箭头所指为边缘光滑的斜角。

3. 抛光钻针 用于修复体的打磨和抛光。抛光钻针主要有 3 类：钨钢抛光钻针的切刃浅密而光滑（图 2-28）；金刚砂抛光钻针主要是细粒和极细粒金刚砂钻针（图 2-29）；另外一种钻针头部光滑无刃，由一些有弹性的材料（如橡胶）制成，可以在低速或高速钻机上使用（图 2-30）。抛光时一般需要将高速手机的转速调到 30 000 rpm 以下，并持续配合水汽冷却；低速手机一般不带水汽冷却系统，在口内使用时椅旁助手要对操作区域连续喷水。同样，抛光钻针有各种形状，适合在不同的牙体部位使用。

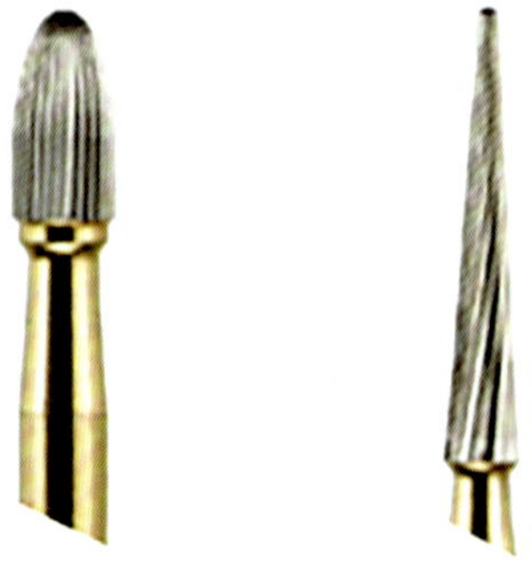

图 2-28 钨钢抛光钻针

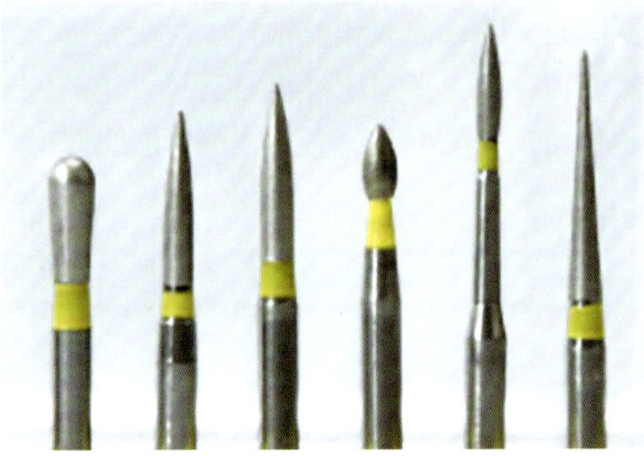

图 2-29 各种形状的金刚砂抛光钻针

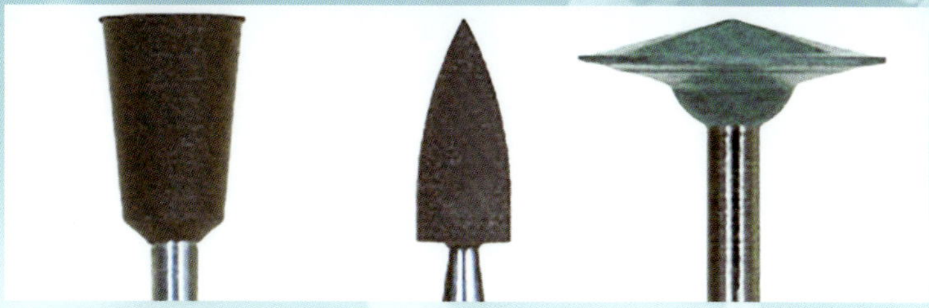

图 2-30　各种软性材料制作的抛光钻针

（五）牙体预备钻针的选择

牙体预备时，由于患者的个体差异性、患牙的牙位不同、修复方法不同等，口腔医生在临床操作时要掌握各种钻针的特点和用途，选用适当的钻针，尽量减少更换钻针的频率和次数。这样做不仅可以提高工作的精确度和效率，缩短临床工作时间，还可以增加患者的舒适度，更加容易获得理想的预备结果。

钻针工作端不同的形状、直径和长度，决定了预备牙体的洞壁聚合度、洞底的平整程度、边缘线的形态以及钻针进入牙体组织各个方向的宽度和深度。根据临床不同的需要，灵活选用适当的钻针，可以起到事半功倍的效果（表 2-3 和表 2-4，图 2-31 和图 2-32）。

表 2-3　充填洞形牙体预备常用钻针及主要用途

钻针 ADA 编号	钻针种类	工作端形状	工作端最大直径（mm）	主要用途
1/4	钨钢裂钻	圆形	0.5	制作固位沟
1/2	钨钢裂钻	圆形	0.6	用作先锋钻
330	钨钢裂钻	梨形	0.8	制作殆面外形线
330D	金刚砂钻	梨形	0.8	制作外形线
245	钨钢裂钻	梨形	0.8	制作邻面洞盒
56	钨钢裂钻	圆柱状	0.9	制作洞壁
169L	钨钢裂钻	锥形	0.9	制作邻面洞盒外壁
7404	钨钢裂钻	橄榄球状	1.4	制备斜面
H274	钨钢裂钻	火焰状	1.6	制备斜面

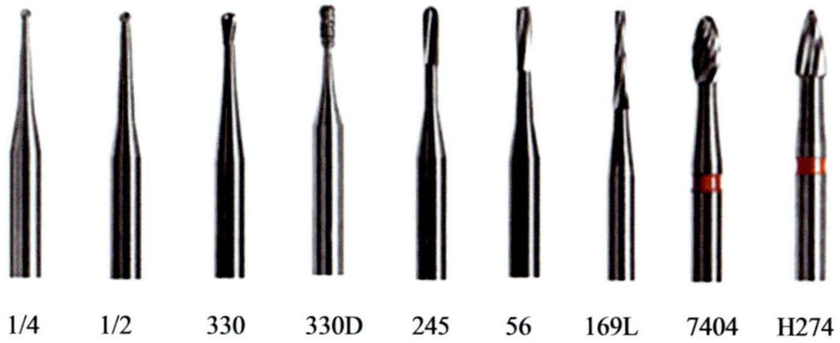

图 2-31　充填修复牙体预备常用钻针

表 2-4 固定修复牙体预备常用钻针和主要用途

钻针 ADA 编号	钻针种类	工作端形状	工作端最大直径（mm）	主要用途
330-009	钨钢裂钻	梨形	0.8	制作深度定位沟
57-010	钨钢裂钻	长直	1.0	制作定位沟，𬌗面磨除
877-010	金刚砂钻	圆头锥形	1.0	𬌗面磨除，制备凹槽边缘
856-016	金刚砂钻	平头锥形	1.6	轴面预备
850-014	金刚砂钻	圆头锥形	1.4	邻面预备
8856-016	金刚砂钻	圆头锥形	1.6	边缘线精修
10839-012	金刚砂钻	末端磨除（具牙龈保护功能）	1.2	边缘线精修
7404-014	钨钢裂钻	橄榄球状	1.4	预备前牙舌窝，磨除尖锐边缘
H274-016	钨钢裂钻	火焰状	1.6	制备龈壁外斜面
8877-009	金刚砂钻	尖顶直线	0.9	制备凹槽边缘

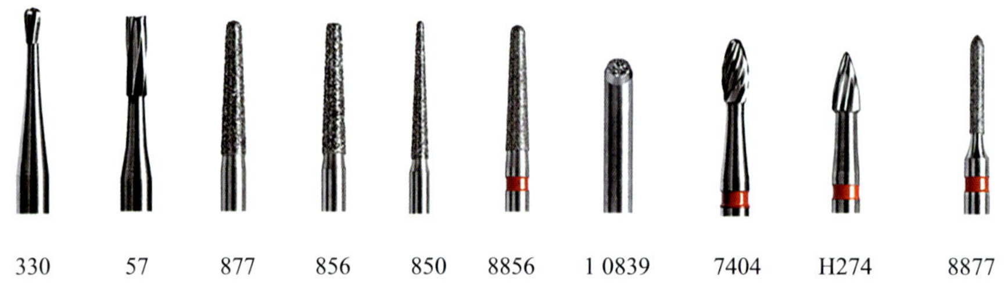

图 2-32 固定修复牙体预备常用钻针

（六）临床使用钻针时应注意的问题

1. 使用正规渠道购买的钻针。正规厂家生产的钻针不易变形，具有较高的稳定性和抗断裂能力。钻针圆直，旋转时同心度好，切割精细，也不容易损伤涡轮钻机。

2. 如果在安装钻针时不平滑顺畅，要注意仔细检查钻机和钻针，不要强行塞入使用。

3. 钻针使用后要认真清洗，并在灭菌器中高压杀菌消毒。消毒后的钻针放置在清洁干燥处，待下次使用。

4. 注意经常更换钻针。如果发现钨钢钻针生锈，尤其是工作端及焊接的颈部有生锈情况，应及时丢弃，以免在操作时发生钻针折断，而有安全隐患。金刚砂钻针的尖端部分往往磨耗较快，如发现金刚砂层变薄，或甚至露出钻针柄的金属，应及时更换，以免影响切割效率。

四、手动器械

牙体预备过程中手动器械的使用是对机动器械的补充和辅助。图 2-33 为常用的各种型号的牙釉质凿，由手持柄部、连接部和工作端的刃部构成。出于修整不同位置牙体组织的需要，以便在口腔中各个牙位使用，其工作端的形状、宽度和角度均有所不同。手持器械主要用于去除腐质以及修整预备的洞形、边缘斜面和边缘线等。临床使用手动器械时，要注意器械的清洁保养，刃缘变钝时，要及时用油石打磨，否则会影响切削效率。

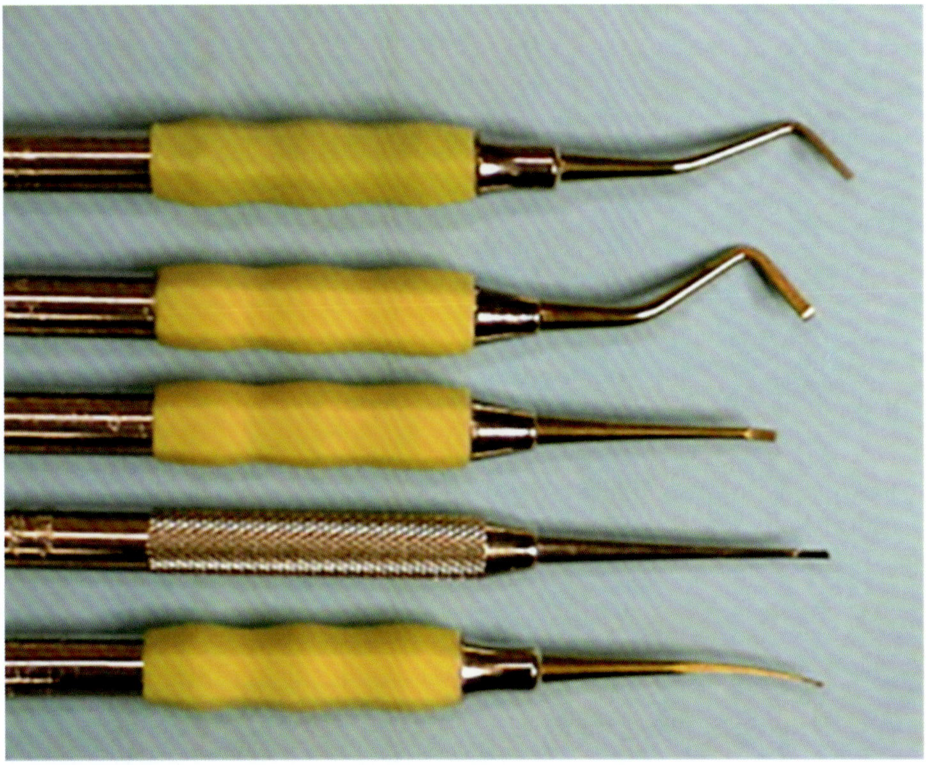

图 2-33　各种不同形状和功能的手动器械

不同的手动器械一般用三组数字进行标识：第一组数字表示工作端的刃宽，它以 1/10 mm 为单位，即 10 代表 1.0 mm；第二组数字表示工作端的长度，以 mm 为单位；第三组数字表示工作端的方向与手柄长轴所形成的百分度。当刃端与工作端长轴的夹角不是直角时，我们在上述三组数字的第一和第二组数字之间再添加一组数字，它表示刃端的方向与器械柄长轴在顺时针方向的百分度。例如手柄标记 10-80-7-14 的手持器械，表示工作端的刃宽为 1 mm，刃端的方向与器械柄长轴在顺时针方向呈 288°（288°/360°=80%）；工作端的长度为 7 mm；工作端的方向与手柄长轴所形成的角度为 50°（50°/360°=14%）（图 2-34）。

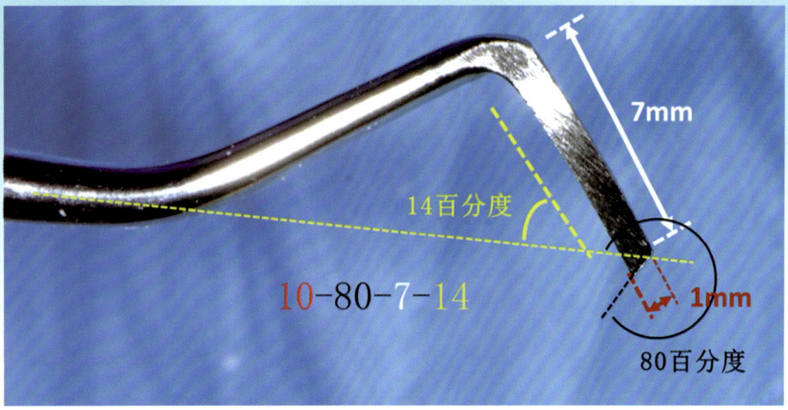

图 2-34 手动器械编号数字标识的意义

第二节 牙体预备常用局部麻醉药物和其他化学药物

一、局部麻醉药物

牙体预备过程中，高速旋转的钻针会对牙体产生切割力和压力，同时也会产生一定的温度变化，对牙髓产生刺激而引起疼痛不适。另外，如果操作不慎，也有可能对牙龈造成损伤，患者会感觉疼痛。因此，在牙体预备之前常规需要对患牙进行局部浸润和（或）阻滞麻醉，尤其是活髓牙齿，常用的局麻药物见表 2-5。

口腔临床使用局麻药物时，有可能出现局麻药物过敏，以及因为使用局麻药物过量发生的中毒反应等问题。这两种情况都属于口腔临床急症，应引起足够重视。

（一）局部麻醉药物的种类

口腔临床使用的局麻药物主要分为酯类和酰胺类。酯类的局麻药物主要有普鲁卡因、丁卡因，酰胺类的局麻药物则包括利多卡因、阿替卡因、甲哌卡因和盐酸布比卡因等。

局麻药物常具有扩张血管的作用，导致注射部位药物迅速扩散、吸收，麻醉持续时间短，很多情况下不能满足口腔临床对麻醉时间的需要。所以口腔临床常将血管收缩药（如肾上腺素）添加到局麻药物溶液中，以减慢人体组织对药物的吸收，显著延长麻醉作用的持续时间，同时也可以减少局麻药物中毒的情况。

1. 利多卡因 常用剂型为 2% 利多卡因 +1∶100 000 肾上腺素注射液。其起效时间短，局部麻醉作用强；还具有迅速而安全的抗室性心律失常作用，是心律失常患者的首选局部麻醉药物。患者对利多卡因过敏的情况极其罕见。适用于任何年龄段的患者，是口腔临床应用最多的局麻药物。

不含肾上腺素的利多卡因麻醉作用持续时间短，牙髓麻醉持续时间仅为 5 ～ 10 分钟。加入肾上腺素后，其麻醉持续时间显著延长，60 分钟以内的牙体预备一般不需要追加注射。对利多卡因过敏、充血性心力衰竭、严重心肌受损、心动过缓、预激综合征、肝肾功能障碍、Ⅱ度及 Ⅲ度房室传导阻滞、有癫痫大发作史、肝功能严重不全及休克的患者应禁止使用利多卡因局部注射。孕妇及哺乳期妇女应慎用。心、肝、肾功能不全者，药物应适当减量。

2. 甲哌卡因　常用剂型为 3% 甲哌卡因注射液。其局部麻醉效能强，作用较迅速、持久，毒性及副作用较小。甲哌卡因没有扩张血管作用，使用时可不加肾上腺素，但加入肾上腺素后麻醉持续时间明显增加。对患有高血压、心律失常、冠状动脉粥样硬化或风湿性心脏病等心瓣膜疾病，严重的肝、肾疾病，服用复方三环抗抑郁药及进行单胺氧化酶治疗的患者以及婴幼儿等，应禁忌使用；妊娠早期妇女及哺乳期妇女应慎用。

3. 阿替卡因　常用剂型为 4% 阿替卡因 +1∶100 000 肾上腺素注射液。其组织穿透性和扩散性较强，给药后迅速出现麻醉效果，具有麻醉起效快、麻醉效力强、持续时间长、过敏反应少、不良反应小的特点。由于组织浸润性强，一般情况下采用黏膜下浸润麻醉就可以完成活髓牙的牙体预备。与肾上腺素合并使用，可减缓阿替卡因的吸收，延长麻醉作用时间。罕有过敏反应发生。4 岁以下儿童、对阿替卡因药物过敏者、严重房室传导障碍而无起搏器的患者、经治疗未得到控制的癫痫患者以及卟啉病患者禁用，高血压、糖尿病患者以及孕妇应谨慎选用阿替卡因作为局麻药物。

4. 布比卡因　常用剂型为 0.5% 布比卡因 +1∶200 000 肾上腺素注射液。布比卡因为酰胺类长效局麻药物，其麻醉时间比利多卡因长 2 ～ 3 倍，麻醉强度为利多卡因的 3 ～ 4 倍，特别适合费时较久的手术，术后镇痛时间也较长。对布比卡因药物过敏者、12 岁以下儿童、孕妇及哺乳期妇女、老年患者、心脏病患者、肝病患者应慎用。

5. 普鲁卡因　常用剂型为 2% 普鲁卡因 +1∶100 000 肾上腺素，麻醉效果较好，价格低廉。但普鲁卡因属于酯类麻醉药物，偶会产生过敏反应，使用之前建议进行过敏试验。

表 2-5　常用口腔局麻药物

局麻药物	浓度	最大用量（成人）	作用时间
利多卡因 + 肾上腺素	2% + 1∶100 000	500 mg 或 7 mg/kg	60 ～ 90 分钟
甲哌卡因	3%	350 mg 或 5 mg/kg	60 ～ 90 分钟
阿替卡因 + 肾上腺素	4% + 1∶100 000	500 mg 或 7 mg/kg	90 ～ 120 分钟
布比卡因 + 肾上腺素	0.5% + 1∶200 000	150 mg 或 2 mg/kg	120 ～ 420 分钟

（二）使用局部麻醉药物时的注意事项

1. 使用局麻药物之前，应详细询问患者既往有无局麻药物或其他药物过敏的历史。在同类局麻药物中，往往有交叉过敏现象，例如对普鲁卡因过敏者也可能相应对丁卡因过敏。对酯类局麻药过敏及有过敏体质的患者，均要改用酰胺类局麻药物，并需预先做皮肤过敏试验。但是皮试也存在假阴性的问题，要特别予以重视。过敏反应主要发生在酯类局麻药，如普鲁卡因等。

2. 口腔医生应了解所用局麻药物的毒性大小情况，以及一次最大用药剂量。 在应用局麻药物时，应在保证麻醉效果的前提下，尽量减少麻醉药物的用量。如果无全身禁忌情况，应加入血管收缩药物，以减缓局麻药物的吸收速度。

3. 由于口腔颌面部和颈部血运丰富，药物吸收速度快，临床应酌情减少局麻药物的用量。老年人、孕妇、小儿、体质虚弱及有全身系统性疾病如心脏病、肾病、肝病、糖尿病、严重贫血等的患者，由于其对麻醉药物耐受力较低，应适当控制用药量，使用最低有效剂量及作用时间适当的麻醉药物。

4. 临床局麻注射操作时，应在患者仰卧或半仰卧位下进行，避免在直立或坐位下进行。常规做到回抽无血，确认注射针头不在血管内再注射药物，注射速度要尽可能缓慢。这样不仅减少患者注射时的疼痛，也避免瞬间进入患者体内的药量过多。

5. 最为重要的是口腔医生应熟悉局部血管、神经的位置及走向等解剖知识，以及局部麻醉的正确操作方法和技巧，尤其是下牙槽神经阻滞麻醉。据研究，下牙槽神经阻滞麻醉是口腔执业医生最容易失败的局部麻醉方法。因为麻醉效果不好或不成功而重复注射，是口腔临床麻药使用过量的最主要原因。

6. 口腔医生在为患者注射麻药以后，应严密观察其身体变化情况，必须有医生或护士全程监护，不得将患者单独留在治疗室而自己离开。如果发现任何异常情况，口腔护士必须立刻知会口腔医生，进行检查评估。过敏反应进展速度非常快，不要因为轻视早期症状而给患者带来生命危险。

7. 要做好万全准备。门诊医生和护士要经过严格训练，诊室要配备相关的急救器械和药物，以备不时之需。

二、排龈药物

排龈药物通常与排龈线一起配合使用，可以同时起到有效排龈和止血的作用。市场上也有预浸药物的排龈线可供选择。

1. 血管收缩剂 主要包括肾上腺素，它通过激活血管壁组织中的肾上腺素受体使局部血管收缩，与排龈线共同使用，可以达到良好的排龈、止血效果。但肾上腺素可能导致严重的全身反应，因此，有心血管疾病、甲状腺功能亢进或对肾上腺素过敏的患者应慎用或禁用。

2. 化学收敛剂 主要包括硫酸铝、氯化铝、硫酸亚铁等。硫酸铝和氯化铝通过凝固蛋白质，抑制血清蛋白经毛细血管流出，达到止血和分离牙龈的目的；硫酸亚铁则通过阻塞毛细血管而起到排龈、止血的作用。但这些化学收敛剂有可能会干扰印模材料的固化反应，因此在提取印模前要将其彻底冲洗清除干净。另外，硫酸亚铁可能导致牙本质的浅层部分发生着色，从而影响修复后的美学效果；酸性的硫酸亚铁制剂还可能会对自酸蚀粘接过程造成负面影响，导致粘接的边缘部位发生微渗漏和变色[10]。

三、牙髓止血制剂

在去除龋坏和牙体预备操作过程中，可能会发生牙髓暴露和出血，常用的牙髓止血剂包括：2% ~ 6% 次氯酸钠、2% 氯己定、30% 过氧化氢、硫酸铁、肾上腺素等。次氯酸钠溶液是临床最常用的安全、有效且经济的牙髓止血剂。但次氯酸钠溶液（尤其是高浓度溶液），对局部软组织有刺激作用，且有不良的气味和味道，必须在放置橡皮障的情况下使用。临床在使用次氯酸钠溶液的过程中，还必须注意对术者和患者眼睛、皮肤等部位的保护。

第三节 牙体预备的口腔局部隔离

一、橡皮障

橡皮障早在 1864 年就由美国牙医 Stanford C. Barnum 首先应用在口腔临床，后逐渐被越来越多的口腔医生学习使用，是目前公认的比较理想的口腔临床局部隔湿方法。

很多研究表明，相较于其他传统隔湿手段，橡皮障可以明显提高牙齿修复的成功率和延长使用寿命[11]。但由于种种原因，口腔医生在根管治疗过程中使用橡皮障的比例较高，但在牙体修复操作时使用橡皮障的比例却很低。美国 2010 年的一项统计调查发现，有高达 63% 的牙科医生临床操作时不使用橡皮障，而仅有 12% 的口腔修复治疗使用了橡皮障[12]。

口腔治疗过程中的有效隔湿是高效率、高质量完成多种口腔治疗的必要条件。橡皮障以其良好的隔湿效果而被口腔各科医生广泛使用，但我国口腔临床规范化使用橡皮障开始的时间较晚，目前总体的使用情况仍缺少确切的调查数据，常规使用橡皮障可能仅限于几个较大的口腔医院。因此，积极宣传、推广这项技术，使其在我国口腔临床得到普遍应用是一项当务之急的任务。

（一）使用橡皮障的优点

1. 隔离唾液和其他组织液干扰，保持手术操作环境整洁、视野清楚，提高临床工作效率。

2. 能够有效牵拉牙龈或其他口腔软组织，有效暴露被治疗牙齿。

3. 有效保护术区周围的口腔软组织，避免在手术过程中发生意外损伤。

4. 保护患者，防止患者误吸或误吞小的手术器械、牙齿或修复体碎片、化学药物等，避免发生医疗差错或意外事故。

5. 保护术者，减少来自患者唾液、血液及气溶胶等的污染，防止医源性交叉感染。

6. 有效保持口腔材料的最佳性能，提高治疗效果。

（二）临床使用橡皮障的局限性

1. 对于操作不熟练的年轻医生，安装橡皮障经常需要花费较长的时间，尤其对于一些特殊情况，如患者精神高度紧张、牙位特殊、牙齿排列不齐、张口受限等。

2. 使用橡皮障后，大大限制和减少了治疗过程中的医患交流。因此，对于全身健康状况较差、年龄较大或有精神疾病的患者，在使用橡皮障时，更要注意密切观察患者的细微反应和全身情况的变化。

3. 如果操作不当，橡皮障夹对患者牙齿的软硬组织及口腔内的修复体有潜在的损伤可能。

（三）操作要求

橡皮障隔离面积要能完全盖住口腔，上缘不要遮盖患者的鼻孔，下缘达到其颏下部。暴露牙齿的范围从患牙远中第一颗牙齿到同侧中切牙的远中，最理想的暴露范围则是从患牙远中第二颗牙齿到对侧的第一前磨牙（图 2-35）。

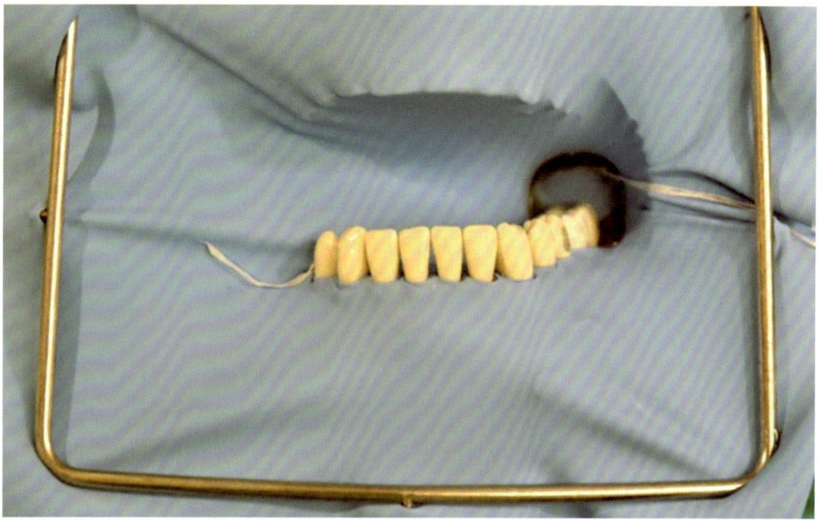

图 2-35　标准橡皮障隔离

（四）安装橡皮障需要使用的物品

1. 橡皮障　一般为长方形，有不同颜色、尺寸和厚度。

2. 打孔器　为头部有不同大小圆孔的手持钳，选择不同的圆孔，按压后可在橡皮障上制作大小不同的孔洞（图 2-36）。

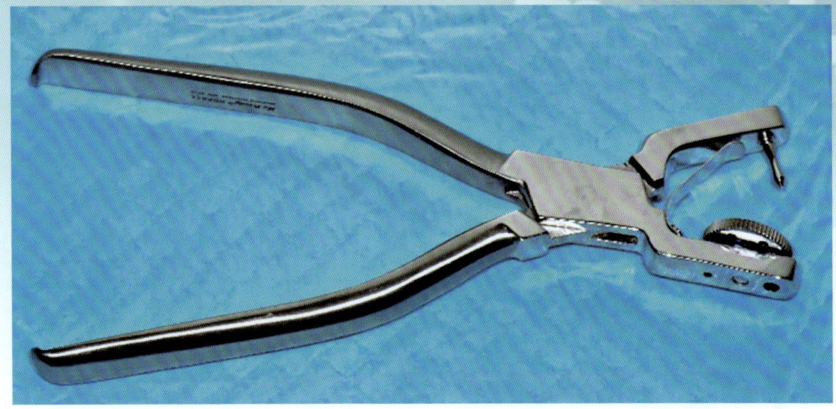

图 2-36　口腔临床使用的橡皮障打孔器

3. 橡皮障夹　是一对由弹性弧形杠杆连接的金属夹片，有多种形状，夹片的喙部与牙齿轴面呈四点接触，使其保持稳定（图 2-37）。

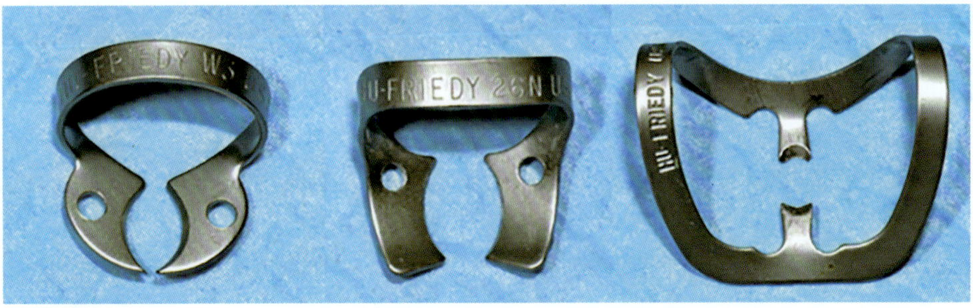

图 2-37　临床常用的几种橡皮障夹

4. 橡皮障夹钳　用于安放、调整和去除橡皮障夹（图 2-38）。

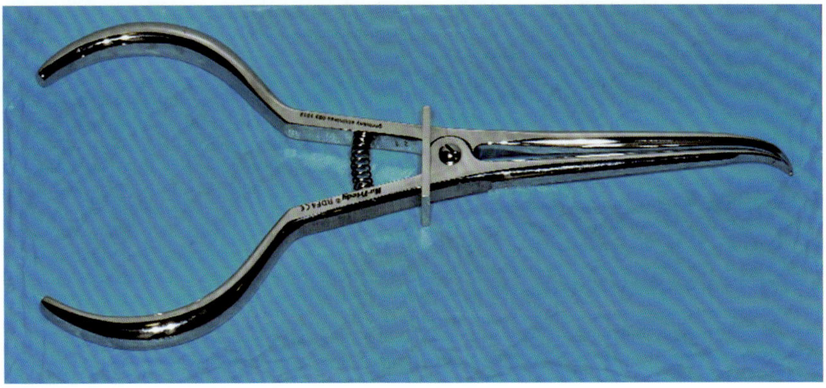

图 2-38　口腔临床使用的橡皮障夹钳

5. 橡皮障支架 用于支撑和固定在口外部分的橡皮障，材质一般为金属或塑料（图 2-39）。

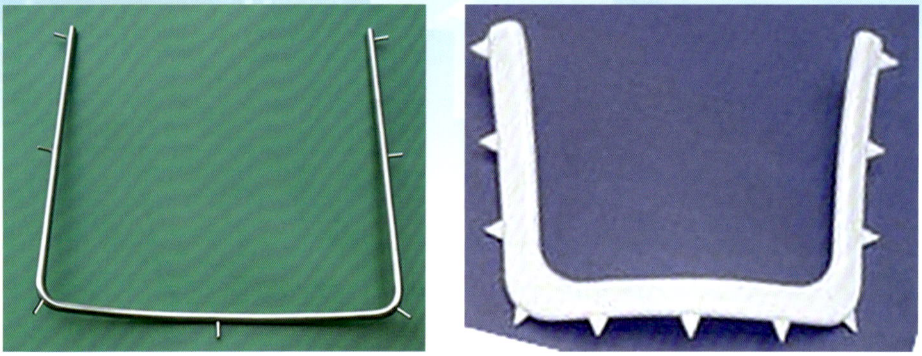

图 2-39 金属及塑料橡皮障支架

6. 剪刀、牙线、润滑剂、纸巾等

（五）操作步骤

1. 向患者简单介绍橡皮障的作用和使用方法，在使用过程中可能遇到的问题，以及患者需要与医生沟通时使用的相应手势。

2. 事先在将要放置橡皮障的牙齿周围使用牙线，确认牙线可以顺利通过牙齿邻接面。

3. 根据患牙的位置，提前在橡皮障上打孔，并在橡皮障面对牙齿一侧的打孔处以及患者的口角处涂抹润滑剂。

4. 在橡皮障夹上系扣一段牙线，防止其不慎脱落而发生误吞或误吸。

5. 放置橡皮障夹，其 4 个夹尖应与牙齿的颊舌面均匀接触，接触点应位于牙冠外缘高点的根侧。

6. 安装橡皮障，将橡皮障置于橡皮障夹之上。注意安装橡皮障时常规将橡皮障的暗面朝向术者，以防止亮面产生的炫光影响术者的视线，引起视觉疲劳和损害。

7. 在另外一侧暴露的最后一颗牙齿的远中用牙线、楔子或橡皮条对橡皮障进行固定。

8. 将橡皮障四周游离部分用橡皮障支架在口外撑开。

（六）橡皮障定位和打孔

1. 定位 首先在橡皮障中心部位标记出垂直中线和水平线，将橡皮障分成 4 个象限，标出上、下颌牙弓位置，确定患牙所在的位置并用记号笔在橡皮障上作记号，留出足够边缘；再将患牙远中第一或第二颗牙齿到同侧中切牙或对侧第一前磨牙的牙位逐一标记定位。患牙位置越偏远中，其相应的孔洞越靠近橡皮障的水平线。定位时，牙齿之间的间距应在 6 mm 左右（图 2-40）。

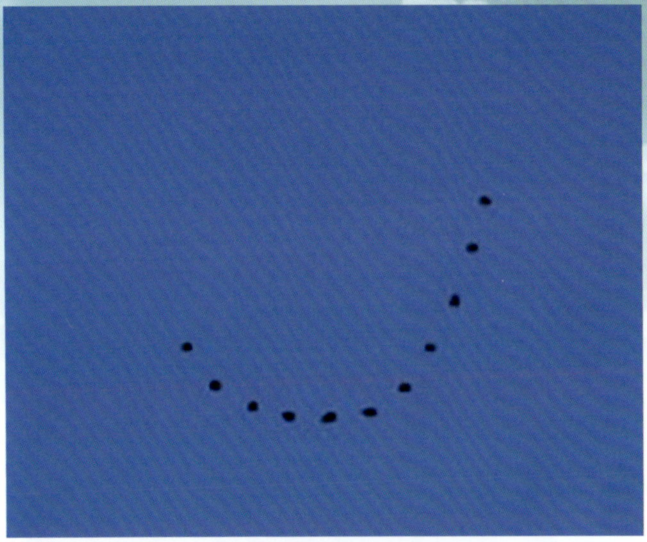

图 2-40　下颌后牙橡皮障打孔定位标记

2. 打孔

（1）打孔要求：按照牙位和牙齿的大小，在事先的定位点正中打出大小合适的孔洞，孔洞的边缘要整齐（图 2-41）。

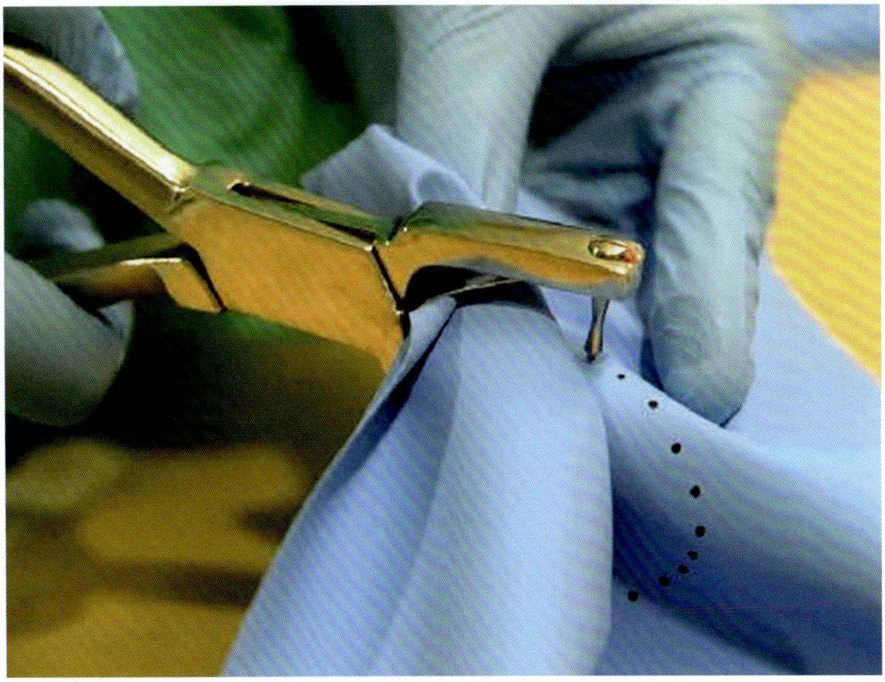

图 2-41　在有定位标记的橡皮障上打孔

（2）牙位与孔洞大小：打孔器的转盘上一般有5个大小不同的孔，1号孔最小，5号孔最大。1号孔用于较小的牙齿，如下颌切牙（下前牙）；2号孔主要用于上颌前牙（上前牙）；3号孔主要用于上、下颌尖牙和双尖牙；4号孔用于上、下颌磨牙；5号孔最大，常用于放置橡皮障夹的基牙（图2-42）。

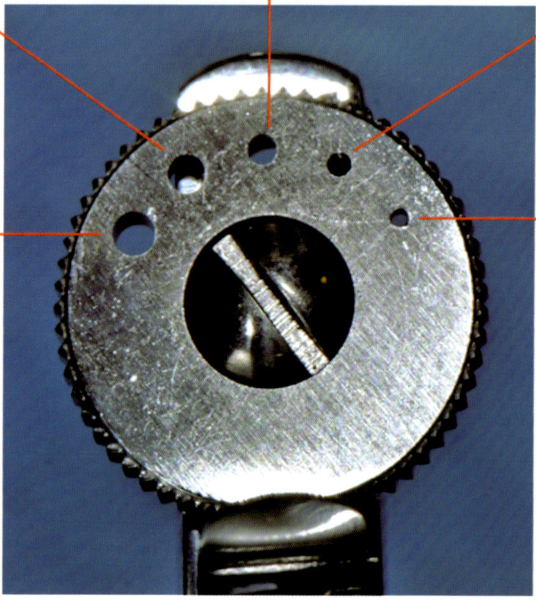

图2-42 橡皮障打孔器示意图

3. 橡皮障标记和打孔过程中的注意事项

（1）按照牙弓的形状打孔。

（2）最大的孔用于放置橡皮障夹的基牙。

（3）较小的孔用于切牙和尖牙，较大的孔用于磨牙和双尖牙。

（4）如果孔间距过大，会产生皱褶而影响整个橡皮障的覆盖范围。

（5）如果孔间距过小，橡皮障绷得过紧，会在牙齿之间产生空隙，导致渗漏而影响隔湿效果。

（6）薄的橡皮障由于弹性更大，孔径相对于正常情况较小。

（七）放置橡皮障夹

1. 橡皮障夹的选择 根据牙齿的部位和大小选择使用合适的橡皮障夹。橡皮障夹要能紧紧夹住牙齿，4个夹尖应与牙齿的颊舌面均匀接触，并位于颊舌面与邻面的线角附近；4个接触点应位于牙齿外缘高点的根侧，但不能过低而损伤牙龈（图2-43）。

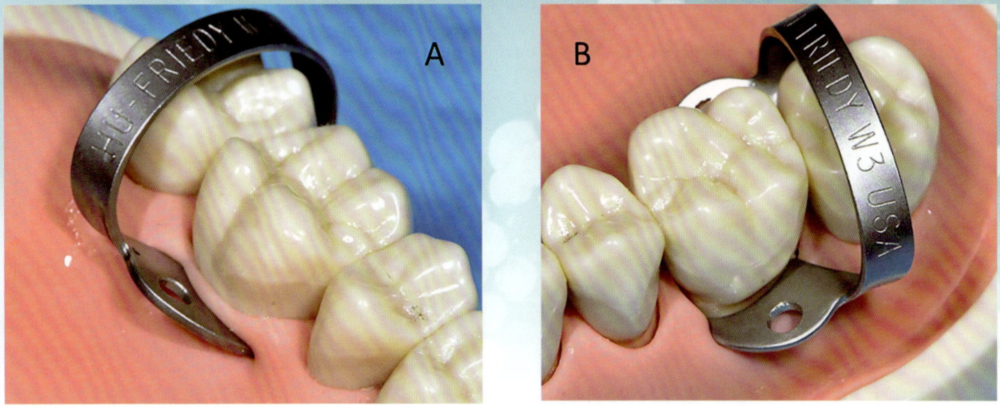

图 2-43　橡皮障夹错误放置方式

A. 舌侧橡皮障夹喙部直接夹持到牙龈，造成软组织损伤；B. 颊侧橡皮障夹放置过低，喙部夹持到牙根。

有的橡皮障夹不仅可以被放置在基牙，起到固定橡皮障的作用，还可以起到推压牙龈缘，暴露牙根表面的作用。常在Ⅴ类洞充填修复时使用（图 2-44）。

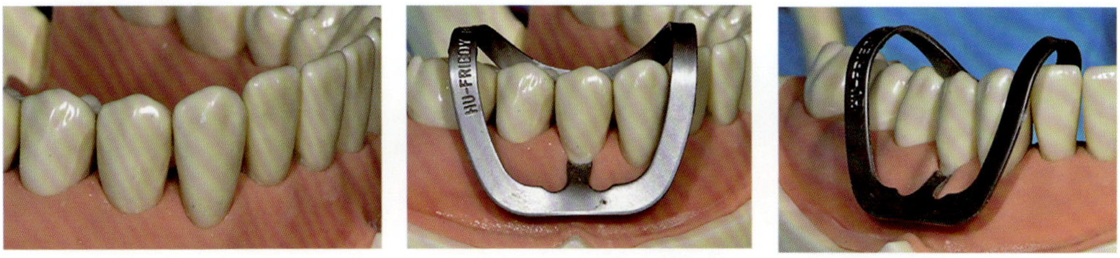

图 2-44　212 号橡皮障夹使用方法

212 号橡皮障夹被固定在右侧下颌第一双尖牙，橡皮障夹的喙部同时下推游离牙龈缘，暴露部分根面。

2. 橡皮障夹的放置

【方法 1】 将事先打好孔的橡皮障撑开套到合适的橡皮障夹上，露出橡皮障夹的体部；用橡皮障夹钳撑开橡皮障夹，将橡皮障夹连同橡皮障一起固定到基牙上，然后将孔周的橡皮障从橡皮障夹上向下按压，套入牙颈部；最后再逐个将其余孔洞套入相应的牙齿。

【方法 2】 将橡皮障用双手撑开，按事先打孔部位套入相应的牙齿，并用牙线辅助将其推向牙颈部；然后再将事先选好的橡皮障夹固定到基牙的牙颈部。

（八）其他注意事项

1. 放置完橡皮障后，在另外一端最后一颗露出橡皮障的牙齿的远中放置楔子、橡皮条或牙线予以固定，防止橡皮障中途脱出。

2. 可以在橡皮障和患者皮肤之间放置纸巾，以提高患者的舒适度。

3. 注意不要让橡皮障遮盖患者的鼻部以免影响其呼吸。如果有这种情况，可以用剪刀将遮盖部分剪除。

4. 如果患者因为感冒等原因，无法用鼻子呼吸，可以用剪刀在操作部位的另外一侧剪开一直径约 1.5 cm 的小孔，帮助患者用口呼吸。

5. 禁止在种植牙上放置橡皮障夹。

6. 如果橡皮障基牙有固定修复体，要避免将橡皮障夹的喙部直接卡抱在修复体的边缘，而应将其尽可能置于修复体边缘的龈方，以减少损伤修复体的可能性。

7. 如果橡皮障基牙剩余的牙体组织过少，可以考虑用复合树脂在牙体的缺损部位制作固位突或牙体假壁。

8. 如果橡皮障基牙牙冠的外形较差，不利于橡皮障夹的固位，可以选用高固位力的橡皮障夹，或对橡皮障夹进行磨改，使其能够卡抱在牙龈下方的牙根上。

9. 如果患者对乳胶过敏，应注意改用非乳胶材料制作的橡皮障。

二、唾液隔离器

唾液隔离器（Isolite）同时具有口内照明和类似橡皮障隔离唾液的功能，广受口腔医生青睐（图 2-45）。与传统橡皮障隔湿相比，唾液隔离器的椅旁操作时间显著缩短，患者舒适度显著提高。

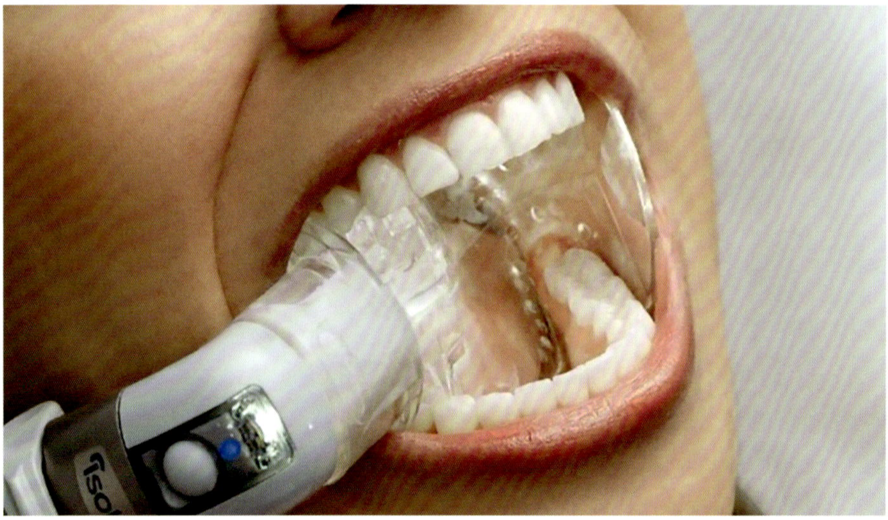

图 2-45　临床使用的唾液隔离器（Isolite, Zyris, USA）

唾液隔离器可以同时提供隔湿、吸唾、照明和辅助开口 4 种功能，提示唾液隔离器可以作为传统橡皮障隔湿的一项替代技术。但与传统橡皮障隔离技术相比，唾液隔离器只能提供不完全的口腔隔离，目前只能作为补充方法使用。对于固定修复的牙体预备，唾液隔离器一般可以符合隔离要求，另外也方便经常性检查咬合面牙体磨除量；但对于充填修复，尤其是复合树脂充填，应尽量选择橡皮障隔离方法。

三、纱布和棉卷

这种隔离方法简单、快速、经济，但隔湿不完全，棉卷容易发生移动，尤其在舌侧。另外，如果转动的钻针不慎接触到纱布或棉卷，会发生缠绕，造成唾液飞溅，并可能损伤周围口腔软组织及口腔操作器械（图 2-46）。

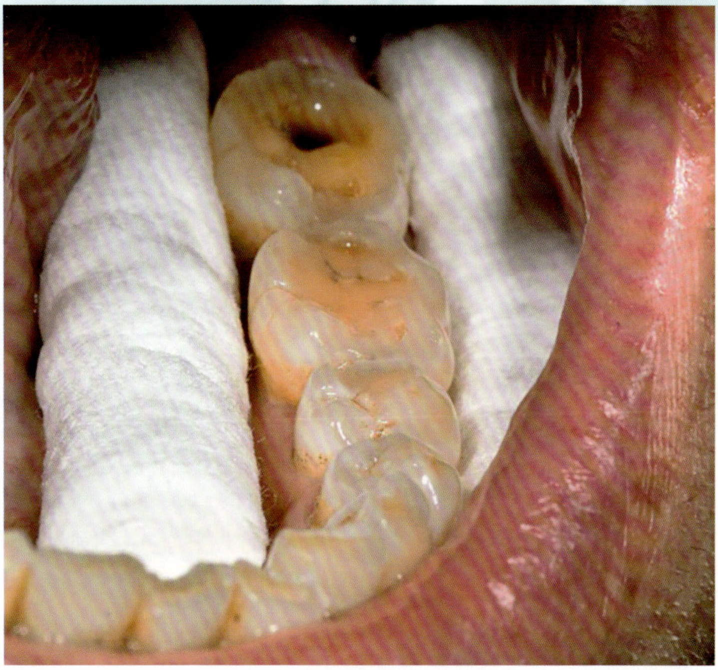

图 2-46 临床使用棉卷隔湿

四、高速和低速口腔吸引器

口腔吸引器可以持续负压吸出其开口周围的液体与飞沫，保持局部清楚的视野，防止液体积存。另外，吸引器的套管可以行使口镜的部分功能，用来牵拉软组织，暴露工作视野，尤其是低速吸引器套管，可以弯折成一定形状。口腔吸引器是临床最常用、最简单有效的隔湿方法，但它的作用效果不确定，而且主要依赖椅旁助手，往往需要与纱布、棉卷等其他隔湿方法一起使用。

五、口腔隔湿三角板

口腔隔湿三角板（Dri-Angle）由美国医生 John W. Owen 设计，用来帮助实现口腔局部隔湿的目的。这种隔离方法简单、经济，但其提供的隔离并不完全，只能起到短时间的隔湿作用。在临床实际操作过程中，经常需要更换三角板（图 2-47）。

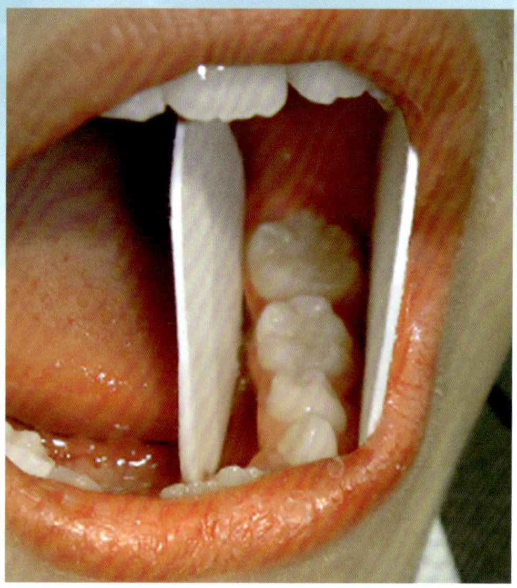

图 2-47 隔湿三角板临床实际应用

六、排龈线

排龈线大多由羊毛、棉线或人造纤维等材料编织而成，有不同的粗细和规格。临床应用时，应根据患者龈沟的深度、排龈的目的以及具体的排龈方式进行选择。大多数情况下，排龈线需要与排龈药物一起配合使用，以达到更好的排龈、止血目的。

在特定的情况下（例如治疗根面龋），正确地使用排龈线（图 2-48）可以起到有效的隔湿止血作用，帮助暴露部分牙根组织，防止充填过程中悬突的发生；同时，还可以起到保护牙龈的作用。

术后要牢记将排龈线及时取出，一旦遗留，会造成不同程度的牙周组织损害。

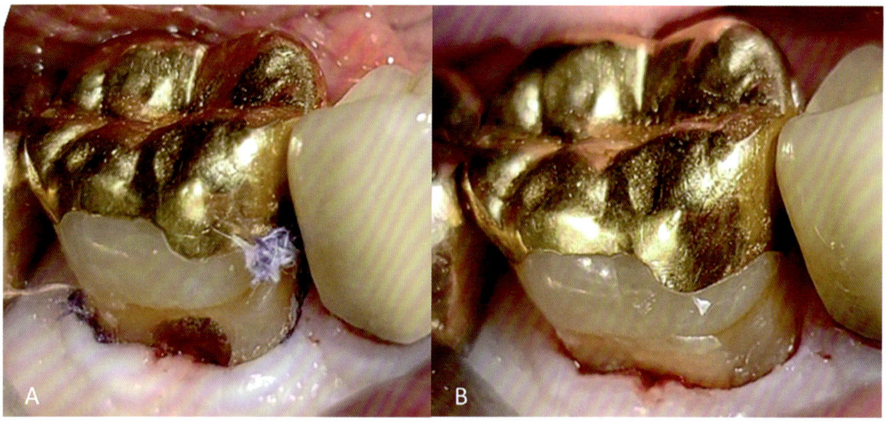

图 2-48 临床使用排龈线暴露近龈缘龋损

A. 压入排龈线，暴露位于釉牙本质界的龋损；B. 修复术后，取出排龈线。

第四节　术区良好的照明和使用放大设备

一、术区照明

术区良好的照明对于精准的牙体预备是非常重要的。除了牙科椅自带的照明外，如果需要，口腔医生还可以辅助使用额外的照明设备，如头灯等。

二、辅助使用视觉放大设备

随着口腔材料的发展进步，修复体所需的最小厚度可以达到 0.1 mm，而人眼的视觉极限只有 0.2 mm 左右。在美国牙科学院的教学过程中，牙科学生从入学开始就被要求在实习室练习和临床实践操作全程使用头戴式放大目镜。目前，各种类型的影像放大设备也越来越广泛地被应用到中国的口腔各科临床和教学工作中。

口腔临床使用的影像放大设备包括头戴式放大目镜以及口腔手术显微镜等，它们为临床医生提供了超越肉眼极限分辨率的视觉优势，同时也更符合人体工效学原理。

1. 临床使用视觉放大设备的优点

（1）放大设备将口腔视物进行不同倍数的放大，视野更加清晰，可以有效缓解操作者的视觉疲劳。

（2）使用影像放大设备强行让眼睛与视物之间的工作距离拉长，操作者在临床工作时脊椎（特别是颈椎）可以更加直立，坐姿更加符合人体工效学，有效缓解和防止口腔医生颈、肩、背部疼痛等职业病的发生。

（3）由于患牙被放大，眼睛的分辨率得到有效提高，使得口腔医生操作和检查更加精确、细致，从而获得更加可靠、可预测的临床治疗效果。

2. 口腔临床常用的放大设备

（1）头戴式放大目镜：目前口腔临床医生绝大部分人使用头戴式放大目镜。它便于携带，方便术者在不同体位自由进行口腔临床的各项工作，可以满足绝大多数口腔临床牙体预备工作的需要（图 2-49）。但长时间使用头戴式放大目镜容易使术者的双目视觉和屈光功能平衡受到一定影响，发生轻度的视觉紊乱或头痛，初次使用者需要较长时间适应。同时，在使用放大倍数较高的目镜时，经常需要反复对焦，对工作造成很大不便。另外，头戴式放大目镜能提供的放大倍数有限，仅为 2.5 ～ 4.5 倍。

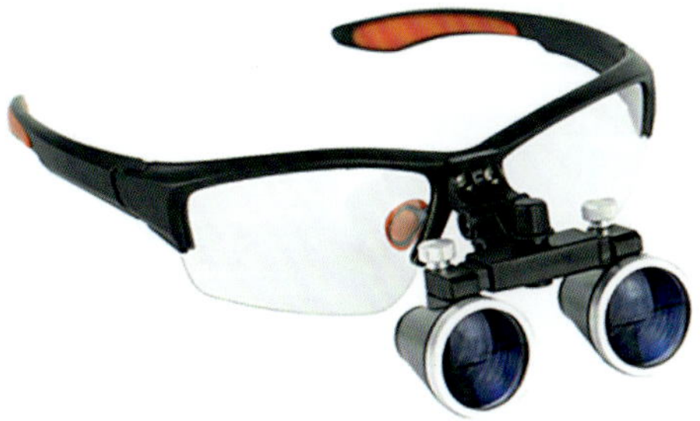

图 2-49　口腔医生临床使用的头戴式放大目镜

（2）体式口腔显微镜：体式口腔显微镜可以提供高达 25 倍的放大效果，具有较大的景深范围，能够满足牙体修复治疗最精细部分的需求（图 2-50）。目前较先进的显微镜可以提供很大的物镜距离和倾斜工作角度，给术者创造了更大的操作空间和工作便利；有的机型还具有实时多媒体影像采集功能。很多牙体预备过程需要经常调整患者头部和牙椅的位置，相应要手动调整显微镜的位置和方向，会不同程度地影响临床操作的流畅性和速度；同时，体式口腔显微镜的价格也比较昂贵。

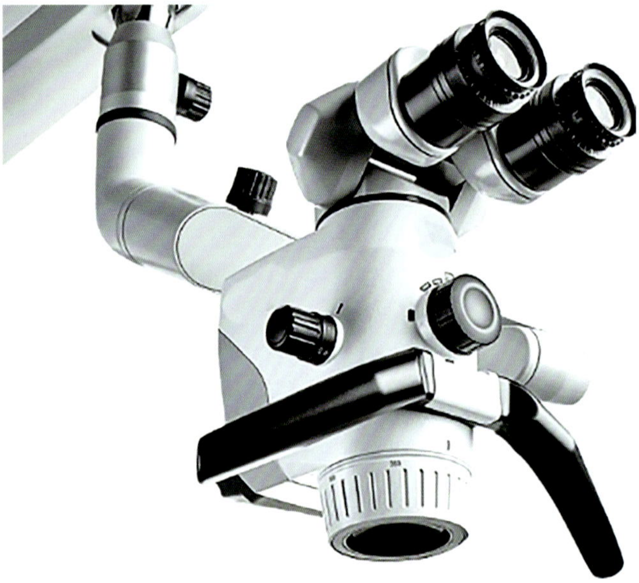

图 2-50 口腔临床使用的体式口腔显微镜

3. 临床使用的放大目镜常用的放大倍数

口腔修复工作中，在需要较高精度的工作环节，均需在影像放大设备的辅助配合下进行操作和检查[10]。口腔临床使用放大目镜时，应根据自己视物的习惯、不同的临床操作用途等选择不同的放大倍数。表 2-6 为口腔放大目镜常用的放大倍数，供选用时参考。

表 2-6 口腔临床放大目镜常用的放大倍数

用途	放大倍数
口腔全科、牙周洁治、口腔种植	2.5 倍、3.0 倍、3.5 倍、4.5 倍
根管治疗、口腔固定修复	3.5 倍、4.0 倍、4.5 倍
口腔技工	4.0 倍、5.0 倍、6.0 倍

（张旭光 俞波）

参考文献

[1] Lloyd BA, Rich JA, Brown WS. Effect of cooling techniques on temperature control and cutting rate for high-speed dental drills. Journal of Dental Research, 1978,57:675–684.

[2] Farah RI. Effect of cooling water temperature on the temperature changes in pulp chamber and at handpiece head during high-speed tooth preparation. Restorative Dentistry & Endodontics, 2019,44(1): e3.

[3] Zach L, Cohen G. Pulp response to externally applied heat. Oral Surgery, Oral Medicine, Oral Pathology, 1965, 19:515–530.

[4] Eriksson AR, Albrektsson T. Temperature threshold levels for heat-induced bone tissue injury: a vital-microscopic study in the rabbit. Journal of Prosthetic Dentistry, 1983,50:101–107.

[5] Cavalcanti BN, Otani C, Rode SM. High-speed cavity preparation techniques with different water flows. Journal of Prosthetic Dentistry, 2002,87:158–161.

[6] Galindo DF, Ercoli C, Funkenbusch PD, et al. Tooth preparation: a study on the effect of different variables and a comparison between conventional and channeled diamond burs. Journal of Prosthodontics, 2004,13:3–16.

[7] International Organization for Standardization. Dentistry — handpieces and motors: ISO 14457—2012. Geneva: International Organization for Standardization, 2014.

[8] Kwon SJ, Park YJ, Jun SH, et al. Thermal irritation of teeth during dental treatment procedures. Restorative Dentistry and Endodontics, 2013,38(3):105-112.

[9] Hemamalathi SK, Abarajithan M, Kandaswamy D. A noval simplified numbering system for dental bur. Indian Journal of Dental Research, 2008,19(4):284-287.

[10] 于海洋 . 口腔固定修复学 . 北京：人民卫生出版社，2016.

[11] Wang Y, Li C, Yuan H, et al. Rubber dam isolation for restorative treatment in dental patients. Cochranne Database of Systemic Reviews, 2016,9（9）：CD009858.

[12] Gilbert GH, Litaker MS, Pihlstrom DJ, et al. Rubber dam use during routine operative dentistry procedures: findings from the dental PBRN. Operative Dentistry, 2010,35(5):491-499.

第三章

牙体预备的术前检查与分析

第一节　牙体预备的术前检查和准备

一、术前检查

（一）一般检查

1. 全身检查

（1）患者如果有系统性疾病，应确认患者没有与修复治疗相关的禁忌证；并选择尽可能相对简单的治疗，避免操作复杂、需要时间较长和复诊次数较多的修复方法。

（2）对有严重的全身系统性疾病或有明显精神异常的患者，应果断转诊。在对患者全身情况进行了解和检查时，如果新发现患者有系统性疾病的症状和体征，临床口腔医生应果断推迟或停止治疗，对患者进行心电图、血液化验等相应检查，以确定患者的病情严重程度；必要时请求咨询会诊，或直接将患者转诊到综合医院进一步诊断、治疗，待患者病情稳定、好转后再进行牙体修复治疗。

（3）详细询问患者的过敏史，包括药物、乳胶、金属等过敏情况。如果患者有金属等过敏情况，在选择相应的修复材料时应予以注意。

（4）患者每次就诊均需询问近期身体健康变化情况，并进行血压、呼吸、心率等基本生命体征检查。

2. 口腔外部检查

（1）颌面部：主要观察面部是否对称，患者牙齿中线是否偏斜，是否与面部中线重合一致。

（2）颞下颌关节：患者是否有关节弹响，开口是否有受限、疼痛、偏斜等。

（3）嘴唇：尤其要注意上唇与上颌牙齿的关系，观察患者微笑和大笑时上颌牙齿及牙龈的显露情况。如果患者微笑或大笑时，牙龈缘甚至部分牙龈暴露，在制订修复计划时要特别注意相关的美学考量。应尽量避免使用金属烤瓷修复，否则要把修复体边缘放置于龈下，以防止修复后出现美观问题。

（4）咀嚼肌：检查咀嚼肌收缩的强度及左右对称性。如果发现患者咬肌、颞肌发达、突出，一般提示其咬合力较大，在选择修复方法和材料时要予以考虑。必要时可以增加咀嚼肌电活力测试。

（5）鼻腔与扁桃体：患者是否有扁桃体或鼻腔等问题而影响呼吸，提示在安装橡皮障和进行牙体预备操作时要予以注意。

3. 口腔内部检查

（1）既往口腔修复治疗情况：口内是否有活动或固定修复体，都采取了哪些修复方式、使用了哪些材料，患者使用的时间以及对治疗效果是否满意等。这类信息可以为本次治疗提供参考。

（2）口腔卫生状况：患龋因素，包括患者口内龋、失、补的情况等。

（3）上、下颌牙列：有无牙齿缺失，缺牙部位牙槽嵴及口腔黏膜情况；上、下颌牙齿的咬合及磨耗情况；基牙是否有移位、倾斜或过长等。如果患者需要进行正畸治疗，应根据临床具体情况，确定修复治疗是否应该在正畸治疗结束以后进行，必要时可以与正畸专科医生商议讨论。如果患者牙齿磨耗情况严重，需要选择抗力较大的修复方法和修复材料，术后还要考虑给患者佩戴殆垫。

（4）上、下颌咬合关系：牙列是否整齐对称；牙齿中线是否位于正中，是否为中性殆关系；前牙覆殆、覆盖关系如何；横殆及纵殆曲线是否正常；下颌活动时，是否有牙尖干扰等。

（5）口腔内现存充填体或修复体情况：充填体或修复体的完整性、边缘密合度，有无继发龋等。

（6）牙体检查：全口牙齿龋坏、缺损、疼痛、松动及颜色变化等情况。

（7）牙周检查：全口牙齿的牙周健康状况，包括对牙周袋的深度进行测量，检查根分叉受累情况及牙齿的松动度等。如果患者的口腔卫生和牙周健康情况较差，应对患者进行口腔卫生的宣教，并实施相应的牙周基础或系列治疗；必要时需要转诊至牙周专科医生。

（8）检查局部是否有无法隔湿等情况，在制订修复计划时要予以考虑。

4. 患牙局部检查

（1）牙体检查：患牙是否有龋坏、缺损、疼痛，龋坏、缺损的深度与范围，是否需要牙髓治疗等。

（2）牙周检查：患牙是否有松动，牙周袋深度，局部牙龈是否有红肿、出血情况，牙龈的生物型等。如果患牙有明显的牙周问题，应在牙周疾病得到有效控制以后再进行计划的修复治疗。

（3）牙列检查：患牙的形态，其在牙弓的位置是否正常，是否有扭转情况，与邻牙是否存在间隙等。

（4）原有修复体检查：如果患牙已经有修复体存在，口腔医生应了解、确认需要重新制作修复体的原因。此外，还要了解患者对原修复体的使用感受和评价，发现其成功与失败之处，为新修复体的制作提供参考。

（二）特殊检查

1. 全身辅助检查 所有患者治疗前应测量呼吸、血压和脉搏。如果患者有较严重的全身系统性疾病，必要时需要进行心电图、血液和尿液检查；对于病情疑难或不确定的患者，应联系其相关医生进行咨询、会诊。

2. 影像学检查 X线片可以帮助了解口内牙齿及患牙的健康情况，如是否有牙槽骨吸收、冠根比例如何、是否需要牙髓治疗、根尖是否有病变等情况。一般情况下，基牙的X线检查应包括根尖片和𬌗翼片。根尖片可以观察包含牙根在内的整个牙齿的情况；而𬌗翼片可以精准显示牙齿之间的牙槽骨高度以及整个牙冠，特别对牙齿之间龋坏的诊断有所帮助。

临床根据需要，有时还加拍口腔曲面体层X线片（panoramic film）或锥形束CT（CBCT）等，以了解牙齿、颌骨、颞下颌关节及颅面软硬组织的更多信息。

3. 牙髓活力测试 如果一般检查和X线检查无法确定牙齿的活力情况，可以进行牙髓的活力测试。

4. 咀嚼功能检查 对患者的咬合力及咀嚼效能进行检测，为牙体修复治疗提供进一步的参考。

5. 牙齿颜色记录 比色时应在自然光线或模拟白色自然光条件下进行，患者的衣服颜色不要过于鲜艳，女性患者不要涂抹口红。观察者眼睛最好与患者牙齿在同一平面，在距离40 ~ 50 cm处进行观察。进行牙齿比色时，要保持牙齿表面湿润。不仅要记录患牙的颜色，还要记录邻牙及对𬌗同名牙的颜色。对于美学区牙齿的比色，要进行分区比色，以增加牙色选择的精准性；同时还要注意牙齿切缘、邻接面透明度对比色的影响。比色过程中要征询患者的意见，最终的选色也应该得到患者的同意。

二、拍摄口内外及牙齿局部影像

（一）摄影在牙体修复治疗中的作用

1. 有利于治疗计划的制订 摄影可以更直观、有效地展示术前、术后口腔整体和局部的情况。有时候还可以拍摄患者的动态录像，真实记录其特殊的发音、咬合、微笑方式等信息，为修复计划的制订、治疗效果的展示提供第一手资料。

2. 有利于临床资料的保存和研究 患者术前、术中与术后实际情况的摄影和摄像记录，大大方便了口腔医生分析治疗效果，进行临床交流讨论，总结研究，以及教学演示。

3. 有利于医患沟通和交流 口腔影像可以真实记录患者的术前情况以及术后的治疗效果，有效地帮助患者直观地了解和对比术前、术后的变化。随着科技的进步，现在可以辅助使用一些专业软件，在术前就可以用照片显示术后可以达到的治疗效果，更加方便患者理解治疗的意义和效果，使美学信息更加直观、准确地呈现，也进一步减少发生术后医患纠纷的可能。

4. 有利于医生与技工人员的交流 很多情况下，制作修复体的技工人员与患者没有直接接触，除了模型以外，他们完全不了解患者的其他任何信息。很多情况下，仅仅依靠临床医生的指示和说明是远远不够的。在制作修复体时，可以同时提供口内外及牙齿比色的相关照片，直观展示患者的一些特殊情况、口腔医生的设计理念，供技工人员在修复体制作过程中参考。因此，影像资料可以成为医技交流的良好工具，使修复治疗更加容易达到医、患、技均满意的效果。

5. 有利于保护医患双方的权益 随着人们保护自身利益意识的不断增强，口腔临床发生医患纠纷的概率大大增加。尽管对美的认识具有普遍的共性，但很多时候也具有个性，是因人而异的。对牙体修复后效果的评估有一定的个人和主观认识，当医患双方对修复治疗的结果好坏有异议、发生医疗纠纷时，这些术前、术后的影像资料就提供了关键的证据，对医患双方都有好处。

（二）口腔摄影需要注意的问题

1. 在拍摄影像之前要向患者解释、说明，得到他们的理解和配合，并得到患者的口头或书面同意。

2. 拍摄过程中要动作轻柔、敏捷，不要占用太多口腔临床诊疗时间。

3. 在摄取牙齿颜色照片时，最好将相应的比色块放在一起拍摄 (图 3-1) ，以防止影像颜色有失真情况发生。

4. 进行拍摄时要注意尽可能多地收集信息，因为在治疗过程中情况不断发生变化，无法补拍患者以前的相关情况；另外，要注意摄影、摄像的质量，图像要清晰可辨。拍摄某一感兴趣部位时，除了局部特写外，还要注意拍摄其与周围组织的位置关系。

5. 在对外展示拍摄的影像照片时，应注意对患者的其他个人信息及眼部进行屏蔽或遮盖。

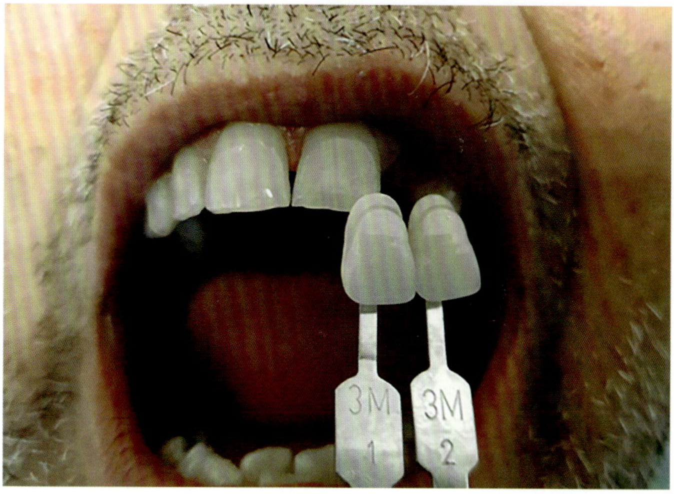

图 3-1 术前拍摄牙齿及比色块照片

三、制作术前𬌗架

（一）𬌗架的作用

1. 𬌗架是在体外重现患者个性化下颌运动的工具，它模拟与人体咀嚼器官相当的部件和关节，并在一定程度上复制患者特定的下颌运动。

2. 通过𬌗架可以保持及固定上下颌模型的位置和相互关系，可以在口外制作符合口腔内环境并与患者口颌系统功能相协调的修复体。

3. 通过观察𬌗架石膏模型上的牙齿及其周围组织的情况，以及下颌功能运动情况，可以帮助口颌系统功能的诊断和临床修复治疗计划的制订、实施。

（二）𬌗架的制作过程

1. 提取印模 印模提取是使用各类印模材料，记录或复制牙齿和口腔组织的形态，以及它们之间相互关系的一种临床手段。因此，提取的印模必须尽可能精细、准确，印模的质量直接影响到固定修复的准确性和最终修复体的质量。提取印模的准确性与临床医生的操作技术、印模材料的质量与性质以及印模托盘的选择等密切相关。

2. 灌制石膏模型 石膏模型是将提取的阴模利用石膏灌注，制作成真实反映牙𬌗形态的阳模。它真实记录了牙列形态以及上下颌咬合关系等信息。石膏模型的检查可以弥补口腔内一般检查的不足，方便口腔医生从各个方位进行观察和分析，可以进一步了解患者的牙齿、牙弓、牙槽骨的情况，作为诊断和设计的依据。

3. 进行面弓转移 面弓是口腔临床使用的一种特殊工具，它帮助将患者上颌相对于颞下颌关节的位置关系转移至𬌗架上，以便在𬌗架上尽可能真实地模仿患者的下颌运动，能够制作出最符合患者自身口腔生理环境的修复体（图 3-2）。面弓转移就是将患者的颌位关系转移到𬌗架上的过程。

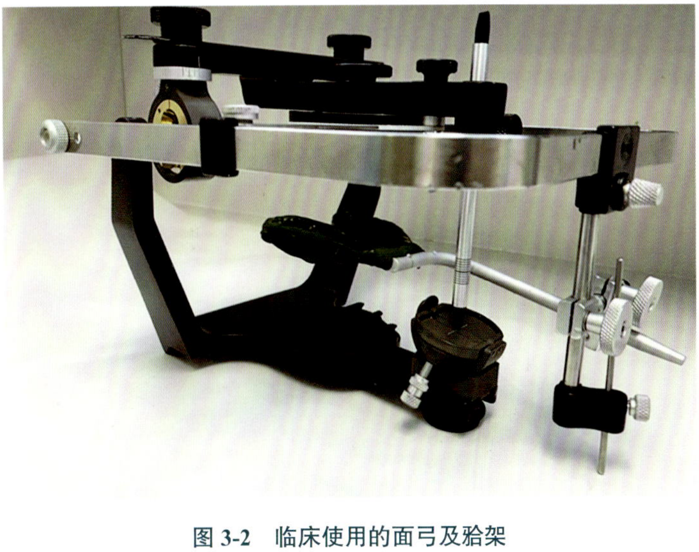

图 3-2　临床使用的面弓及𬌗架

4. 制作殆架　口腔医生根据提取的患者临床信息，通过面弓转移（图 3-3），在殆架上安置石膏模型，将患者真实的咬合运动和上下颌关系等静态和动态信息转移至殆架上，并保持上下颌模型间的高度和颌位关系与患者的实际情况一致（图 3-4）。

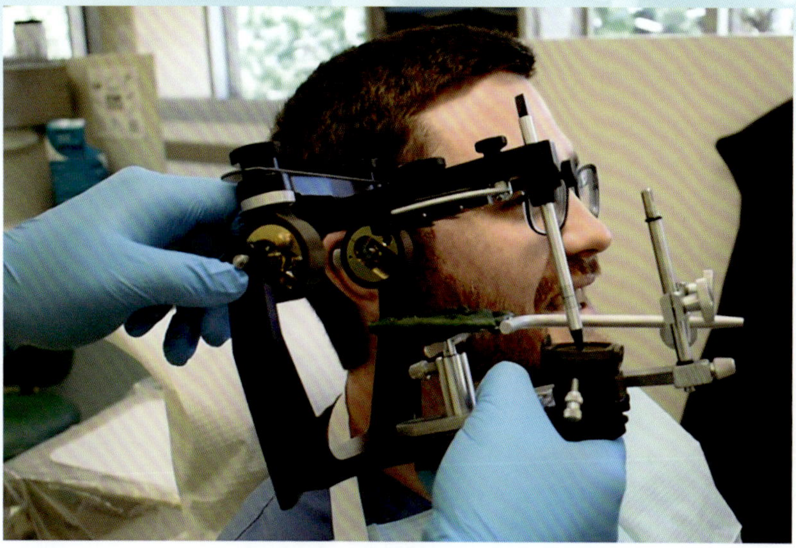

图 3-3　口腔临床进行面弓转移操作

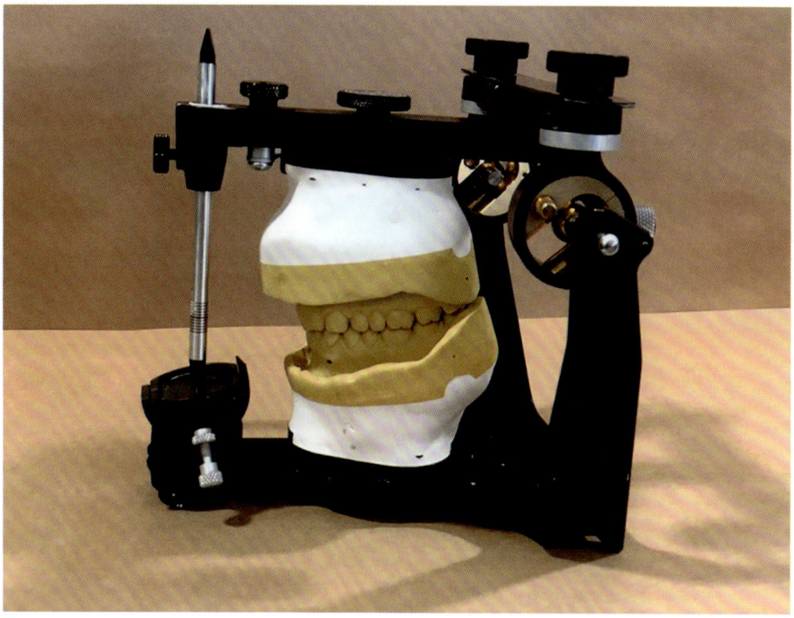

图 3-4　根据面弓转移的信息制作殆架

口腔医生和技工人员可以更加直观地通过殆架进行有效沟通，即使技工人员没有和患者见过面，但通过殆架可以准确了解患者的咬合运动和咬合关系，制作出达到良好口内咬合适应性的高质量修复体。此外，口腔技工可以在殆架的石膏模型上制作诊断性蜡型，它是对美学分析设计和术后治疗效果的三维呈现，更加有利于医生、技工及患者三方对修复方案预后效果及临床操作、工作细节等方面进行交流和沟通。

口腔临床一些简单的牙体修复治疗仅需灌制术前牙殆模型，并不一定需要进行面弓转移和制作殆架，但游离端牙齿修复、同时进行多个牙齿固定修复，以及固定牙桥修复等病例均需考虑制作殆架。

在牙体修复治疗过程中，提取术前、术后牙殆模型非常重要。随着现代科学技术的飞速发展，数字化印模技术和 3D 打印设备在口腔临床得到迅速普及。这些新技术、新设备的应用，帮助我们节省了大量以前储存实体模型所需要的空间，节省了成本，也大大提高了工作效率。

四、口腔专科医生咨询会诊

如果在术前检查时发现患者全口或局部患牙有牙周、牙髓、牙齿排列以及颞下颌关节等问题，情况比较不确定或疑难、特殊，应和相关的口腔专科医生咨询、会诊。必要时应该将患者转诊，经进一步治疗后再进行修复治疗。

五、术前知情同意书签署

牙齿修复治疗过程中的医患沟通非常重要，因为牙齿修复往往包含很多的美学因素和成分，而对美观的认知是有个体差异的，有的时候这种差异会非常大。此外，牙科医生应该让患者明白牙齿美观必须建立在功能恢复的基础上，因此在治疗过程中，要重视医患沟通，包括可能出现的不良反应和结果，得到患者对整个治疗的充分理解和支持，最后通过签署术前知情同意书的形式进行确认。术前知情同意书是医患沟通的一个重要部分，是重要的法律文件，其传达和签署可以有效避免医患矛盾的发生，也是对医患双方的一种保护[1]。

六、制作术前导板和指示阴模

1. 术前导板 用热塑片在术前提取的牙殆模型上制作导板，导板要包含基牙及其两侧 2 ~ 3 颗牙齿，以增加戴入后的稳定性。导板可以用来检查牙体预备量及修复体修复材料的空间；另外，导板也可以用来制作临时修复体。牙体预备前可以在导板的各个面用钻针制作一些小的孔洞，方便探针进入检查预备量，以及制作临时修复体时作为排气孔（图 3-5）。

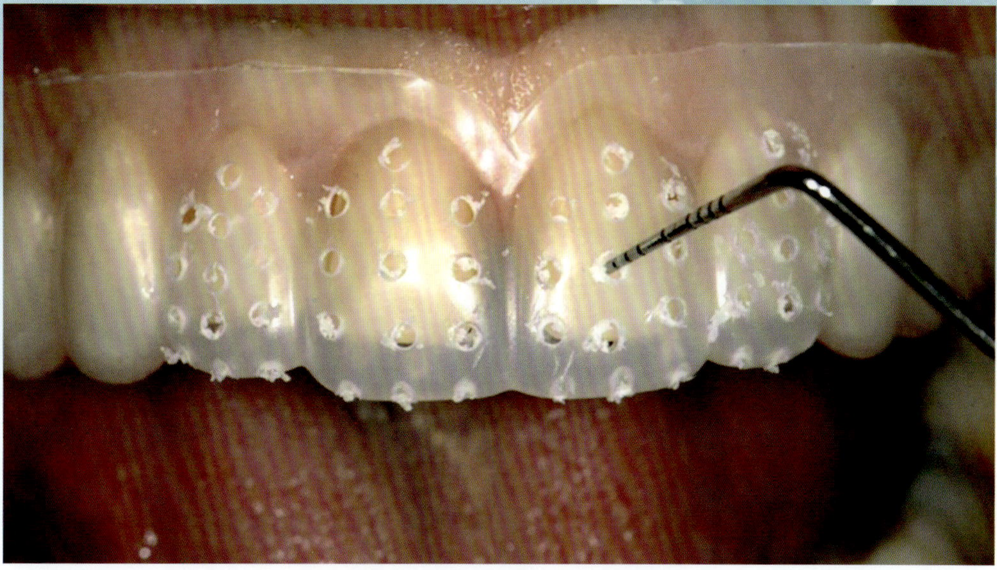

图 3-5　用热塑片制作的术前导板

2. 指示阴模　牙体预备之前，用硅橡胶油泥在患者口内或术前提取的牙䝇模型上制作指示阴模，导板要包含基牙及其远中的 1 ~ 2 颗牙齿。检查牙体预备量时，用刀片从指示阴模基牙的中央部位切开，从近中观察，以确定颊、舌、䝇面或切缘预备量是否合适（图 3-6）。

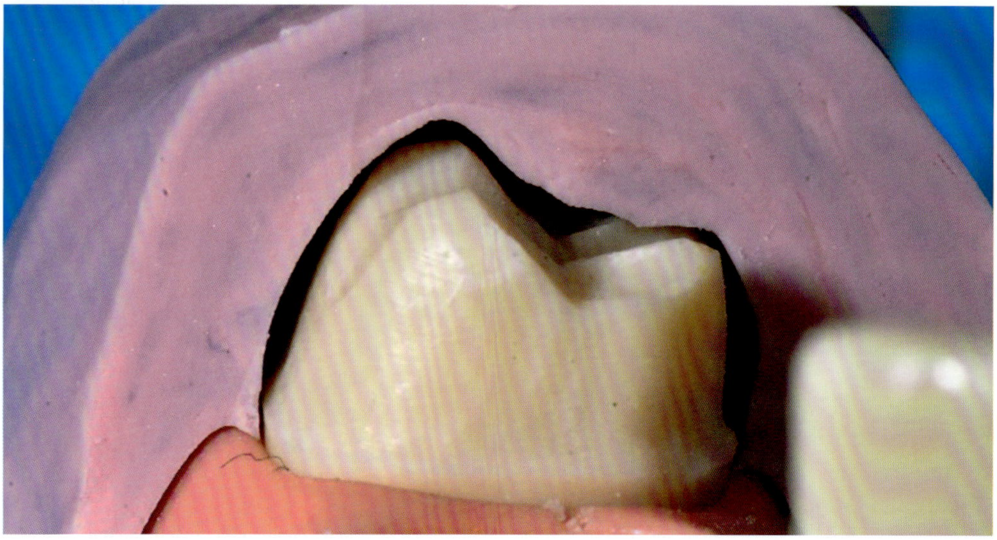

图 3-6　术前制作的指示阴模

七、术前抗菌药物的使用

在牙体预备邻近牙龈缘部分，尤其是牙体预备边缘位于龈下时，经常会对牙龈组织造成损伤。对于易罹患心内膜炎的患者，任何会侵入牙龈组织、牙根尖部位或穿透口腔黏膜组织的口腔治疗，术前都应预防性使用抗生素[2]。因此，必须注意对易罹患心内膜炎的患者，在牙体预备之前酌情使用抗菌药物（表 3-1）。

表 3-1 预防心内膜炎的术前抗生素使用方法

使用情况	抗生素	使用方法
常规用法	阿莫西林（amoxicillin）	成人：2 g，口服，术前 1 小时 儿童：50 mg/kg，口服，术前 1 小时
如果无法口服药物	氨苄西林（ampicillin）	成人：2 g，肌内或静脉注射，术前 30 分钟以内 儿童：50 mg/kg，肌内或静脉注射，术前 30 分钟以内
	头孢唑啉（cefazolin）或头孢曲松（ceftriaxone）	成人：1 g，肌内或静脉注射，术前 30 分钟以内 儿童：50 mg/kg，肌内或静脉注射，术前 30 分钟以内
如果青霉素过敏	克林霉素（clindamycin）	成人：600 mg，口服，术前 1 小时 儿童：20 mg/kg，口服，术前 1 小时
	头孢氨苄（cephalexin）	成人：2 g，口服，术前 1 小时 儿童：50 mg/kg，口服，术前 1 小时
	阿奇霉素（azithromycin）或克拉霉素（clarithromycin）	成人：500 mg，口服，术前 1 小时 儿童：15 mg/kg，口服，术前 1 小时
如果青霉素过敏，也无法口服药物	克林霉素（clindamycin）	成人：600 mg，肌内或静脉注射，术前 30 分钟以内 儿童：20 mg/kg，肌内或静脉注射，术前 30 分钟以内
	头孢唑啉（cefazolin）或头孢曲松（ceftriaxone）	成人：1 g，肌内或静脉注射，术前 30 分钟以内 儿童：25 mg/kg，肌内或静脉注射，术前 30 分钟以内

第二节 牙体预备的术前分析

一、修复方法的选择

（一）牙体修复的分类

牙体修复根据其修复方法可以分为直接修复和间接修复。直接修复即牙体充填术；间接修复根据其机械性固位形的特点，又可以分为牙齿冠内修复和牙齿冠外修复。冠内修复体是将人工制作的修复体嵌入预备的牙体组织内，利用洞盒的预备取得固位形；而冠外修复体是将修复体包绕牙齿的全部或部分表面形成固位。不同的修复方法有不同的临床适应证，对牙体预备的要求也有所不同。

1. 直接修复　根据龋坏或缺损在牙齿上的不同部位和大小，直接在患者口腔内制备不同形状的窝洞，使得充填物达到适当固位和抗力的目的。临床常用的充填材料为银汞合金和各种复合树脂材料。

2. 间接修复　根据修复体的结构特点、制造工艺和材料类型，又有以下分类。

（1）冠内修复：口腔临床冠内修复形式主要为嵌体（inlay），是一种完全嵌入到牙冠内的修复体。根据制作材料的不同，又分为树脂嵌体、金属嵌体和瓷嵌体等。

（2）冠外修复：口腔临床冠外修复形式较多，主要有以下类型。

①高嵌体（onlay）：高嵌体与嵌体类似，但它覆盖后牙𬌗面的部分或全部牙尖。根据制作材料的不同，同样可以分为金属与非金属高嵌体，其中非金属材料主要为瓷和树脂。

②部分冠（partial crown）：部分冠为覆盖部分牙冠表面的修复体，如 3/4 冠、7/8 冠等，制作材料也有金属与非金属可供选择。

③贴面 (veneer)：贴面是用树脂或瓷材料制作的仅覆盖牙齿牙冠的唇侧或颊侧的修复体，主要以美观为目的。

④全冠 (full crown)：全冠是覆盖了治疗牙齿全部牙冠表面的修复体。全冠修复方法临床使用最为普遍，选择类型也最多，其中包括金属全冠、非金属全冠和混合全冠等。非金属全冠主要有树脂全冠和瓷全冠。混合全冠主要为临床常用的金属烤瓷冠等。

⑤桩核冠（post-core crown）：桩核冠是利用插入到根管内金属或纤维桩起到的固位作用，然后制作金属或树脂核修复缺损的牙冠或牙根，再在两者的基础上进行全冠修复。主要用于经良好根管治疗后残冠或残根的修复。

（二）选择修复方法的基本原则

修复方法的选择主要根据患牙的基本条件，以及患者对美观和功能的要求。此外，还需参考患者的口腔条件、经济承受能力等确定修复方案。一些特殊病例可能涉及跨学科的联合诊治，需要通过正畸、牙周、牙槽外科、牙体修复美学等学科的协作，才能取得满意的修复效果[3]。

有调查发现，口腔临床医生错误地过多使用全冠修复方法。如果患牙属于部分冠适应证，则首先考虑使用部分冠修复，以保留更多的牙体组织。只有当部分冠无法提供足够的固位力，或部分冠修复无法满足患者的美观要求时，才可以考虑改用全冠修复方法。

二、修复材料的选择

口腔新材料不断推出，使口腔临床医生选择合适的修复材料变得越来越具有挑战性。评估和选择最佳的修复材料用于特定的患者，对于口腔牙体修复，尤其是单颗牙修复能够取得良好的长期疗效非常重要。

患牙的诊断和相应的风险评估是选择修复材料最主要的考量；除此之外，还要考虑患者口腔内存留牙齿的情况、修复材料本身的一些特性、患者的经济负担能力以及患者对术后美学效果的期望和要求等。选择修复材料相关的风险因素包括：患者的过敏情况、既往口腔治疗情况、饮食习惯、患龋因素、牙龈及周围牙齿的健康状况、局部能否做到完全隔湿等。另外，还要考虑患牙在牙列中的位置、患牙需要承受的𬌗力情况，以及需要进行牙体修复的原因等牙齿本身的问题[4]。

①单颗牙

（1）邻牙的透明度情况。

（2）邻牙的颜色和光泽度。

（3）基牙预备后颊侧的修复空间。

（4）基牙的变色情况。

（5）基牙所受𬌗力情况。

②固定义齿

临床进行固定义齿修复时，缺牙区的长度是选择修复材料最主要的考量因素。3 ~ 4 个单位的短固定义齿与 5 个单位以上的长固定义齿，修复材料的选择是不同的，固定义齿长度越长，对修复材料的强度和抗折能力要求就越高[5]。

总之，不同材料的修复体，不仅其外观、硬度等物理特征不同，其设计、技工制作方法也有所不同，牙体预备的要求也有所区别。要根据临床实际情况进行综合判断，在所有条件中取得最佳平衡点。

三、咬合因素的考量

牙齿修复，尤其是后牙修复，其首要目的是恢复原有的功能。修复体在行使口腔功能时，需要在咀嚼过程中承受不同大小的咬合力，𬌗力的大小因为患者的性别、年龄、牙位、牙周健康状况以及对𬌗牙齿的情况等不同而有所变化。

据研究，有夜磨牙或紧咬牙齿习惯的患者，其𬌗力可以达正常者的 6 倍[6]；而对𬌗牙齿为活动义齿，或因为牙周健康状况而导致有一定松动度的牙齿，其𬌗力则较正常者有不同程度的减弱。因此，对于𬌗力较大的患者或固定义齿的基牙，在牙体预备时需要提供更强的固位力；而𬌗力较弱时，对固位力的要求则可以相对放宽。

四、就位道的考量

就位道是指修复体戴入到预备牙体的路径，具有一定的方向和角度要求。在牙体预备之前，必须首先确定修复体的就位道，以使修复体能够顺利达到预定的位置，与基牙密切结合成为一个整体，这一点在固定桥的牙体预备时尤其重要。

1. 选择最佳就位道的原则　选择最佳就位道的原则是牙体组织的磨除量最少，并且不会损伤邻牙的牙体组织及基牙的牙髓组织。大多数情况下，就位道和牙齿的长轴方向一致。有的时候出于生物学原则和美观方面的考虑，会进行不同的就位道设计，但其空间设计原则仍然是在就位道方向上绝对没有牙体组织倒凹存在（图 3-7）。

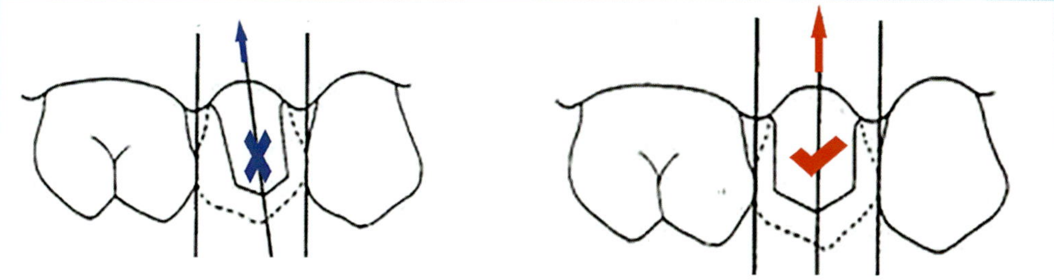

图 3-7　牙体预备就位道制作示意图

左图显示错误就位道制作，右图显示正确就位道制作。

从切（殆）端向牙根方向的就位，即垂直向就位，是牙体修复最常见的就位道方向。除此之外，根据不同的修复方法，从保存牙体组织的生物学原则出发，还可以设计倾斜就位和水平就位等。

2. 检查就位道的方法　两只眼睛同时对预备体进行观察时，无法发现倒凹的存在。正确的观察方法是：在预备体殆面的中央，距离 30 cm 左右用单眼进行观察。

临床操作时，可以让口腔医生用肉眼直接观察就位道的情况很少。大多数情况下，需要借助口镜进行检查。将口镜置于预备牙体上方 1 ~ 1.5 cm，当口镜移动到某一部位时，口腔医生用单眼可以观察到预备牙体的所有轴壁及边缘线，以此可以确定预备牙体的就位道是否存在倒凹。

3. 特殊处理　如果临床上为取得就位道，需要磨除基牙或邻牙较大量的牙体组织，则应考虑修改治疗方案，包括辅助正畸治疗，改变基牙或邻牙的倾斜度。

五、固位力和抗力的考量

在其他条件都一致的情况下，预备体越长、越粗、轴向聚合度越小，其能够给修复体提供的固位力越大；修复体与预备体之间越密合，接触越紧密，两者之间的摩擦力也越大，固位效果就越好。

磨除殆面的牙体组织是为了取得与对殆牙之间的间隙，为恢复牙齿殆面的解剖形态和为修复体具有足够抗力提供修复空间，但预备后牙体的高度应不少于 3 ~ 4 mm。轴面磨除同样是为修复体在轴面部位提供足够空间，但磨除要适当，不要改变牙齿的正常生理凸度和形态。

如果术前考虑到患牙可能存在固位力不足的问题，可以采用添加额外固位的设计；如果临床牙冠高度不足，可以考虑将修复体边缘线置于龈缘以下或在术前实施冠延长术。

六、修复体边缘线的设计

边缘线是修复体边缘与牙体组织的交汇部分，它的位置与形态对于修复结果的好坏至关重要。口腔临床牙体预备边缘线的设计，与技工室修复体的制作、修复体的美学效果、修复体的固位和抗力，以及术后患牙牙周和牙体组织的健康有着密切联系。

（一）边缘线的制备要求

1. 边缘线的制作要相对简单容易。

2. 边缘线的位置和形态要能够在传统、数字印模以及石膏模型上清楚显示，易于分辨。

3. 边缘线制作不能过于向牙颈部延伸。

4. 边缘线从一个轴面到另一个轴面的过渡要连续、自然。

5. 边缘线能够为修复体的制作提供足够的空间，以满足修复体边缘部位的强度和美观需要。

6. 要尽可能多保留健康的牙体组织。

7. 边缘线应尽可能放置在口腔医生易于操作和检查、患者易于清洁的部位。

（二）边缘线的位置要求

修复体的所有边缘线应置于健康的牙体组织之上，而且最好是牙釉质，因为牙釉质较其他牙体组织的强度和耐酸性更高。边缘线应位于可以探及的区域，方便口腔医生在试戴修复体时进行检查和清除多余的粘接材料，以及利于患者术后清洁。

从牙周健康的角度，在可能的情况下，应将固定修复体的边缘线置于龈上。但如果因为美观问题、患者原有的修复体或龋损延续到牙龈缘以下、临床牙冠过短需要延长预备牙体的长度以增加固位力等原因，可以考虑将边缘线放置在牙龈缘以下。龈下边缘的修复体对口腔医生的临床操作和患者术后的口腔卫生保持有更高的挑战。

将修复体的边缘线置于龈下，首先要求基牙的牙龈组织必须保持健康，否则应推迟修复体的制作。一般情况下，修复体边缘线可以放置在游离龈缘以下 0.5 mm 处；如果需要更靠下，也不应超过 1.0 mm。这样既可以降低侵犯生物学宽度的可能，也可以有效隐藏牙颈部牙体 - 修复体交界面处的美学不足。

对于牙体舌侧边缘线的位置，由于美观不是主要考量的因素，应根据固位形和抗力形，以及基牙的临床具体情况，将边缘线尽可能放置在龈缘以上。

（三）常用牙体预备边缘线的形态分类（图 3-8）

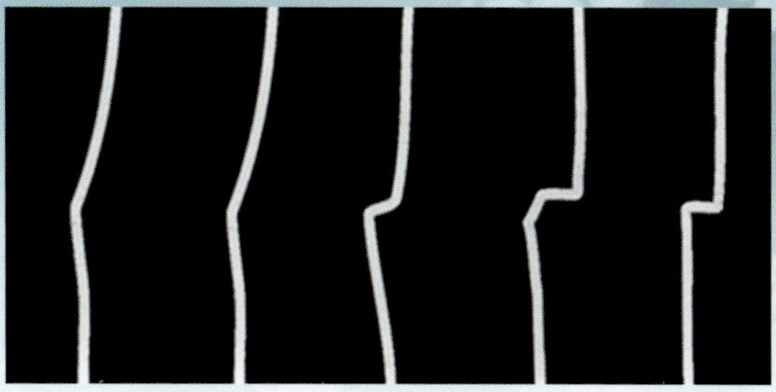

图 3-8　部分边缘线形态示意图

1. 无肩台　刃状边缘（knife edge）的预备面与相邻的牙体组织形成连续的过渡，仅将轴面突出的部分去除，以消除倒凹。刃状边缘没有明显的边缘终止线，一般采用工作端非常尖细的钻针预备而成。刃状边缘最大化保留了牙体组织，能够提供良好的边缘密合，而且制备起来非常简单容易。但由于没有明显的终止线，准确确定预备体的边缘位置相对比较困难；此外，由于轴面的牙体预备非常有限，修复体的边缘必须制作得非常薄，造成局部抗力不足。贵金属具有非常好的物理强度和延展性，适合在刃状边缘情况下使用。

2. 无角肩台　包括羽状边缘（pinnate edge）及各种凹槽边缘 (chamfer)。

（1）羽状边缘：类似于刃状边缘，但边缘较刃状边缘略宽。它可以有效减少牙体组织的磨除，不会在边缘线部位遗留无基釉质飞边。但与刃状边缘类似，羽状边缘在预备体、印模和模型上均较难分辨；其为修复体提供的材料空间有限，容易造成制作的修复体凸度过大或修复体边缘强度不足。这种边缘设计主要用于金属铸造冠，或在操作空间非常受限的部位（如上颌第二磨牙远中面）采用。

（2）凹槽边缘：凹槽边缘很容易用末端为半圆形的锥形金刚砂钻针制作，预备宽度为 0.5 mm 左右。制作凹槽边缘时，注意预备宽度不要大于钻针的半径，否则容易形成无基釉质飞边，亦被称为“J”形边缘（图 3-9）。凹槽边缘设计主要用于金属铸造全冠、金属烤瓷冠舌侧金属边缘等。有时可以将凹槽加宽变为深凹槽边缘，以增加修复体边缘的厚度，使边缘线更加准确清晰。口腔临床常使用深凹槽边缘设计，将其应用于金属烤瓷冠和玻璃陶瓷材料制作的瓷全冠。

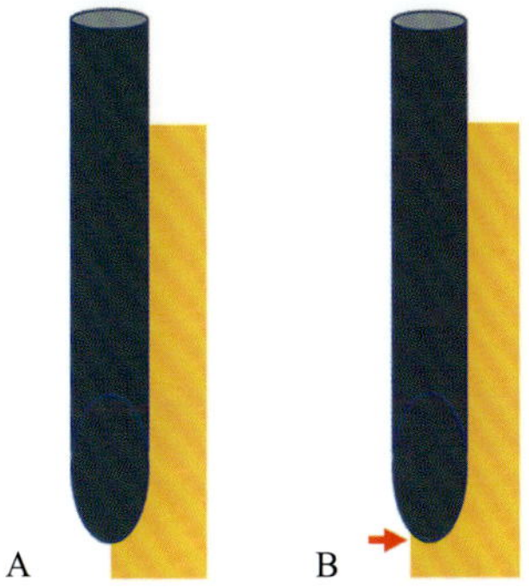

图 3-9　凹槽边缘制备示意图

A. 制作凹槽边缘时，预备宽度要等于或小于钻针的半径；B. 如果钻针进入牙体组织超过其半径，容易造成无基釉质飞边（箭头所示处）。

3. 有角肩台 包括直角肩台 (shoulder)、斜角肩台（angled shoulder）和斜面肩台（beveled shoulder）。

（1）直角肩台：直角肩台可以使用末端平直的锥形金刚砂钻针制作，其肩台部分与相邻的、没有经过牙体预备的牙齿轴面大致成直角，能够在印模和模型上清楚显现。它能够提供最大的材料空间，使修复体获得足够的强度和抗力；制作的修复体容易得到良好的轴面外形和凸度，以取得最佳的美学效果及有利于保持良好的牙龈组织健康。

但这种边缘线设计需要磨除的牙体组织最多；另外，其内线角亦为直角，容易造成预备体局部应力集中，在承受较大𬌗力时，有可能导致基牙折断。由于钻针形状的关系，在临床实际操作过程中，预备牙体的内线角往往呈圆弧状，我们又称之为改良式直角肩台，它可以有效解决局部应力问题，常被应用于全瓷冠及金属烤瓷冠唇侧边缘需要完全瓷覆盖的牙体预备。

（2）斜角肩台：其肩台部分与相邻的轴向未预备牙面成钝角，这种设计常用于金属铸造修复体，尤其是因为龋损、牙颈部楔状缺损或原有修复体等原因，边缘线部分已经有台阶或肩台存在的病例。斜角肩台消除了牙体预备后局部存留无基釉质的可能，以防止牙体组织的折裂或折断；同时为修复体留有一定的空间，并有利于修复体的最终就位。

（3）斜面肩台：斜面肩台常应用于金属烤瓷冠的唇侧边缘线、金属嵌体𬌗面边缘，或者基牙位于修复体龈缘的部位美观不是特别重要等情况。牙体预备时，在原有肩台的基础上，在切角部位制作斜面，去除下方没有牙本质支持的牙釉质，以消除存在无基釉质的可能；同时，边角斜面肩台更有利于修复体的就位。

（四）牙体预备边缘线的选择原则

1. 边缘线的形态和深度能够保证修复体的抗力强度，并满足美观的要求。

2. 临床操作要尽量实用、简单。

3. 方便印模的提取，边缘线在技工模型上易于分辨。

4. 尽可能保留更多的正常牙体组织。边缘线一般位于牙颈部附近，应尽量选择牙体磨除量较小的边缘线设计，以尽可能多地保留牙体组织，并保护邻近的牙髓组织。

5. 应尽可能将修复体边缘线放置在牙龈缘以上 1 ~ 2 mm 的位置，以维护患牙牙周组织的健康，避免侵犯牙周生物学宽度。

6. 部分冠边缘线的总长度要大于全冠，对于致龋因素较多的患者，应慎用部分冠进行牙体修复。

7. 边缘线应尽可能制作在坚固可靠的牙体组织之上。

（五）边缘线的应用

根据修复体种类、修复材料、患牙的部位以及患牙自身的条件等因素，需要选择不同形态的边缘线。不同的边缘线设计背后有特定的原因和科学道理，例如：金属烤瓷冠的舌侧边缘设计为浅凹槽边缘，主要出于磨除更少的牙体组织的考量；而颊侧或唇侧设计为斜面肩台，是因为就位后修复体边缘与牙体接触更加密合；如果对美观有更高的要求，则其颊侧或唇侧要制备直角肩台，以便为陶瓷材料提供尽可能多的空间，取得最佳的美学效果。

牙体预备后所形成的边缘线的形态主要由所选择钻针工作端的形状决定（表3-2）。

表 3-2 边缘线形态及其应用

边缘线形态	应　　用
刃状边缘	金属全冠、全氧化锆冠
凹槽边缘	金属全冠、金属烤瓷冠的舌侧面（浅凹槽） 金属烤瓷冠的唇侧面、瓷全冠(深凹槽)
斜角肩台	金属全冠、全氧化锆冠、金属烤瓷冠的唇（颊）侧面
斜面肩台	金属烤瓷冠、金属嵌体或高嵌体、下颌金属 3/4 冠的颊侧面、高嵌体的功能尖部分、金属全冠、全氧化锆冠
直角肩台	瓷全冠、金属烤瓷冠的唇侧面、瓷嵌体或高嵌体

第三节 关于牙体预备补充说明

一、牙体的标准预备

所谓牙体的标准预备是无数口腔临床医生和学者，经过长期和大量的临床实践和基础研究，得出的能够取得最佳临床修复效果的牙体预备量数值和操作程序。这种标准在临床应用时很多是可变的、相对的。

在口腔医学前期教学过程中，口腔医学生都是在仿头模上使用标准假牙进行练习，但在实际工作中，患者口腔的临床表现各种各样，需要预备的牙齿在牙弓位置、牙齿形态及大小、龋损的部位和深浅等方面各不相同。临床医生需要根据临床的实际情况和患者的自主意愿，对这些要求和数值进行相应的修改和调整，不可能对每个病例或在每个步骤都教条僵化地去满足标准预备的所有要求。但只有掌握什么是标准预备，口腔医生才能在临床实际操作过程中将牙体预备尽可能标准化，或使其向标准预备靠拢，以取得令人满意的修复效果。

二、牙体预备使用的钻针

随着科学技术的进步，口腔临床用于牙体预备的钻针越来越安全、精细、高效；生产厂家为了顺应临床医生的需要，也不断推出创新产品，种类越来越多。市场上可供选择的钻针多种多样，名称和编号亦有可能不同，但很多不同型号钻针相互之间的功能是完全一样或部分重叠的。对于同样一种牙体预备，不同参考书或讲座推荐使用的钻针也可能各不相同。临床医生不要拘泥教条，应根据自己的临床实践和操作习惯，在实际操作过程中不断积累经验，逐渐选择自己最得心应手的牙体预备钻针。本书对牙体预备过程中所使用的钻针基本都有图片呈现，仅供初学者参考。

三、牙体预备的操作顺序

同样，牙体预备的顺序也不是一成不变的，口腔医生可以根据临床的实际情况和自己的操作习惯加以选择，不要拘泥于书本的介绍。例如制备Ⅱ类充填洞形，有的医生先从制备𬌗面洞形开始，有的医生则习惯先从邻面开始，再到𬌗面。

在进行全冠牙体预备时，如果基牙牙冠高度较高，而邻面接触面积较大，可以选择先从𬌗面预备开始，因为牙体高度降低后，邻面的预备会变得更加容易和简单。相反，如果牙冠高度相对较低，往往邻面的接触区比较容易去除，而基牙与邻牙脱离接触后，再预备𬌗面就变得相对容易，而且不容易损伤到邻牙。这些都是临床操作的一些小经验和技巧，需要长期的经验积累和用心揣摩。

（张旭光）

参考文献

[1] 张旭光 . 口腔诊所临床和营运的风险及应对 . 北京：人民卫生出版社，2021.

[2] Antibiotic Prophylaxis Prior to Dental Procedures. [S.l.]: American Dental Association, 2020.

[3] Spear FM, Kokich VG. A multidisciplinary approach to esthetic dentistry. Dental Clinics of North America, 2007, 51（2）: 487-505.

[4] Meyer E. Selecting the Right Restorative Materials. Inside Dentistry, 2015,11(8):7-10.

[5] Vincent F, Sven M, Christoph HF, et al. Criteria for the selection of restoration materials. Quintessence International, 2014,45(9):723-730.

[6] Steele JG, Nohl FSA, Wassell RW. Crowns and other extra-coronal restorations: occlusal considerations and articulator selection. British Dental Journal，2002,192（7）：377-387.

第四章

充填洞形的牙体预备

牙体充填术是口腔临床治疗因为龋病或其他原因引起的牙体结构缺损最主要的方法。近一二十年来，由于人们对牙齿的美观日渐重视，口腔临床实施的牙体修复与牙齿龋坏无关的情况变得越来越多。

牙体充填这种修复方法是在牙体预备后，直接将充填材料填入事先预备的洞形，全部修复工作均在口内完成，故也被称为直接修复法。它要求在去除龋坏牙体组织，以避免产生继发龋的前提下，应尽可能保留健康的牙体组织，防止术后牙齿折裂或折断。

在制备洞形的过程中，要根据临床实际情况，灵活运用生物力学和机械力学的基本原理，在尽可能保留牙体组织的前提下，确保充填体的坚固耐用，防止其发生松动脱落。

第一节　龋齿的分类

目前国际上普遍采用的龋齿分类方法是1908年由Greene V. Black医生（图4-1）提出的，以龋坏病损发生的部位为基础的5类分型法（图4-2）。Black医生作为现代口腔医学的奠基者之一，制定了牙体预备的一些基本原则，并首先提出了预防性扩展的概念。G.V. Black分类的具体情况如下：

Ⅰ类龋　所有发生在牙齿发育的点隙裂沟内的龋坏，包括：后牙咬合面的点隙裂沟、上前牙舌侧舌窝内以及后牙颊舌面殆2/3至殆面部位的龋。

Ⅱ类龋　发生在后牙邻面的龋坏，包括：后牙的邻面和后牙邻殆面、邻颊面、邻舌面以及邻殆邻面龋。

Ⅲ类龋　发生在前牙邻面但未累及切角的龋损，包括：切牙和尖牙的邻面、邻舌面和邻唇面龋。

Ⅳ类龋　发生在前牙邻面并同时累及切角的龋损，包括：累及切牙和尖牙切角的邻面、邻舌面和邻唇面龋。

V类龋 发生在所有牙齿颊（唇）舌面龈 1/3 处的龋损，包括：前牙和后牙位于龈 1/3 部位的颊（唇）舌面龋。

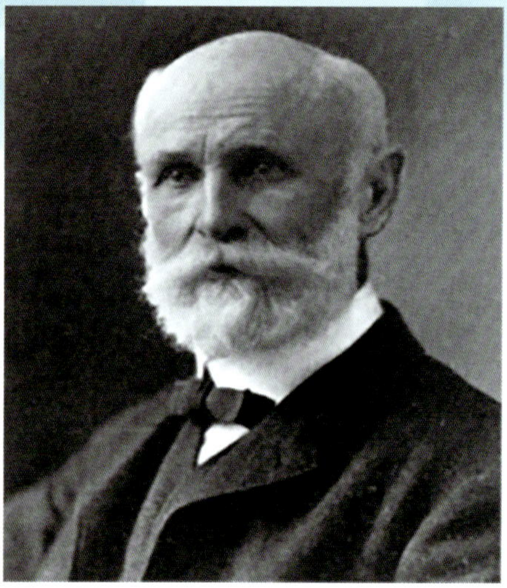

图 4-1 Greene V. Black 医生 (1836—1915)

但由于上述分类没有包含临床所见牙齿发生龋坏的所有部位，后人对 G.V. Black 分类进行完善，将前牙切嵴和后牙牙尖部位发生的龋损命名为Ⅵ类龋（图 4-2 至图 4-8），将发生在牙根表面的龋命名为根面龋（图 4-9）。国内亦有按病变程度和病变进展情况对龋齿进行分类的做法。

分类	图示
Ⅰ 类龋	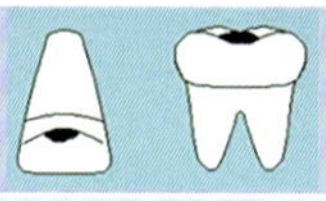
Ⅱ 类龋	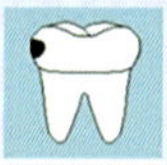
Ⅲ 类龋	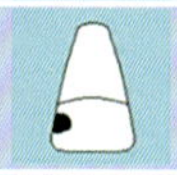
Ⅳ 类龋	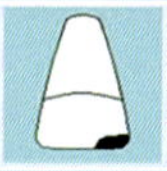
Ⅴ 类龋	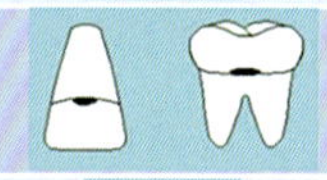
Ⅵ 类龋	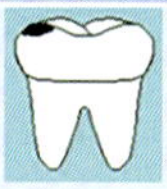

图 4-2 龋齿分类图示

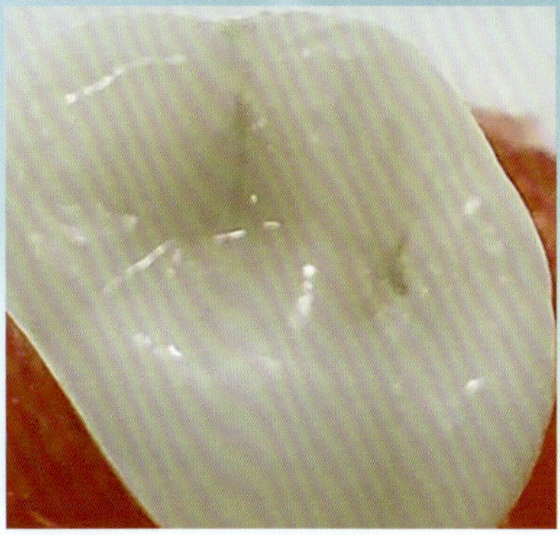

图 4-3　Ⅰ类龋临床照片

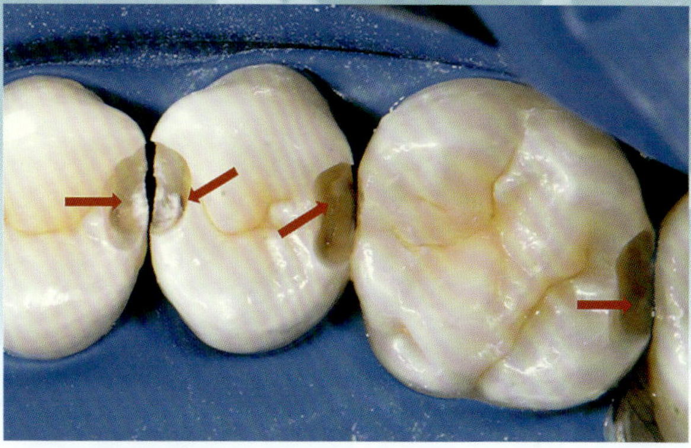

图 4-4　后牙邻面多个Ⅱ类龋

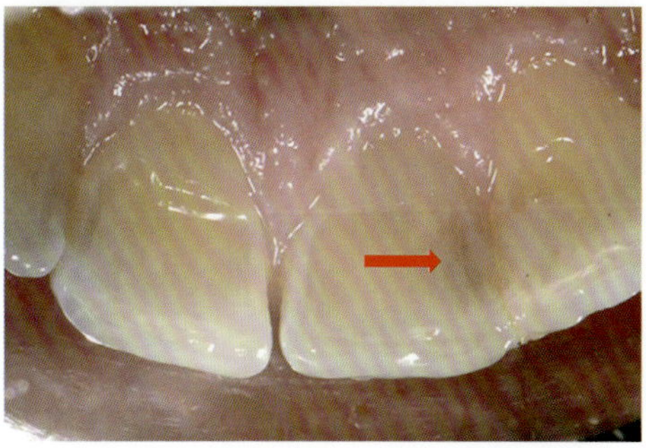

图 4-5　上颌右侧中切牙远中Ⅲ类龋

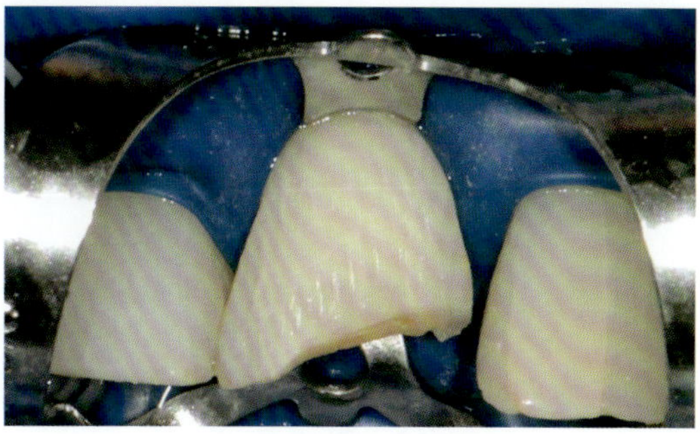

图 4-6　上颌右侧中切牙缺损，涉及近中切角，需Ⅳ类洞形修复

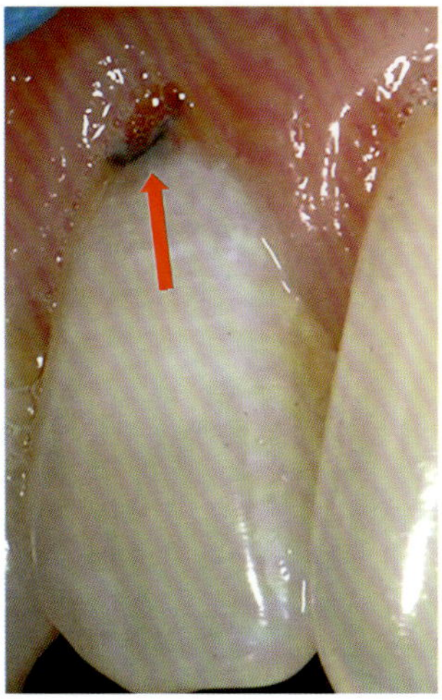

图 4-7　上颌右侧尖牙Ⅴ类龋

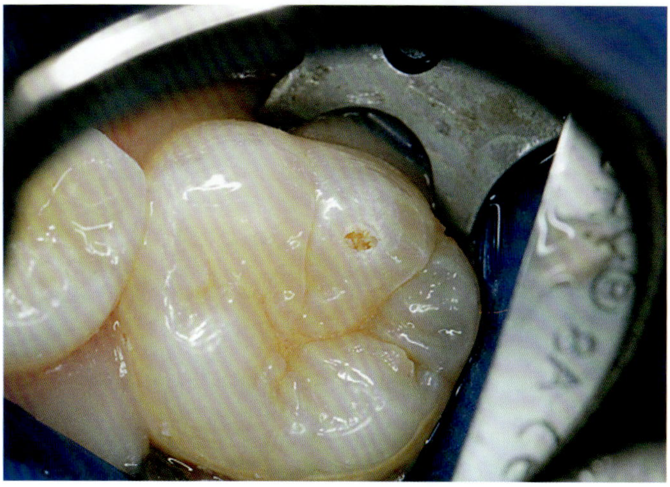

图 4-8　下颌右侧第一磨牙Ⅵ类龋

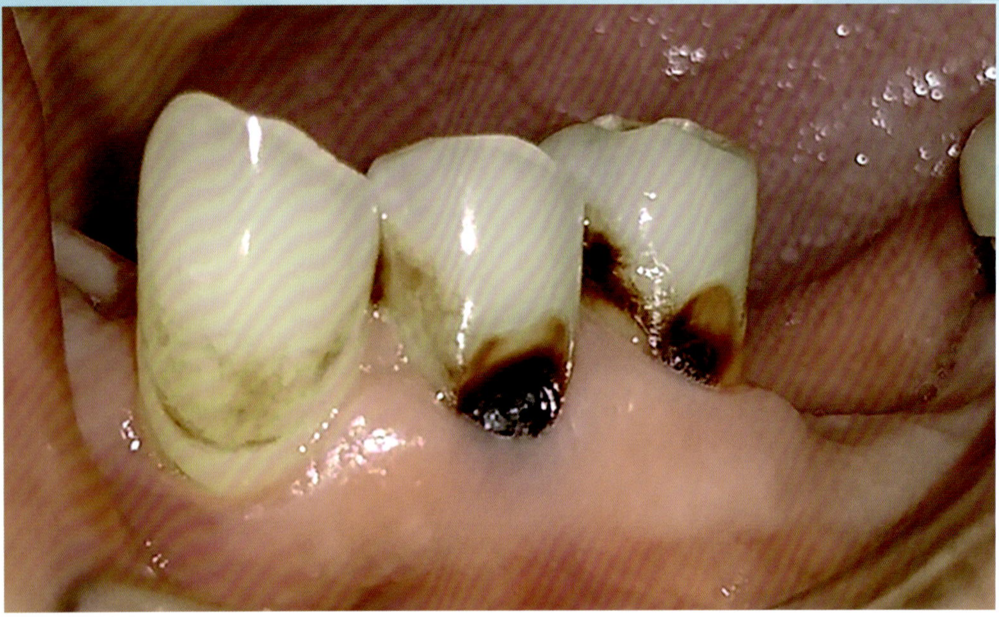

图 4-9　下颌左侧第一、二双尖牙颊侧 V 类龋合并根面龋

临床上，对治疗龋齿制备的牙体洞形进行相应的分类，即将治疗 I 类龋的洞形称为 I 类洞，将治疗 II 类龋的洞形称为 II 类洞，依此类推。

第二节　牙体充填修复的原则和步骤

一、牙体充填修复的原则

1. 去除牙齿的龋坏组织。
2. 牙体预备的洞形便于使用口腔充填器械进行操作。
3. 修复后的充填材料不容易发生脱落。
4. 修复后的充填材料和牙体组织不容易发生折裂（断）。

二、牙体充填修复的步骤

（一）牙体充填预备的计划期

1. 外形　在确定预备洞形的外形时，不仅要注意包含所有发生龋坏的区域，同时要包含牙齿龋坏附近主要的窝沟点隙，进行适当的预防性扩展。外形要尽可能光滑、线条流畅，防止外形不规则的情形，以提高充填材料与牙体组织的密合程度，减少继发龋的可能（图 4-10）。

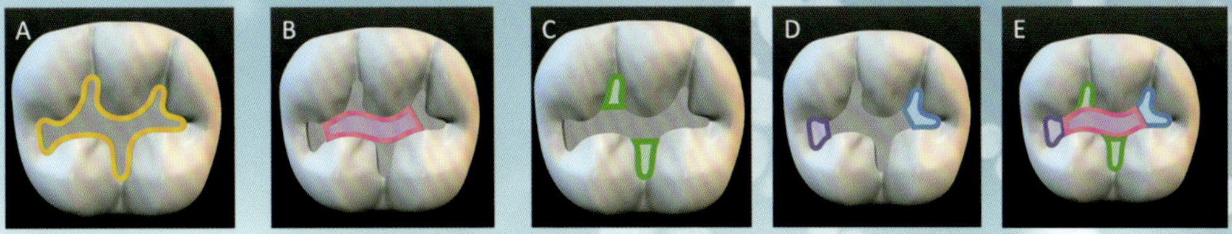

图 4-10　下颌磨牙 I 类洞形标准外形设计

A. 下颌磨牙 I 类洞形完整标准外形设计；B. 彩色部分为鸠尾峡部；C. 彩色部分为殆面窝沟扩展范围；D. 紫色部分代表鸠尾，蓝色部分代表鱼尾；E. 包括鸠尾、鱼尾、峡部及扩展部分的完整下颌磨牙 I 类洞外形。

2. 固位形　固位形是指满足帮助充填材料固定并保持在原位的各种要素的洞形形态，使得充填体能够抵御侧向或垂直向的力量而不致发生脱位。窝洞的固位形主要通过以下形式获得：

（1）侧壁的摩擦固位：要求预备的洞壁具有一定的深度，底平壁直，呈盒状洞形，利用充填物与洞壁产生的摩擦力而产生固位作用。

（2）倒凹固位：通过洞壁内展外聚的形式取得固位（图 4-11），但在牙体预备过程中应同时注意防止发生牙釉质部分无牙本质支持的情况，例如在边缘嵴附近，洞壁要稍微冠向外展，以保留较多的牙本质基底。在制备双面洞时，其邻殆洞的邻面制备成龈方宽于冠方的梯形也属于倒凹固位，主要防止充填体的垂直向脱位。

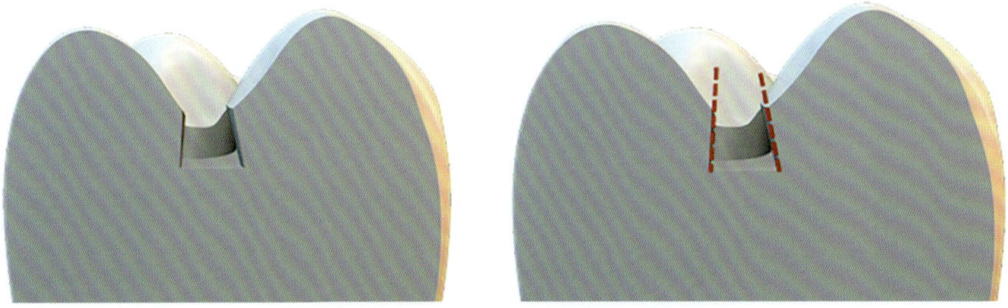

图 4-11　牙齿 I 类洞颊舌向断面示意图

殆面洞形呈上窄下宽，即洞壁冠向聚合。

（3）鸠尾固位：通过殆面鸠尾设计，借助于峡部的机械锁扣作用，提供水平向的固位力。它由鸠尾峡部和膨大的尾部组成，其外形类似于斑鸠的尾部。它是一种机械性固位结构。

（4）通过制作固位沟，在洞底的侧髓线角或者点角处制备向侧壁牙本质延伸的小凹沟，为充填体提供额外的固位力。

3. 抗力形　抗力形是指满足防止发生牙齿或充填材料折断的各种要素的洞形形态。抗力形涉及充填体和牙体组织两个方面，抗力形的制备应该能使应力均匀分布在充填体和牙体组织上。窝洞的抗力形主要通过以下形式获得：

（1）窝洞要有足够的深度，主要根据窝洞位置和使用充填材料的不同而异，其要求是使充填体具有能够承受正常咀嚼压力的最小厚度。一般要求洞底位于釉牙本质界下 0.2 ~ 0.5 mm 处，深度为 1 ~ 2 mm。

（2）髓壁要与咬合面平行，以最大限度承受人体咬合时的垂直向𬌗力（图 4-12）。

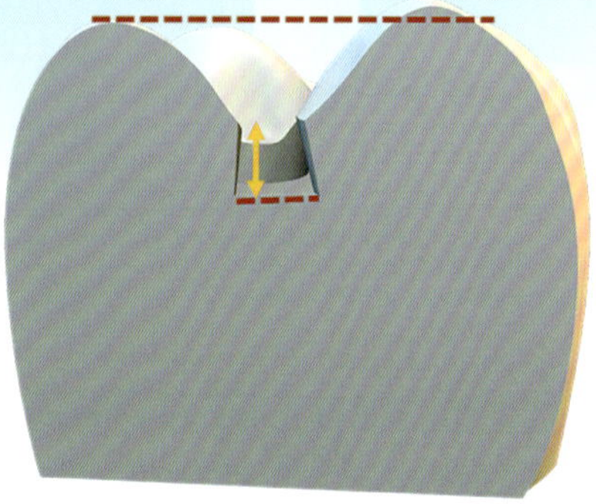

图 4-12　图示充填预备洞形的抗力形

（3）预备洞形底平壁直，点、线角圆钝，这种盒状洞形可以使咬合力分布均匀，避免应力集中的情况产生。圆钝的点、线角有利于应力向四周传递，也利于充填材料的充分填入。

（4）窝洞的外形线平滑、圆缓，并避开需要承受𬌗力的牙尖和边缘嵴，起到分散应力及避免牙体组织应力集中而发生牙体折裂的作用。

（5）去除可能存在的无基釉质，所有的洞缘、侧壁应与釉柱的方向保持一致。近中鸠尾洞壁略冠向外展，这样使局部牙釉质有更多的牙本质组织支撑，防止釉柱折裂。

（6）牙体预备过程中注意去除薄弱的牙尖和牙体组织壁，尽量减少在这些部位的受力。

4. 便利形　便利形是指预备的洞形要方便口腔医生进行后续充填治疗的洞形形态。预备的外形有足够的宽度，一般要求大于 1 mm，可以方便使用合适的充填器械进行操作（图 4-13）。

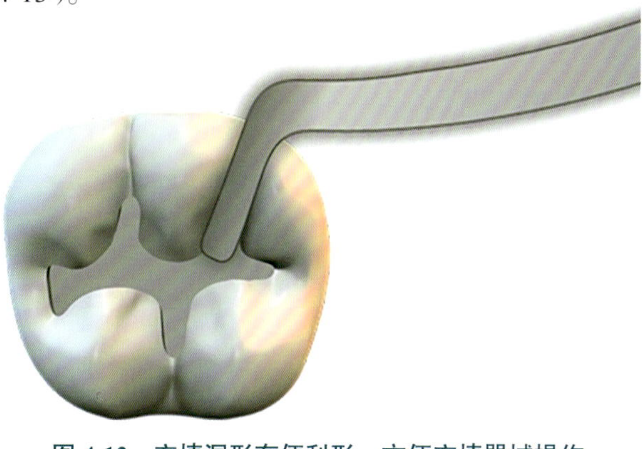

图 4-13　充填洞形有便利形，方便充填器械操作

（二）牙体充填预备的完成期

1. 去除旧的修复体或龋坏　去除龋坏和旧的修复体及其下方的继发龋是牙体充填预备的最基本要求。

2. 牙髓保护　如果龋坏过深，离牙髓腔过近甚至发生牙髓组织外露，应采取相应的牙髓保护措施或对患牙进行根管治疗。

3. 制备特殊的抗力形和固位形　根据临床患者的具体情况，另外预备固位沟。

4. 完善外壁并最终检查

（三）用口腔材料完成充填治疗

第三节　银汞合金充填与复合树脂充填

银汞合金和复合树脂充填是口腔临床修复牙体龋坏缺损最常见的两种方法。银汞合金对人体健康的潜在影响和对环境的污染一直被人们所诟病。随着患者对自身美观要求的日益提高，以及复合树脂修复材料质量和性能的不断发展和完善，临床使用复合树脂粘接技术修复牙齿越来越普遍。

一、银汞合金充填修复的主要优缺点

1. 主要优点

（1）可以用在患者口腔卫生情况差，致龋因素较高的情况。

（2）可以用在患者对复合树脂粘接材料过敏的情况。

（3）银汞合金具有抗压强度好、耐磨性强、性能稳定等特点。因为银汞合金耐磨，可以在后牙作为活动义齿的基牙，抵抗卡环长期移动所导致的磨损；也可以在牙齿大面积龋损并累及牙尖，修复时需要配合固位钉等情况下使用。

（4）可以用于后牙龋损累及龈下，临床局部无法达到有效隔湿的情况。

（5）银汞充填修复操作方便，临床花费相对低廉。

2. 主要缺点

（1）银汞合金呈金属颜色，不适用于前牙修复。

（2）银汞合金与牙体组织之间没有粘接性，其固位主要通过窝洞的机械性固位，对牙体预备的要求高。

（3）银汞合金的导热和导电性能都很强，如果患者口内有其他贵金属修复体，有可能会产生微电流。

（4）充填体如果有缺陷，需要完全拆除，重新制作。

（5）对人体健康和环境可能会产生潜在影响。

二、复合树脂充填修复的主要优缺点

1. 主要优点

（1）由于充填材料与牙齿颜色相似，具有良好的美学效果。

（2）复合树脂的固位力主要来自于与牙体组织产生的化学性粘接，因此牙体预备操作相对简单，需要磨除的牙体组织相对较少。

（3）具有绝缘性，不导电，不会产生微电流，热传导性能低。

（4）避免银汞材料对人体的潜在损害及对环境的潜在污染。

（5）一旦发生缺陷，有可能在原来的基础上进行修补。

2. 主要缺点

（1）由于目前复合树脂充填材料的不足，材料在聚合过程中会发生收缩，导致在材料与牙体组织之间形成间隙，产生微渗漏，容易发生继发龋，影响修复治疗的长期效果。

（2）材料的物理强度仍有待增强，咬合磨损程度可能较大。

（3）对局部隔湿要求较高，技术敏感性强。

（4）整个修复治疗操作步骤多、耗时较长，经济成本较高。

三、银汞合金充填和复合树脂充填牙体预备的区别

因为银汞合金充填和复合树脂充填的材料特性不同，固位力的来源也有所不同，因此，两者在牙体预备方法上具有一定区别。

1. 复合树脂粘接修复时，牙体预备往往需要进行斜面预备。其目的是使釉柱末端得以充分暴露以获得有效的酸蚀，从而达到增加美观、减少术后微渗漏以及增强粘接力等效果。

预备牙釉质斜面可以使釉柱的末端得以充分暴露，而获得有效的酸蚀；同时增加酸蚀面积，使其与复合树脂的粘接力提高（图 4-14）。洞缘的斜面制备也使复合树脂与牙体结构的颜色更好地交织，在交界区不会产生明显的白线或晕圈，从而增加美观效果。

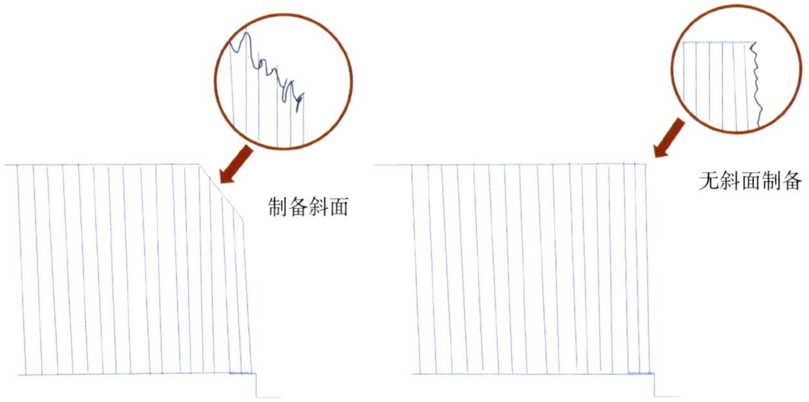

图 4-14　预备牙釉质斜面提高粘接效果示意图

2. 银汞合金充填的固位力主要来自于洞形，因此对预备洞形的机械性固位要求较高，牙体预备时一般需要制备固位沟；而复合树脂修复的固位力主要来自于充填材料和牙齿组织之间的化学粘接力。

四、直接修复方法充填材料的选择

1. 修复后的美观程度　毫无疑问，复合树脂充填材料由于具有和天然牙齿十分接近的颜色，能够提供最佳的美观效果，而且随着复合树脂材料生产技术的不断进步，材料的强度和仿真效果等越来越好。

2. 修复后的长期临床效果

（1）材料的强度：与银汞合金材料相比，复合树脂的物理强度较差，患者在进行功能活动时磨耗较快，或者更易发生充填体折断，从而直接影响充填修复的长期临床效果。但近年来越来越多的临床研究显示，由于复合树脂充填材料的不断改良，使用复合树脂修复后充填体发生折断的概率与银汞合金材料基本相似[1-2]。

（2）边缘密合性：复合树脂边缘密合性问题主要来自于复合树脂聚合反应过程中的体积收缩，这种聚合收缩是复合树脂的主要缺点，会引起复合树脂充填物与牙体之间形成间隙，导致微渗漏，进一步引起牙齿敏感、继发龋形成和充填体的移动、脱位，最终导致充填失败[3]。影响复合树脂聚合收缩应力大小的因素主要有复合树脂材料的化学组成、牙体预备的质量和口腔医生临床操作的规范程度等[4]。

与银汞合金充填相比，复合树脂充填术后继发龋的发生率更高，长期存有率更低[5]。一项在牙科学院开展的教学临床研究发现，Ⅱ类洞复合树脂充填再治疗的比例是银汞合金充填的近 10 倍[6]。

3. 充填材料过敏

（1）银汞合金材料过敏：所有的金属与生物体接触都会产生金属离子的溶出，金属离子与人体内源性蛋白质结合，可以形成激活机体免疫反应的金属 - 蛋白质复合体。汞和银均是已知可作为过敏原的金属元素，其中汞是最常见的接触性过敏原。

发生过敏反应的临床表现主要有口腔牙龈和黏膜发痒、充血、水肿等，还有的表现为口腔苔藓样病变，有的可能伴有面部和颈部皮肤红斑、丘疹、破溃等，还可能有全身症状。一项对 29 位口腔扁平苔藓患者进行补丁测试（patch test）的研究显示，有 10 位患者表现对汞有过敏反应，去除原来的银汞合金充填物用复合树脂或玻璃离子聚合物代替后，病变很快消失[7]。

（2）复合树脂材料过敏：引起人体过敏反应的主要是复合树脂材料中的甲基丙烯酸甲酯或甲基丙烯酸已酯成分，它所引起的过敏反应多为第Ⅳ型，即迟发型过敏反应。临床上甲基丙烯酸甲酯或甲基丙烯酸已酯接触过敏的发生概率为 1%[8]。其过敏反应常在接触过敏原 1 ~ 2 天后发生，临床症状包括口腔黏膜发痒、充血，局部有烧灼感和水肿等[9]。

4. 费用　复合树脂充填的技术敏感性较银汞合金充填高，对局部隔湿要求严格，操作费时，需要更多的口腔材料和操作步骤，因此临床收费一般相对较高。

5. 导热及产生微电流

（1）导热：银汞合金充填材料由银、汞及少量铜、锌等金属元素组成，具有良好的导热性能。隔热效果良好的牙本质组织被银汞合金充填材料代替后，口腔内的温度变化会被传导到牙髓，引起牙齿的敏感。如果温度变化较大，还会对牙髓组织产生不良作用。因此，在使用银汞合金充填修复较深的牙体缺损时，要考虑在髓腔面使用垫衬材料，可以同时起到一定的隔热作用。

（2）微电流：银汞合金充填材料除具有良好的导热性能外，还有良好的导电能力。在口腔潮湿环境中，当两个由不同金属制作的充填体或修复体接触时，由于不同金属之间的电位不同，会出现电位差而导致微电流产生，其电压可高达数百毫伏[10]，可能造成患者头痛、头晕、牙痛等症状。

因此，在使用银汞合金充填修复较深的牙体缺损时，要考虑在髓腔面使用垫衬材料，防止电流对牙髓组织的不良刺激。此外，要尽量避免在口腔中，特别是相邻的牙齿间，使用异种金属材料进行充填或固定修复，例如准备充填修复牙齿的邻牙或对殆牙为贵金属修复体，应考虑选择复合树脂材料。

复合树脂充填材料对温度和电流则均有良好的绝缘作用。

五、银汞合金充填与复合树脂充填的比较（表 4-1）

表 4-1　银汞合金充填与复合树脂充填的比较

	银汞合金	复合树脂
优点	• 适用于致龋因素高的患者 • 用于后牙，可以作为活动义齿的基牙	• 具有良好的美学效果 • 如果有修复缺陷，可以进行修补
缺点	• 对人体和环境有潜在危害 • 不适用于前牙修复 • 如果有修复缺陷，必须重新制作	• 容易有微渗漏，发生继发龋 • 局部隔湿要求高 • 技术敏感性强，经济成本高
材料特点	• 物理强度高，耐磨性强	• 具有良好的绝热、绝缘性能
固位力	• 主要来自洞形的机械性固位	• 主要来自粘接剂的粘接力
牙体预备要求	• 对牙体预备要求高，需要制备固位沟等固位形	• 牙体预备相对简单，需要制备洞缘斜面

第四节　I 类洞形

一、定义

I 类洞形指为治疗牙齿 I 类龋坏所制备的窝洞，包括磨牙和双尖牙咬合面的点隙裂沟洞、上颌前牙舌侧舌窝内洞、下颌磨牙颊面殆 2/3 的颊面洞和颊殆面洞，以及上颌磨牙腭面殆 2/3 的腭面洞和腭殆面洞。

二、银汞充填标准洞形预备

（一）牙体预备要求

1. 窝洞要底平壁直，洞底与殆面平行；点、线角要圆钝。

2. 预备面要光滑，侧壁适当冠向聚合，即侧壁和洞底夹角略小于 90°，为锐角（图 4-15）。

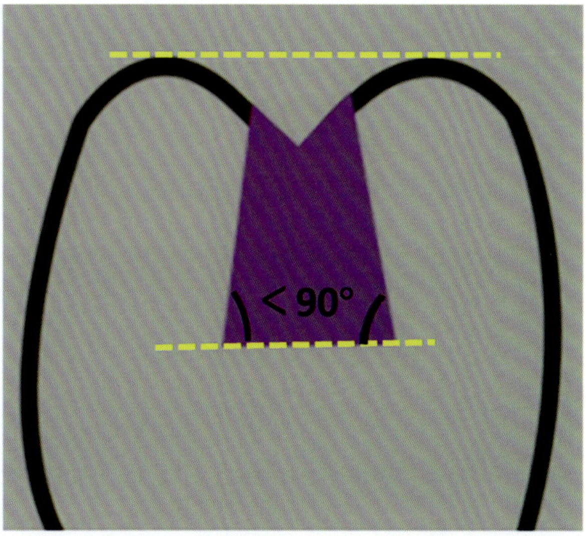

图 4-15　颊舌侧壁相互聚合，增加固位力

3. 洞深为 1.5 ～ 2.0 mm，洞底与牙齿殆面保持平行。窝洞要有一定的宽度和深度，以使充填体获得足够的固位力和强度，并且操作便利。

4. 窝洞的外形呈圆缓曲线，洞缘应尽量避开牙尖和牙嵴等承受殆力的功能部位，离开咬合接触点至少 1.0 mm。

5. 洞形殆面边缘进行适当的预防性扩展，包括邻近的点隙、发育沟等，并使洞缘位于易于自洁的健康牙体组织。

6. 殆面外形线要求：峡部宽度为 0.8 ～ 1 mm，窝沟部分扩展 1 ～ 1.5 mm，鸠尾部分向外扩展 0.25 ～ 0.5 mm，鱼尾部分向外扩展 0.8 ～ 1.0 mm（图 4-16）。

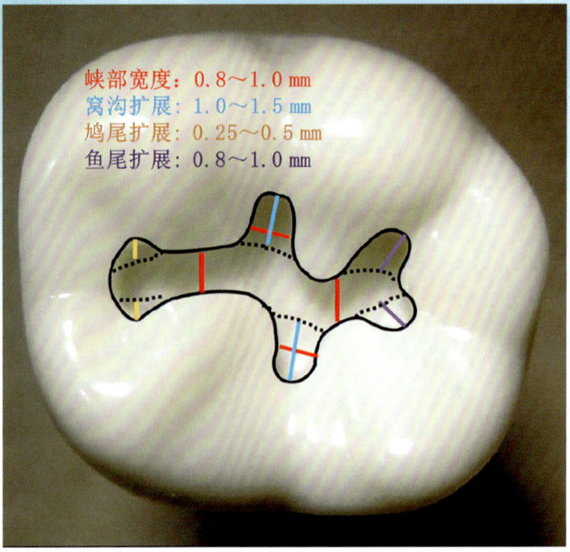

图 4-16 Ⅰ类洞形㓉面外形预备要求示意图

7. 注意去除没有牙本质支撑的牙釉质（无基釉质）。

（二）操作步骤

以下颌左侧第一磨牙为例。

1. 用 330-009 号钻针在患牙㓉面中央窝的最低处垂直钻入（图 4-17）。

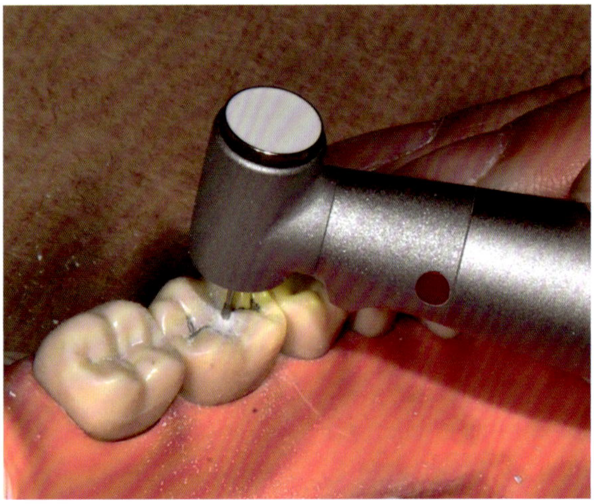

图 4-17 Ⅰ类洞㓉面初始预备
在患牙㓉面中央窝的最低处钻入。

2. 窝沟的外形线应包括患牙的点隙裂沟，并在颊、舌沟部位做适当预防性扩展，深度保持在 1.5 ～ 2.0 mm（图 4-18）；沿着中央沟到近远中点隙，并分别制作鸠尾和鱼尾。

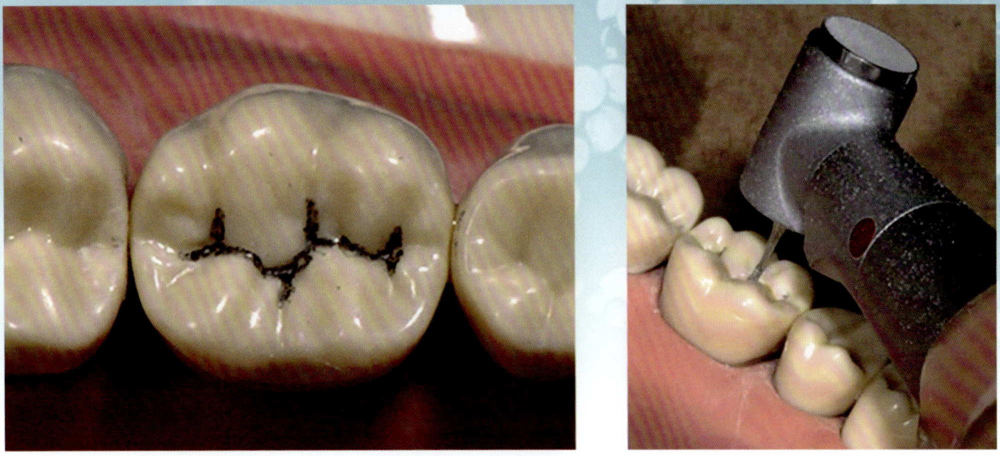

图 4-18　制作𬌗面外形线

下颌磨牙𬌗面 I 类洞的外形线包括鸠尾和鱼尾。鸠尾位于近中一侧，与近中边缘嵴平行；鱼尾位于远中一侧，绕远中牙尖两侧，起到保护远中牙尖的作用。由于只有下颌磨牙具有远中牙尖，因此鱼尾设计仅在下颌第一、第二磨牙使用（图 4-19）。

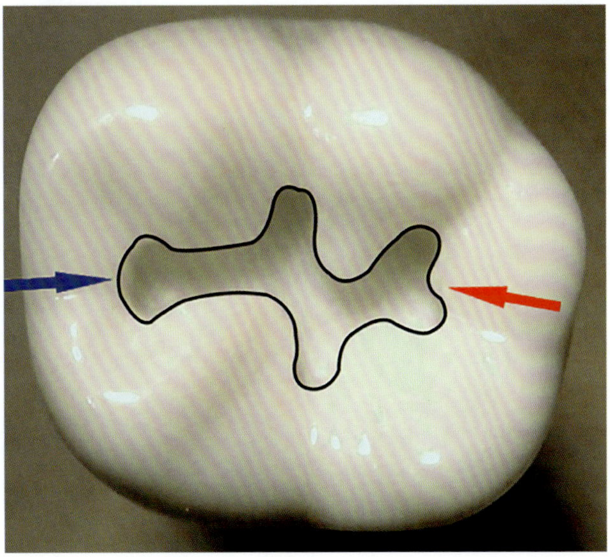

图 4-19　下颌磨牙𬌗面鸠尾和鱼尾

蓝色箭头所指为鸠尾，红色箭头所指为鱼尾。

3. 钻针稍往牙齿中心线部位倾斜，以使预备的侧壁略向洞口聚合。如果钻针为倒锥形，则需将钻针直立，其所制备的洞壁与洞底的夹角为锐角，洞壁自然向洞口聚合（图 4-20）。

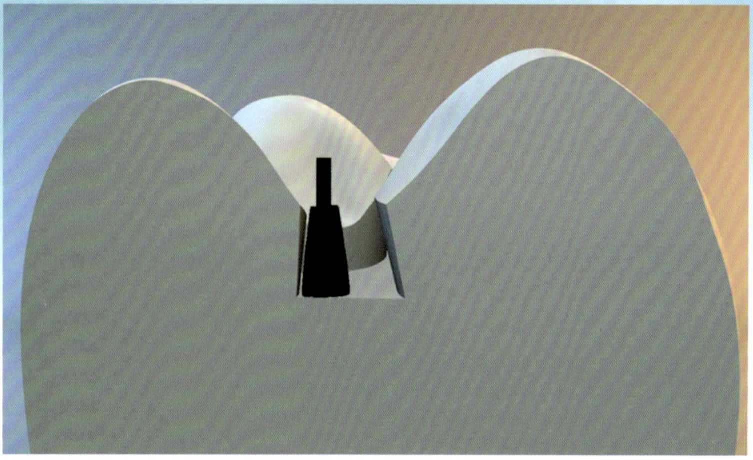

图 4-20 使用倒锥形钻制作，预备的洞壁自动冠向聚合

4. 用磨光钻针慢速修整所有内壁，必要时使用手动器械对窝洞进行平整和修改（图 4-21）。

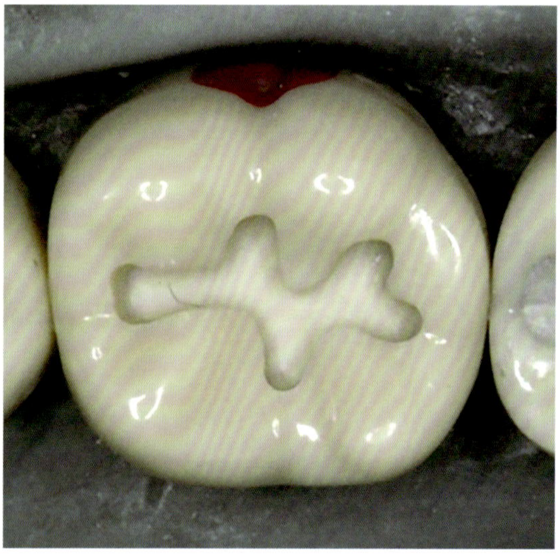

图 4-21 预备完成的标准下颌磨牙 I 类洞

5. 如果龋坏范围较广，对窝洞进行适当延展，以确保龋坏组织被彻底清除；如果龋坏较深，清除龋坏后洞底距离牙髓腔过近（小于 1 mm），则需要对窝洞进行垫底（见第十一章第一节）。

（三）需要特别注意的问题

1. 在制作鸠尾部分时，洞壁除了要与边缘嵴平行外，还要略微外展，因为边缘嵴部位的釉柱方向为放射状，只有如此，才能保证所有的牙釉质下方都有牙本质组织的支撑（图 4-22）；否则在进行功能活动时，容易造成这部分牙体发生折裂。因此，在预备鸠尾部分时，应换用直裂钻，并略向边缘嵴侧倾斜；如果继续使用 330 号钻针，要注意更多向边缘嵴侧倾斜，以使洞壁冠向外展（图 4-23）。

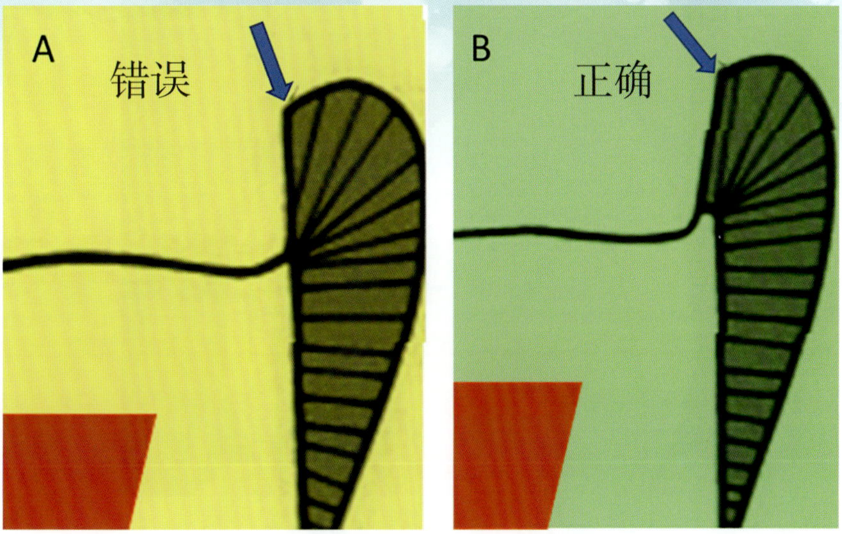

图 4-22　制备鸠尾部分时，洞壁需要略微外展

A. 为错误制备，𬌗面牙体预备时在近中嵴没有冠向外展，形成无基釉质（箭头所指部分）；
B. 为正确制备，制备洞壁靠近近中嵴部分略冠向外展，箭头处牙釉质下方有牙本质组织支撑。

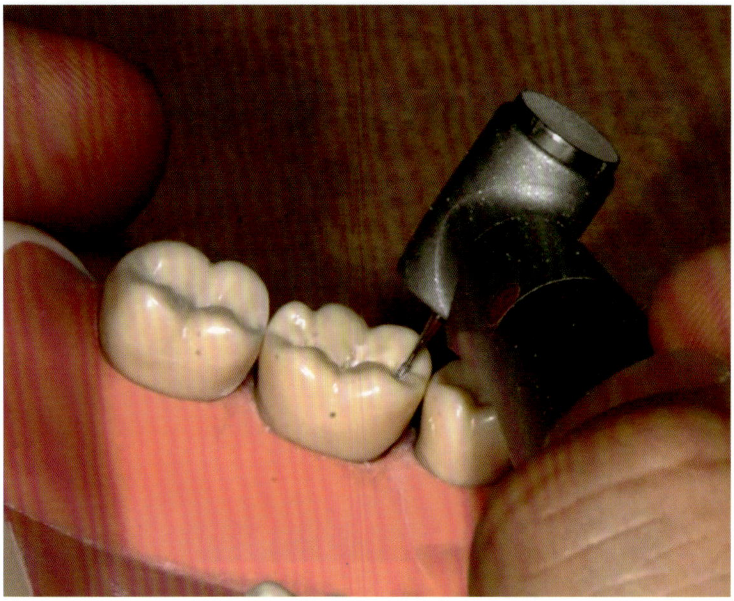

图 4-23　近中边缘嵴附近制作鸠尾，钻针向边缘嵴侧略微倾斜

2. 注意洞底要与牙齿𬌗面平行，而不是与水平面平行。遇到横𬌗曲线较陡的患者或下颌第一双尖牙，颊侧牙尖明显高过舌侧牙尖，洞底应呈相应的颊侧高、舌侧低的斜平面，否则很容易造成洞底过于近髓甚至穿髓情况发生（图 4-24）。

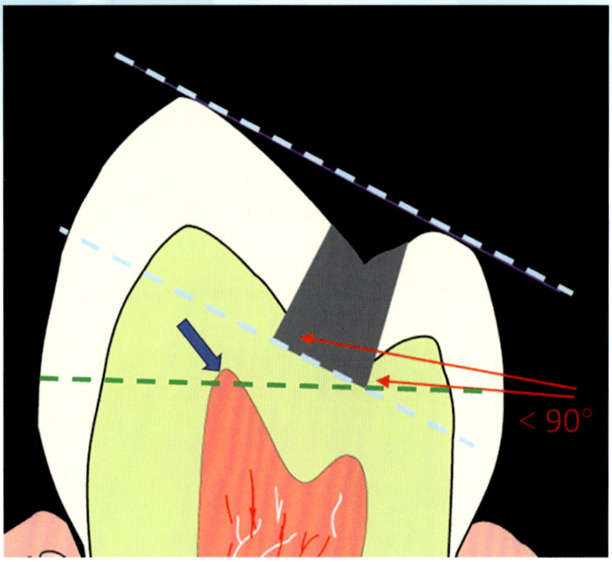

图 4-24　洞底平面需与𬌗面平行

洞底制备应平行于牙齿𬌗平面，而不是水平面，否则可能造成穿髓。

（四）牙体预备常见问题（图 4-25 至图 4-28）

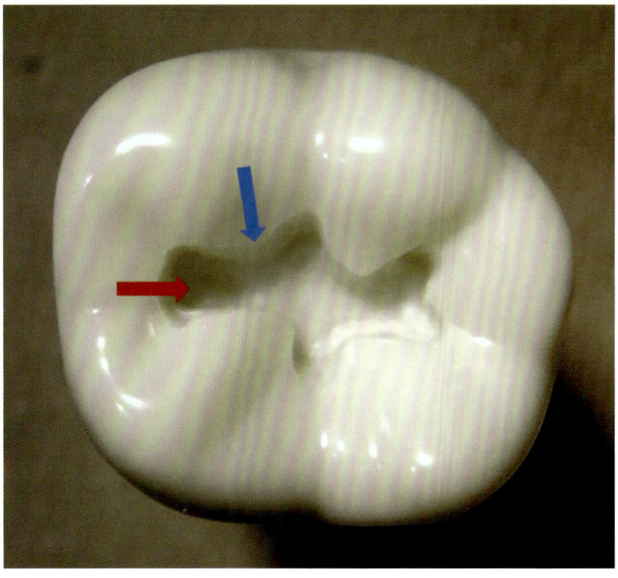

图 4-25　错误 I 类洞牙体预备例一

蓝色箭头所示为洞壁错误冠向外展，红色箭头所示为洞底不平坦。

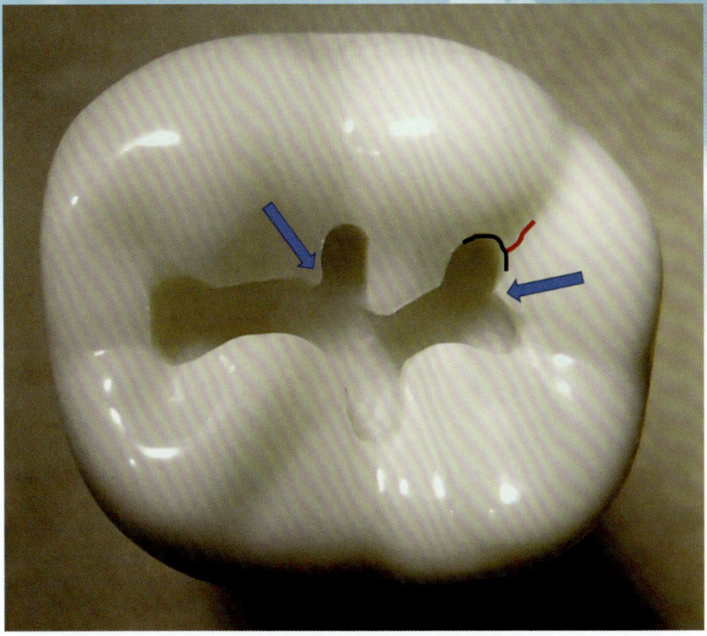

图 4-26　错误Ⅰ类洞牙体预备例二

外形线不平滑，转角过锐（蓝色箭头所示）；没有按照牙体解剖形态，
鱼尾部分扩展没有以发育沟（红线）为中线。

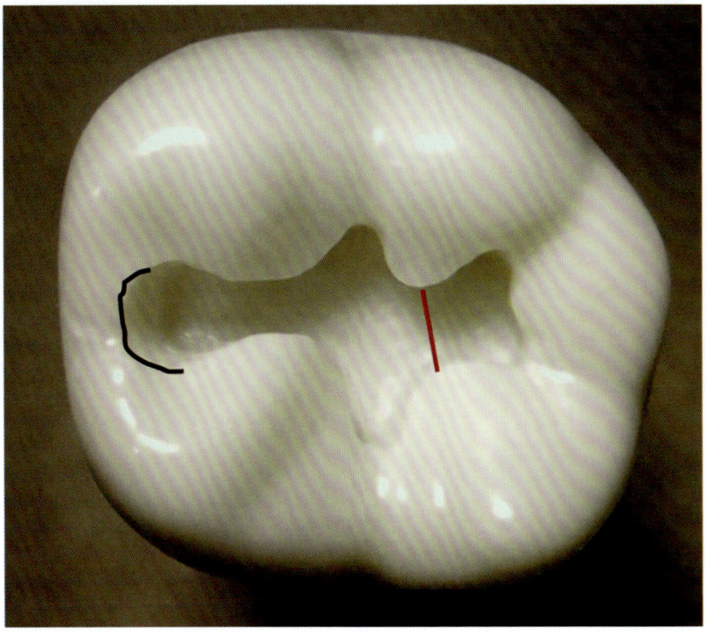

图 4-27　错误Ⅰ类洞牙体预备例三

鸠尾部分过于外展，距离近中边缘嵴太近（黑色曲线部分）；峡部过宽（红线部分）。

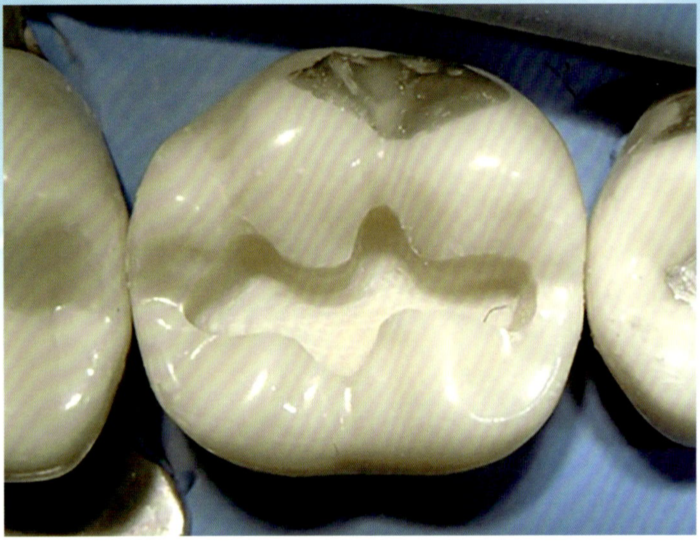

图 4-28 错误Ⅰ类洞牙体预备例四
牙体预备过程中，由于钻针角度问题造成洞壁错误冠向外展。

三、复合树脂充填牙体预备的特殊要求

复合树脂充填和银汞合金充填的洞形预备要求大致相同，主要区别如下：

1. 殆面洞深略浅，为 1.0 ~ 1.5 mm。
2. 洞形内所有线角更为圆钝。
3. 对洞壁冠向外聚要求不如银汞合金充填洞形严格。
4. 洞缘制备宽约 0.5 mm、45° 小斜面，以增加酸蚀面，使树脂的粘接力更大。

第五节 Ⅱ类洞形

一、定义

Ⅱ类洞形指为治疗Ⅱ类龋坏所制备的窝洞，包括后牙的邻面洞和后牙邻殆面洞、邻颊面洞、邻舌面洞、邻殆邻面洞。

二、银汞合金充填标准洞形预备

（一）殆面洞形的预备

1. 标准牙体预备要求

（1）窝洞要底平壁直，预备面要光滑；点、线角要圆钝。
（2）洞形的侧壁之间稍微冠向聚合，使侧壁与髓壁的交角＜ 90°。

（3）牙面最低处距离洞底 1.5 ~ 2.0 mm，洞底和牙齿殆面平行。

2. 操作步骤　与Ⅰ类洞形牙体预备一致，用 330-009 号钻针或 330D 号金刚砂钻针在患牙殆面制备Ⅰ类洞形（图 4-29），深约 1.5 ~ 2.0 mm，髓壁与牙齿殆面保持平行。

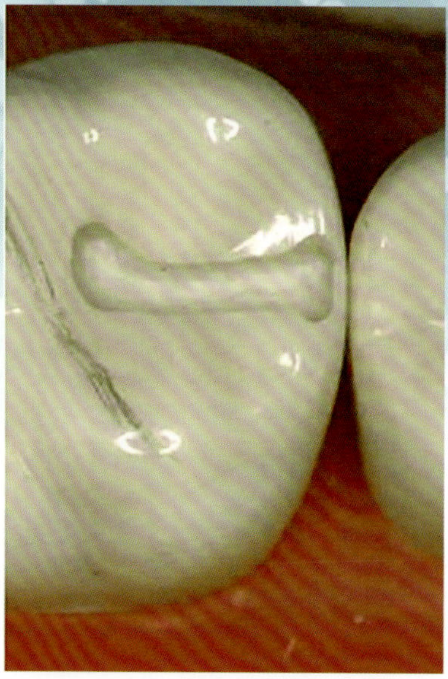

图 4-29　在殆面制备Ⅰ类洞

（二）邻面洞形的预备

1. 标准牙体预备要求

（1）窝洞的外形呈梯形，颊、舌侧壁略向冠方聚合。

（2）轴壁高度大于 1 mm，并位于牙本质内至少 0.5 mm，龈壁的宽度为 1.0 ~ 1.5 mm；轴髓线角圆钝或制备小斜面。

（3）洞盒的颊、舌邻侧壁越过邻面接触区，与邻牙间有大约 0.5 mm（0.25 ~ 0.75 mm）的距离；龈壁位于接触点根方的健康牙体组织，其外缘与相邻牙齿的距离应为 0.5 ~ 1 mm（图 4-30），这样可以使充填修复的边缘位于自洁区，并有利于充填修复的完成和检查以及患者术后清洁。

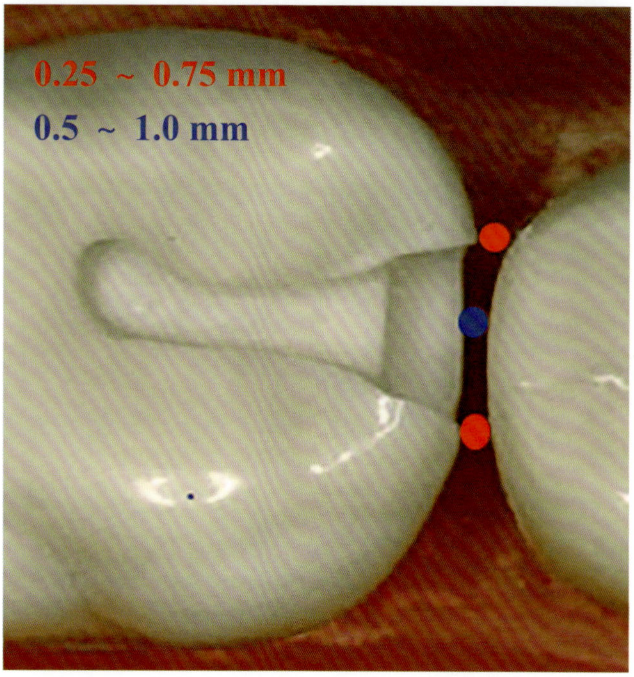

图 4-30　Ⅱ类洞侧壁、龈壁与邻牙间隙要求

侧壁与邻牙间隙 0.25 ~ 0.75 mm，龈壁与邻牙间隙 0.5 ~ 1.0 mm。

（4）洞缘角（颊、舌壁与牙冠切线之间的夹角）为 90°（图 4-31）。

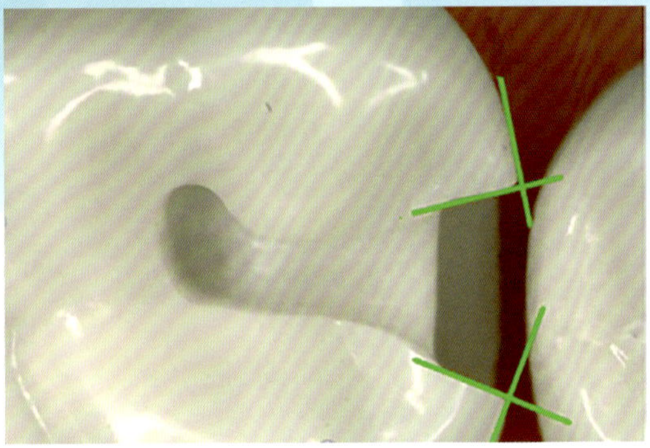

图 4-31 洞缘角呈直角

2. 操作步骤

（1）在有龋坏的邻面改用 245-008 号、330-009 号钻针或 330D 号金刚砂钻针预备邻面洞（图 4-32），在边缘嵴的最外缘留薄薄的飞边，这样有利于防止损伤邻牙。注意不要过度预备，颊舌向只要刚刚超过与邻牙的接触区即可（图 4-33）。

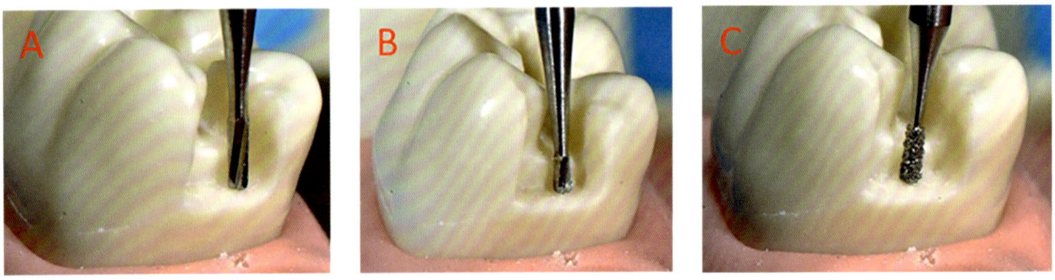

图 4-32 制备Ⅱ类邻面洞的方法

A. 使用 245-008 号钻针制备邻面洞形；B. 使用 330-009 号钻针制备邻面洞形；C. 使用 330D 号钻针制备邻面洞形。

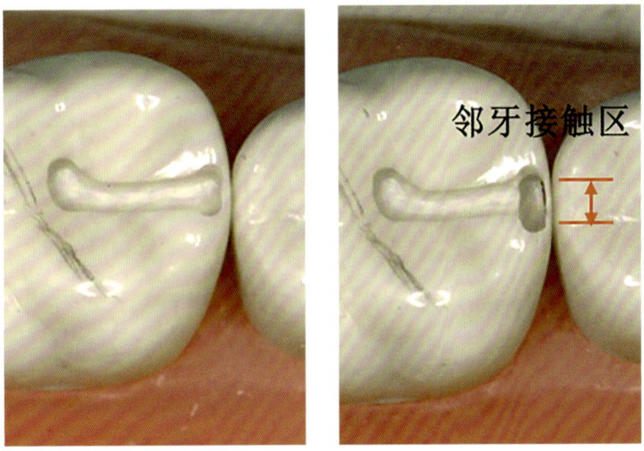

图 4-33 制作邻面洞盒，保留飞边

（2）去除牙齿的邻接触面，可以用 169L 号钻针，由颊、舌轴线角向外切割磨除，钻针工作端顶部应与龈壁接触，磨除的是整个侧壁（图 4-34）；或用手动器械完成（图 4-35）。

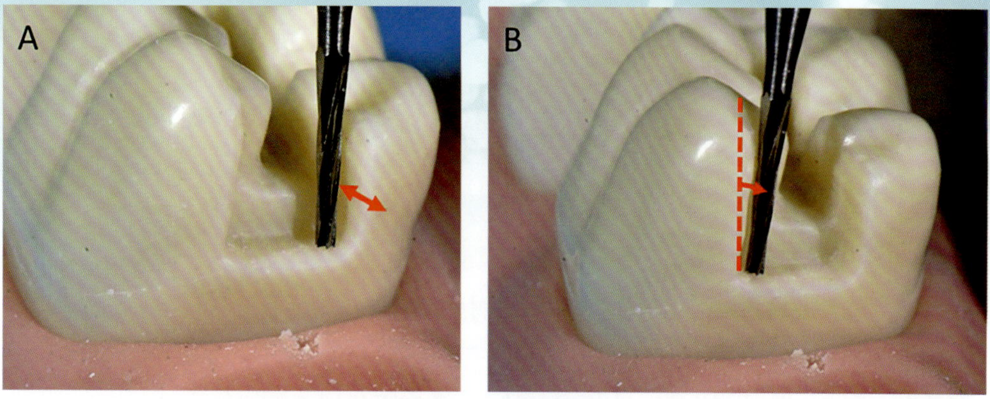

图 4-34　使用钻针制备邻面洞盒的颊、舌侧壁

A. 用 169L 号钻针制备邻面洞盒的颊、舌侧壁，近远中方向来回移动，磨除牙体组织直至达到理想的侧壁方向；B. 由于 169L 号钻针呈锥形，为保持邻侧壁的冠向聚合，应将钻针适当向内倾斜。

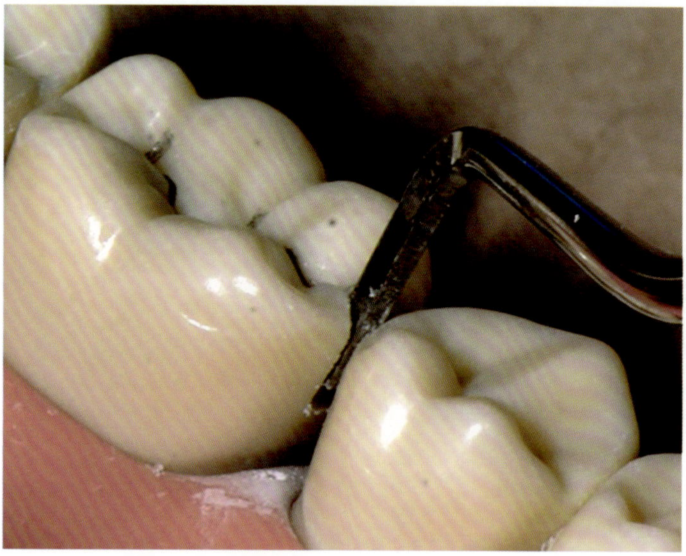

图 4-35　使用手动器械制备邻面洞盒的颊、舌侧壁

（3）颊、舌侧壁在邻面接触区以外，与邻牙距离为 0.25 ～ 0.75 mm，到达自洁区，它决定了洞盒颊、舌侧壁的位置；颊、舌侧壁与相邻牙面相交的洞缘角为 90°，它决定了侧壁的走向（图 4-36）。然后去除接触区向根方延伸，至接触区根方的牙体组织，使龈壁外缘与邻牙有 0.5 ～ 1 mm 的间隙。

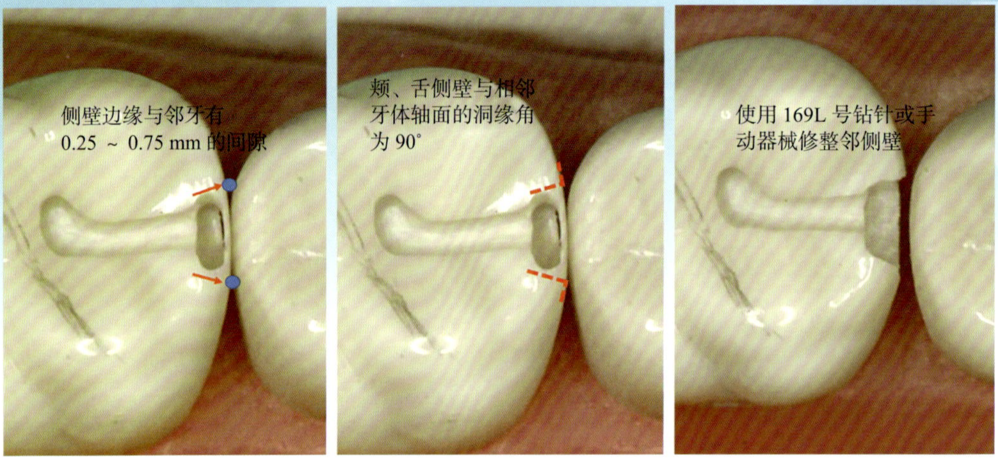

图 4-36 图示如何确定洞盒侧壁的位置和方向

（4）轴壁高度保持在 1 ～ 1.5 mm，轴壁预备应在釉牙本质界内 0.5 mm ；龈壁平坦，宽 1 ～ 1.5 mm。

（5）当分别完成䶩面洞形和洞盒后，将䶩面侧壁与洞盒侧壁自然过渡连接，有时会形成一平滑的外形曲线，称之为 S 曲线。S 曲线只位于䶩面洞部分，侧壁位于洞盒的部分应该是平直的（图 4-37）。由于接触区往往位于邻面颊 1/3 部位，因此 S 曲线大多位于颊侧壁。

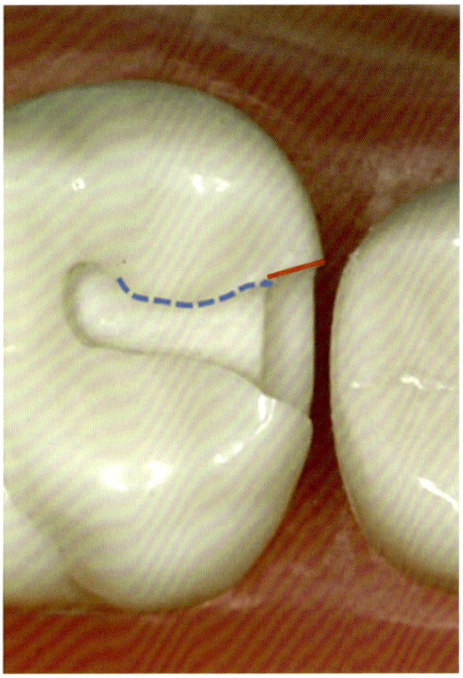

图 4-37 连接鸠尾峡部和邻面洞盒的外形线——S 曲线

（6）髓壁和龈壁应平坦光滑，并使其与牙齿咬合面基本保持平行；必要时使用手动器械对窝洞进行平整和修改（图 4-38）。

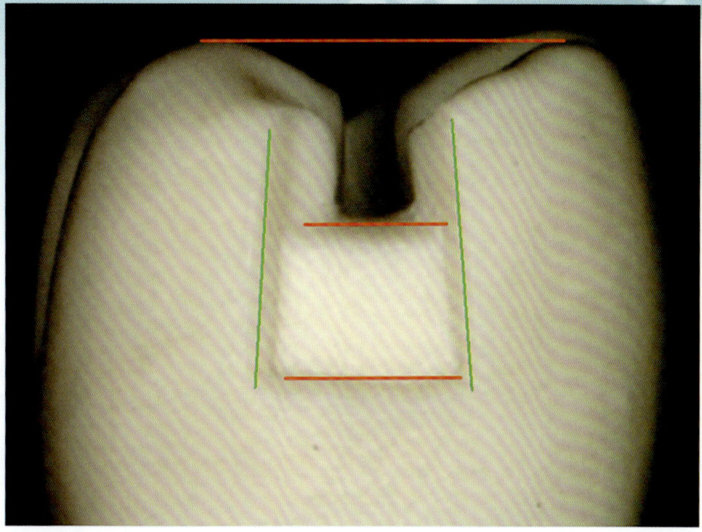

图 4-38　髓壁、龈壁与牙齿𬌗平面保持平行

（7）必要时可以考虑添加固位沟以加强固位（图 4-39）。

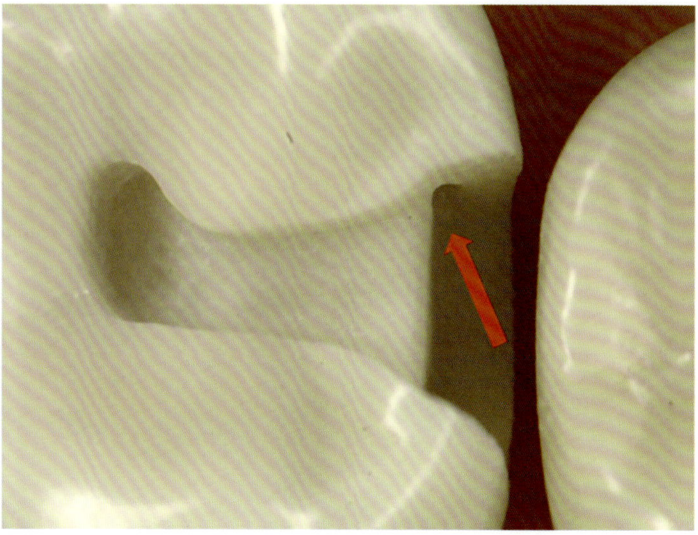

图 4-39　位于颊轴线部位的固位沟（红色箭头）示意图

具体制作方法：用 1/4 圆钻沿颊、舌轴线角在牙本质内往颊、舌向制备深约 0.5 mm 的固位沟（图 4-40）。制备应从颊、舌轴龈点部位开始，向上到达颊、舌轴髓点部位（图 4-41）。

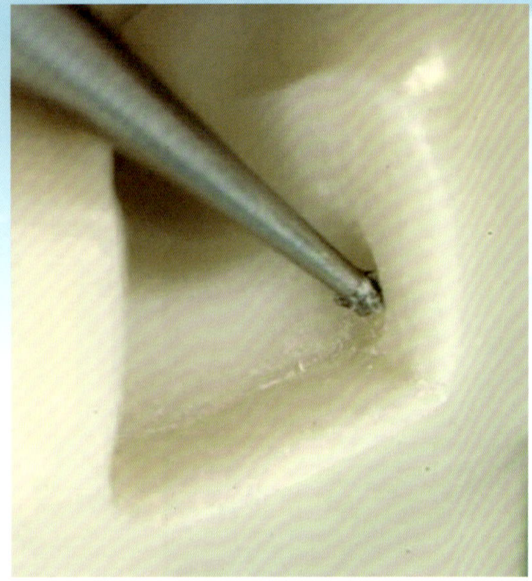

图 4-40 用 1/4 圆钻制备固位沟示意图

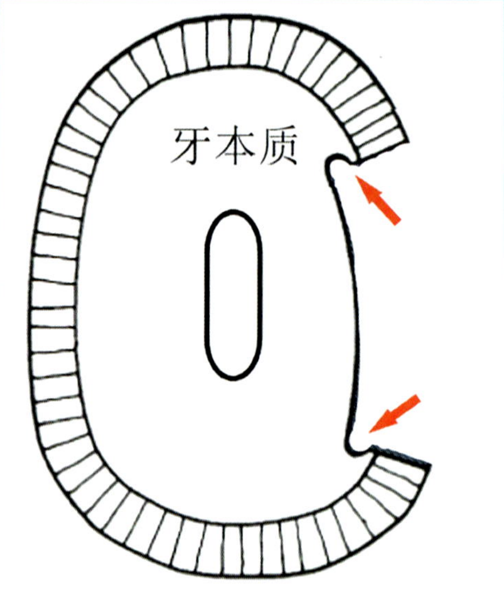

图 4-41 牙齿剖面制备固位沟示意图
固位沟位于牙本质内约 0.5 mm，
分别往颊、舌向制备深约 0.5 mm。

（8）髓壁和轴壁的夹角要圆钝或制备小斜面，可以用钻针或手动器械制作（图 4-42）。

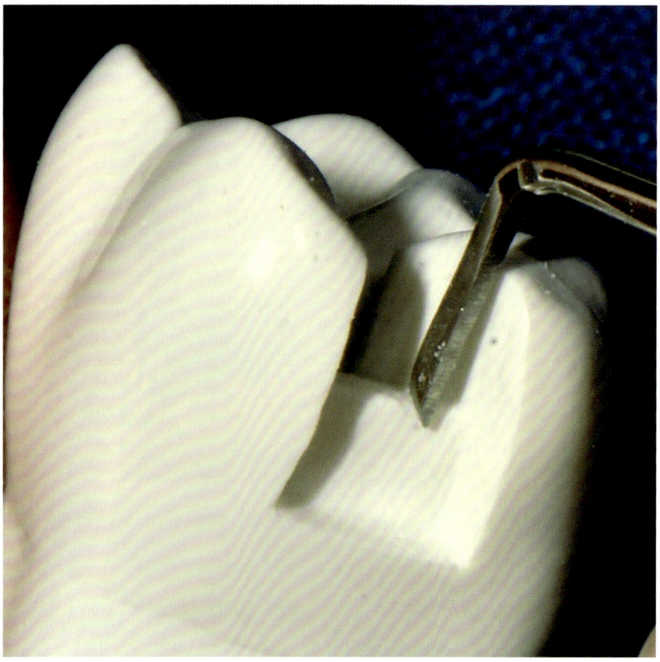

图 4-42 用手动器械在轴髓线角处制备小斜面

（三）修整抛光

注意去除没有牙本质支撑的牙釉质。如果龋坏较深，清除龋坏后𬌗面洞底或邻面洞髓壁距离牙髓腔过近（小于 1 mm），则需要进行垫底以保护牙髓（见第十一章第一节）。

（四）需要特别注意的问题

1. S 曲线 S 曲线从鸠尾峡部到洞盒，应位于𬌗面的髓壁范围内，而不应在邻面洞盒部位，否则会在洞缘角部位形成无基釉质，容易发生牙体组织的折裂（图 4-43）。

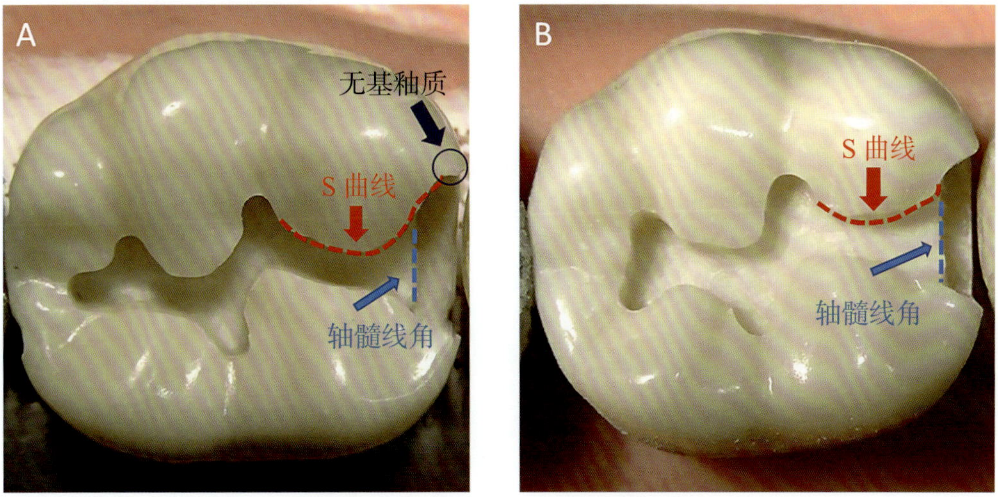

图 4-43 正确与错误的 S 曲线制备

A. 错误的 S 曲线延伸到邻面洞盒部位，颊侧洞缘角处形成无基釉质；B. S 曲线制备正确。

2. 洞盒侧壁与相邻牙齿轴面夹角 正确牙体预备的洞盒侧壁与相邻牙齿轴面夹角为直角。如果外展不足，侧壁与相邻牙齿轴面夹角为锐角，容易在夹角的末端部位形成无基釉质，造成该部分牙体组织发生折裂（图 4-44 红色箭头所指部分）；而如果过于外展，侧壁与相邻牙齿轴面夹角为钝角，邻近侧壁部位的充填物没有牙体组织的支持，容易造成充填体的折裂（图 4-44 蓝色三角部分）。

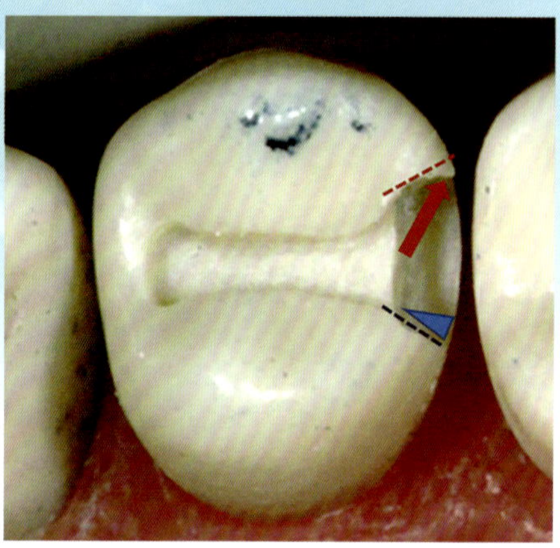

图 4-44 Ⅱ类洞侧壁与相邻牙齿轴面夹角要求
洞盒颊侧壁外展不足，与相邻牙齿轴面夹角为锐角，形成无基釉质（红色箭头所示）；舌侧壁过于外展，与相邻牙齿轴面形成钝角，造成充填物下方无牙体组织支撑（蓝色三角部分）。

3. 邻面与殆面连接处的抗力设计 为了增加邻面与殆面连接处的抗力，除了轴髓线角应保持圆钝外，还可以将轴壁稍向髓壁倾斜，使轴壁与龈壁的交角略呈钝角，从而使轴壁线角处的充填物厚度加大，以增加对此处所受剪切力的抗衡能力（图 4-45）。

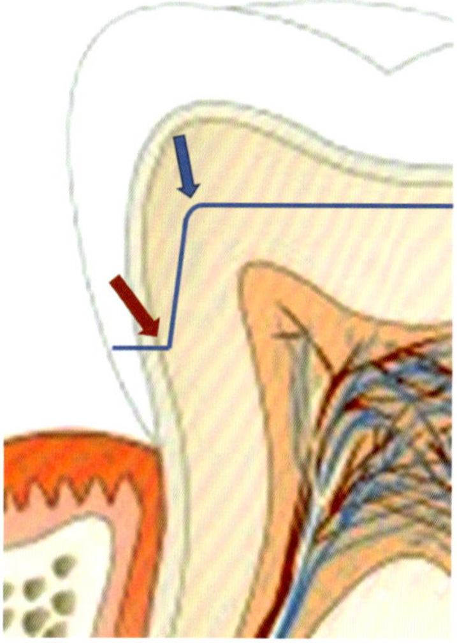

图 4-45 邻面与殆面连接处的抗力设计
轴髓线角圆钝（蓝色箭头所示），轴壁与龈壁的交角略呈钝角（红色箭头所示）。

4. Ⅱ类洞牙体预备顺序 前文介绍的Ⅱ类洞预备方法是由殆面洞开始的，操作时也可以从制备邻面洞盒开始，主要根据医生的个人习惯和临床的一些实际情况（图 4-46）。

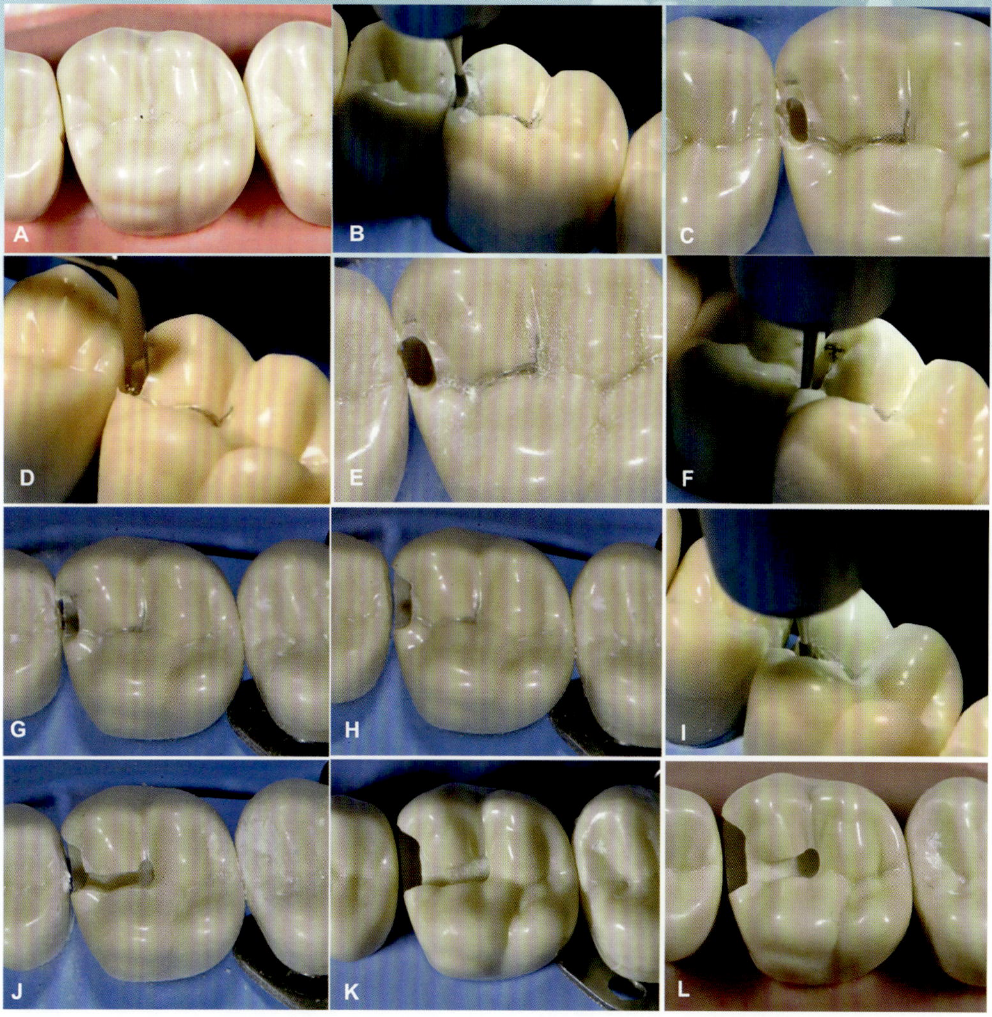

图 4-46　上颌第一磨牙近中骀面Ⅱ类洞牙体预备（由制备邻面洞盒开始）

（五）牙体预备常见问题（图 4-47 至图 4-49）

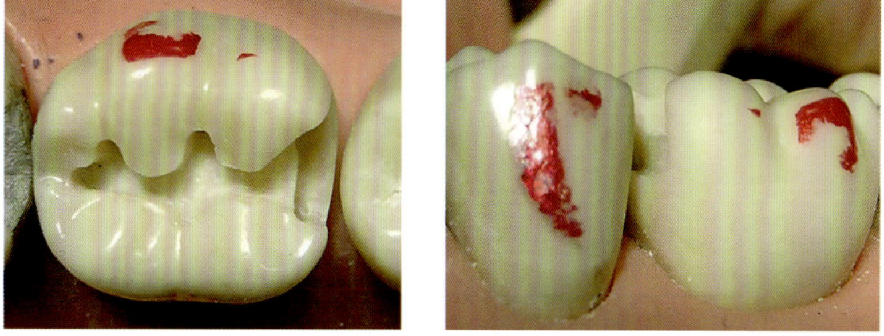

图 4-47　错误Ⅱ类洞牙体预备例一

洞盒颊舌向扩展过多，侧壁与邻牙间隙过大。

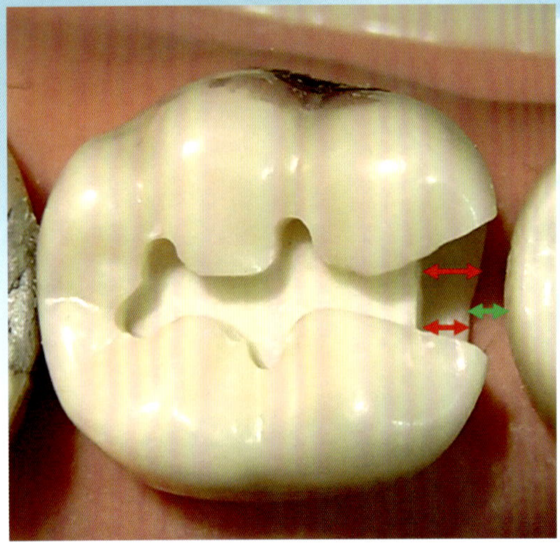

图 4-48 错误Ⅱ类洞牙体预备例二
洞盒龈壁过宽且不均匀（红色箭头所示），
龈壁外缘与邻牙间隙过宽。

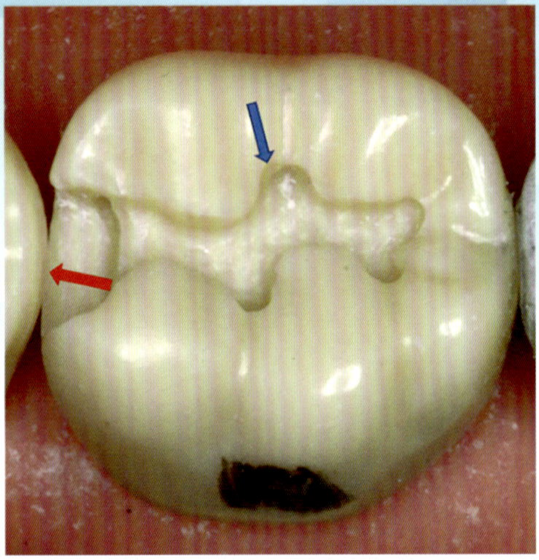

图 4-49 错误Ⅱ类洞牙体预备例三
红色箭头显示洞盒龈壁与邻牙没有间隙，
主要因为洞盒往根方延伸程度不足；蓝色箭头显示
侧壁存在台阶。

（六）Ⅱ类洞标准牙体预备石膏模型（图 4-50）

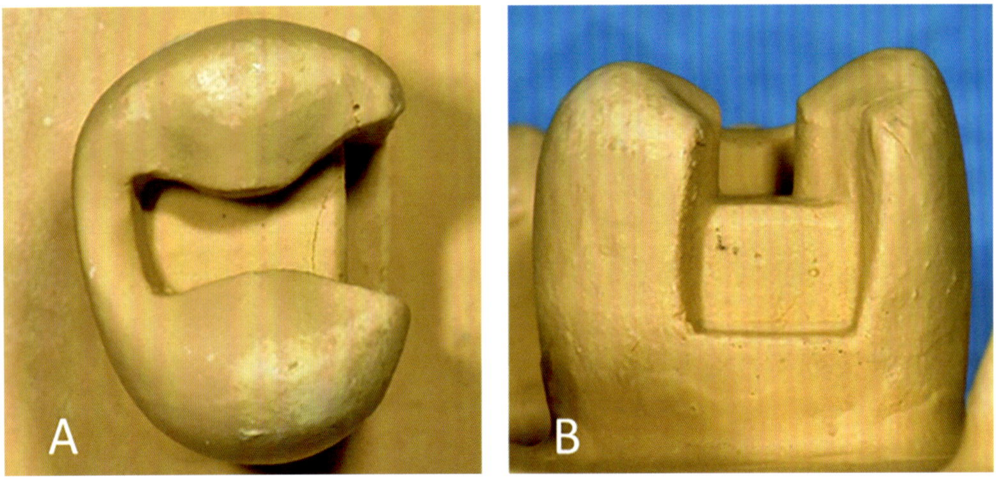

图 4-50 下颌第一双尖牙近中殆面Ⅱ类洞标准预备石膏模型
A. 殆面观；B. 近中面观。

三、复合树脂充填牙体预备的特殊要求

复合树脂充填和银汞合金充填Ⅱ类洞的牙体预备有以下不同：

1. 预备复合树脂充填洞形时，殆面洞髓向深度较浅（复合树脂充填洞形 1 ～ 1.5 mm, 银汞合金充填洞形 1.5 ～ 2.0 mm）。

2. 复合树脂充填预备不需要特殊制备固位沟。

3. 复合树脂充填材料可以提供较强的粘接固位力，对窝洞机械性固位要求不如银汞合金充填修复严格。

第六节　Ⅲ类洞形

一、定义、分类及牙体预备介入路径

Ⅲ类洞形为治疗Ⅲ类龋损所制备的窝洞，包括切牙和尖牙的邻面洞、邻唇面洞和邻舌面洞。

根据病变的部位、范围和与邻牙的接触关系，Ⅲ类洞的制备可以有单面洞、双面洞或三面洞。前牙邻面的龋损在发展过程中，可以扩大向唇侧和（或）舌侧延伸。当仅累及唇侧或舌侧，唇侧或舌侧有一侧的牙面完整并有足够的厚度时，需要制备双面洞；而当唇侧和舌侧牙面同时累及时，则需制备三面洞。临床根据病变的部位、范围和与邻牙的接触关系等将Ⅲ类龋修复的牙体预备介入路径分为直接进入法、唇侧进入法和舌侧进入法。

1. 直接进入法　适用于病变仅累及邻面，病变范围较小，正常的唇舌侧壁尚有一定厚度，且邻牙缺失或患牙与邻牙之间间隙较大的情况，可以直接进入制备单面洞。直接进入法在临床操作过程中一般可以在直视条件下进行，牙体预备与充填操作均比较简单，牙体预备量少；但这种方法对患牙的条件有一定要求。

2. 唇侧进入法　如果龋损可以明显从唇侧看到，则采取唇侧进入的方法。由于可以直视，唇侧进入临床操作相对简单、方便；而且一般可以保留完整的舌侧边缘嵴。但唇侧进入法可能改变牙齿唇侧的颜色或形态，有可能会引起美观方面的问题。

3. 舌侧进入法　如果龋损只能在舌侧观察到，而从唇侧观察不会发现明显异常，或龋损仅在 X 线片上显示，应尽量使用舌侧进入法。舌侧方向进入可以保留唇侧的边缘嵴及唇面牙体组织，能取得最好的临床美学效果。但舌侧进入的临床操作往往无法直视，需要借助口镜的反射，工作难度较大。

二、复合树脂充填标准洞形预备

由于Ⅲ类龋修复针对的是前牙，美观是患者最主要的考量；而且复合树脂材料质量越来越好，选择种类越来越多，价格也越来越合理。因此，临床几乎不再使用银汞合金作为充填材料。

（一）直接进入法

主要用于单面洞，钻针可以直接到达前牙邻面的龋损部位。

1. 由于位于邻面的单面洞在功能活动中承受的𬌗力有限，一般制备成底部位于根方、顶部位于切方的三角形盒状洞形。三角形洞盒的唇、舌、龈三个侧壁分别与相应的牙面相平行。

2. 洞盒的髓壁与牙齿邻面的弧度一致，而不是一个平面；洞深 1 ~ 1.5 mm。

3. 必要时需要制备固位沟，以加强固位。一般在唇轴切点角制备倒凹，在龈轴线角制备固位沟（图 4-51 和图 4-52）。

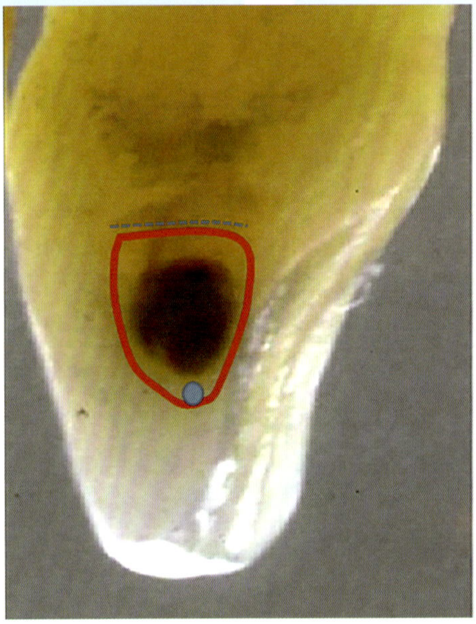

图 4-51　Ⅲ类龋直接进入法制备单面洞示意图
唇轴切点角处制备倒凹（蓝色圆圈），
龈轴线角处制备固位沟（蓝色虚线）。

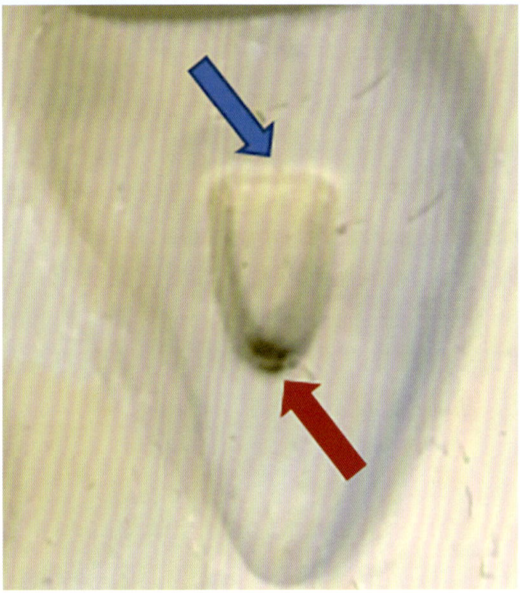

图 4-52　Ⅲ类龋直接进入法制备单面洞石膏模型
红色箭头所指处为倒凹，蓝色箭头所指处为固位沟。

（二）舌侧进入法

1. 牙体预备要求

（1）窝洞的外形为带圆角的长方形，窝洞的内线角均圆钝。

（2）切、龈侧壁与相邻的牙面成直角；切龈向长度为 2 ~ 2.5 mm，髓向洞深为 1.0 ~ 1.2 mm（图 4-53）。

（3）洞形的切侧壁位于与邻牙的接触区内，龈侧壁与邻牙的间隙在 0.5 mm 左右。

（4）舌侧洞缘制作约 45°、宽 0.5 ~ 1.0 mm 的斜面。

（5）必要时在龈轴线角处制备固位沟，在唇轴切点角处制备切侧固位窝（图 4-54）。

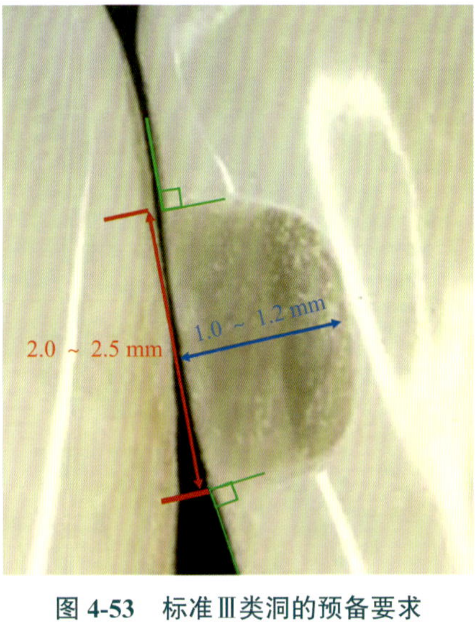

图 4-53　标准Ⅲ类洞的预备要求

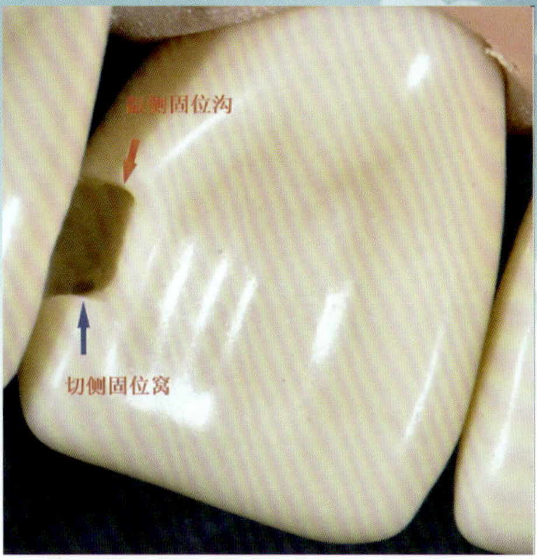

图 4-54　Ⅲ类洞制备固位沟、固位窝示意图

在龈轴线角处制备固位沟（红色箭头所示），在唇轴切点角处制备切侧固位窝（蓝色箭头所示）。

2. 操作步骤

（1）局部麻醉，安装橡皮障或其他隔离设备。

（2）根据龋损范围的大小，选用不同规格的钻针（常用 330 号钻针）或圆钻。

（3）从发生龋坏一侧邻面接触面的中点开始，从舌侧的边缘嵴进入龋损区，钻针的进入角度应垂直于唇侧牙面（图 4-55）。制作长方形洞形，长 2 ~ 2.5 mm。进入部位应尽可能接近邻牙，但注意避免损伤邻牙的软硬组织。

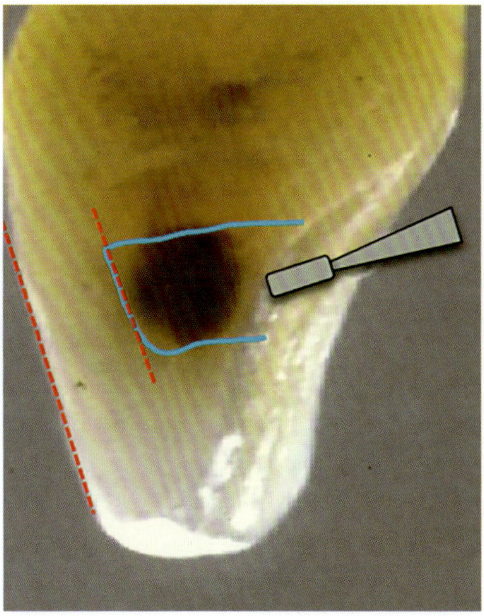

图 4-55　Ⅲ类洞牙体预备舌侧钻针进入方向

钻针进入角度垂直于唇侧牙面，洞底与前牙唇面保持平行。

（4）根据标准洞形预备要求，扩大并建立理想的洞形；转角圆钝，洞形的唇壁与唇侧牙面基本保持平行。

（5）平整洞壁，轴向深度为 1.0 ~ 1.2 mm，切侧洞壁、龈侧洞壁与相邻牙面的夹角为 90°（图 4-53）。切侧洞壁位于与邻牙的接触区内，间隙为 0 mm；龈侧洞壁与邻牙的间隙为 0.5 ~ 0.75 mm（图 4-56）。

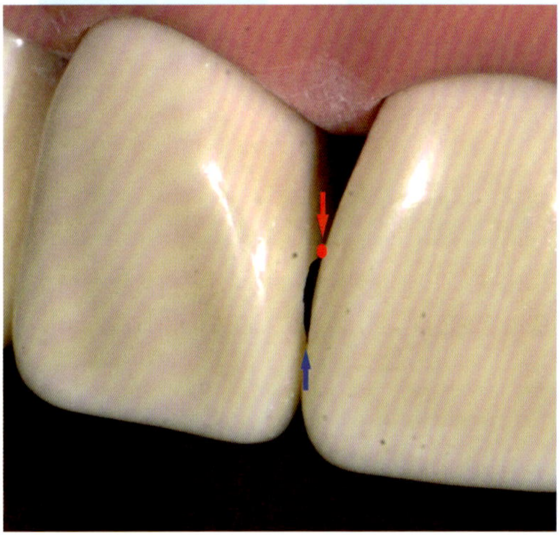

图 4-56　Ⅲ类洞形舌侧进入法牙体预备完成后的唇面观

红色箭头指示预备洞形与邻牙的龈侧间隙为 0.5 ~ 0.75 mm，蓝色箭头指示预备洞形的切侧与邻牙无间隙。

（6）在舌侧的外缘线制作 45° 小斜面，宽 0.5 ~ 1.0 mm（图 4-57）。

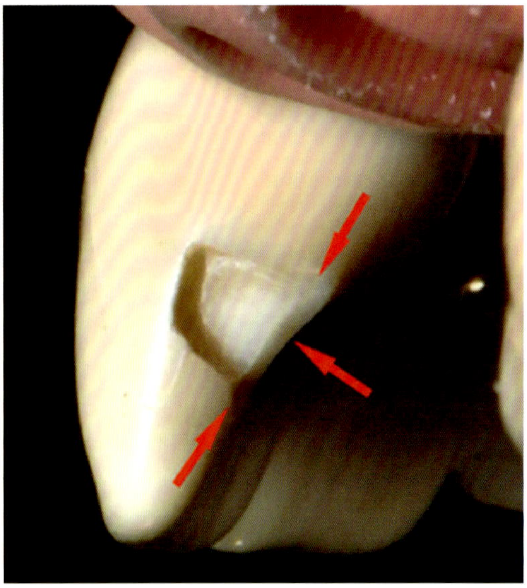

图 4-57　在舌侧外缘线制作的斜面

（7）为增加固位，必要时在龈轴线角制备固位沟，及在切轴唇点角处制备切侧固位窝。固位沟和固位窝用细小的圆钻制备，位置在釉牙本质界下 0.2 ~ 0.25 mm（图 4-58）。

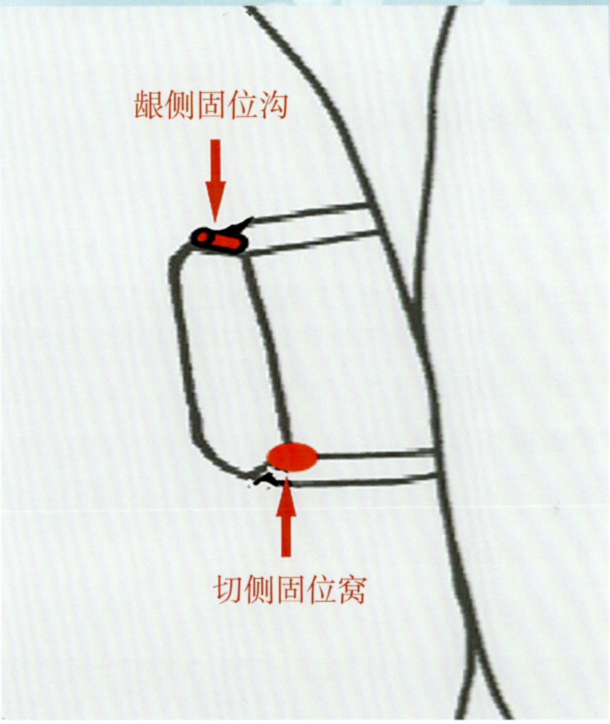

图 4-58 Ⅲ类洞的固位沟和固位窝制备示意图

（8）如果龋坏较深，清除龋坏后𬌗面洞底或邻面洞髓壁距离牙髓腔过近（小于 1 mm），则需要进行垫底以保护牙髓（见第十一章第一节）。

（三）唇侧进入法

从牙体的唇侧进入，预备要求和方法与舌侧进入法完全一致。

（四）需要特别注意的问题

1. 舌侧进入的Ⅲ类洞形预备，大部分操作无法用眼睛直视，舌侧边缘嵴光滑凸起，与邻牙距离非常近，进行牙体预备过程中非常容易损伤邻牙。临床常用的预防方法为在治疗牙与邻牙之间插入木楔，使相邻的两颗牙齿略微分开，人为制造间隙；或在牙体预备之前，在治疗牙与邻牙之间放置金属成形片。这些方法均可以有效防止邻牙意外损伤的发生。

2. 钻针由舌侧进入时，初学者往往习惯性地将钻针垂直于舌侧牙面，正确的做法是将钻针向切缘方向稍微倾斜，使钻针的长轴与前牙唇侧牙面垂直。

第七节 Ⅳ类洞形

一、定义

Ⅳ类洞形为治疗Ⅳ类龋损所制备的窝洞，包括切牙和尖牙的邻面洞、邻舌面洞和邻唇面洞。

二、复合树脂充填标准洞形预备

（一）牙体预备要求

与Ⅲ类洞形相同，但在制备Ⅳ类洞形时，需要向切缘方向延伸至患有龋损的切角部位。因为涉及切角，修复部位承受较大的咬合力，需要在舌面制备鸠尾，以防止充填体向侧方移位。另外，一般需要制备固位沟，固位沟位于鸠尾的尾部龈方和切方转角处；并适当增加斜面的宽度，以加强固位。

（二）牙体预备操作步骤

参考上节Ⅲ类洞形。

（三）标准牙体预备模型（图 4-59）

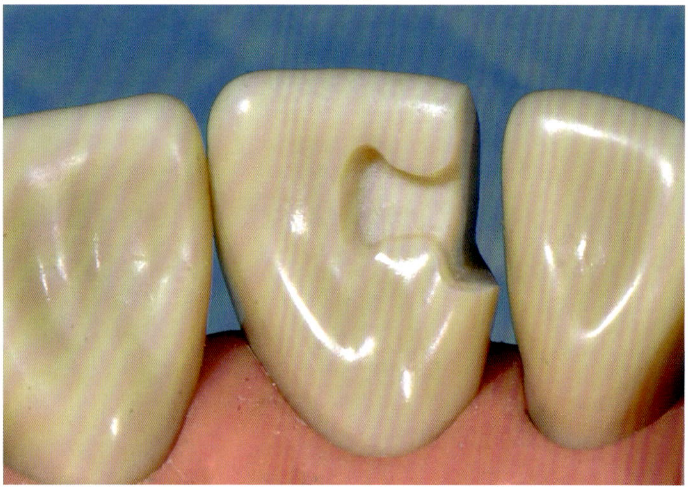

图 4-59 Ⅳ类洞标准牙体预备模型

第八节　V类洞形

一、定义

V类洞形为治疗V类龋损所制备的窝洞，包括前牙和后牙位于龈 1/3 部位的颊（唇）舌面洞。

临床上，经常会发现V类洞与Ⅱ、Ⅲ类洞或根面龋损相连。导致V类洞病损的原因除龋病以外，还有非龋病因素，如：机械性磨损（abrasion），常见由不良刷牙习惯引起，缺损一般呈“V”形；化学性酸蚀（erosion），常由不良饮食习惯或患者患有食管反流、胃酸侵蚀牙齿等原因引起，缺损一般呈碟盘形；牙颈部牙釉质折裂（abfraction），患者一般有磨牙症或不良咬合习惯，而釉牙骨质界的釉质层薄弱，缺损一般呈楔形。

二、银汞充填标准洞形预备

（一）牙体预备要求

1. 窝洞的外形圆缓，洞形呈芸豆或香肠形，洞壁与相邻牙面成直角。

2. 轴壁呈一定的凸度，与牙齿颊面的自然弧度保持一致，以保护牙髓（图 4-60）。

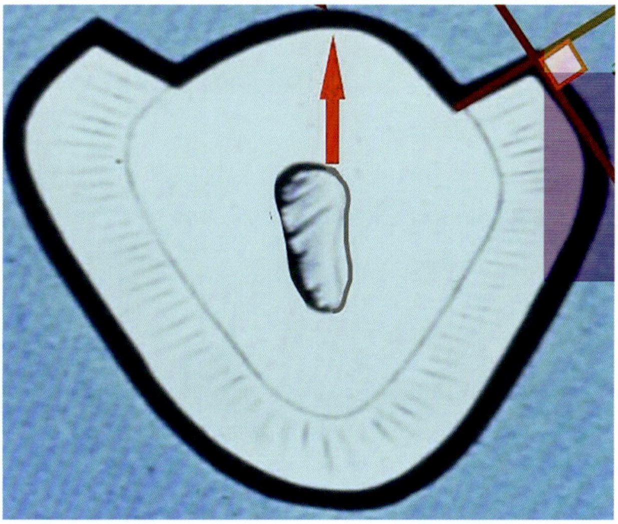

图 4-60　V类洞轴壁凸度与牙齿颊面弧度保持一致

3. 殆龈向宽度为 1 ~ 2 mm；龈壁位于牙龈缘上方，宽 0.5 ~ 1 mm，与龈缘的自然弧度平行。

4. 近远中向由近中颊侧线角到远中颊侧线角。

5. 银汞合金充填一般需要制备固位沟。

（二）牙体预备操作步骤

1. 局部麻醉，安装橡皮障或其他隔离设备；选用 330 号裂钻及 1/4 号圆钻。

2. 垂直于牙面钻入直至釉牙本质界下 0.5 mm 左右，在唇侧近远中线角处形成洞壁；在牙体预备过程中要不停地改变钻针的角度，使其与牙齿的表面始终保持垂直，从而使所有洞壁与相邻的牙齿表面成直角（图 4-61）。

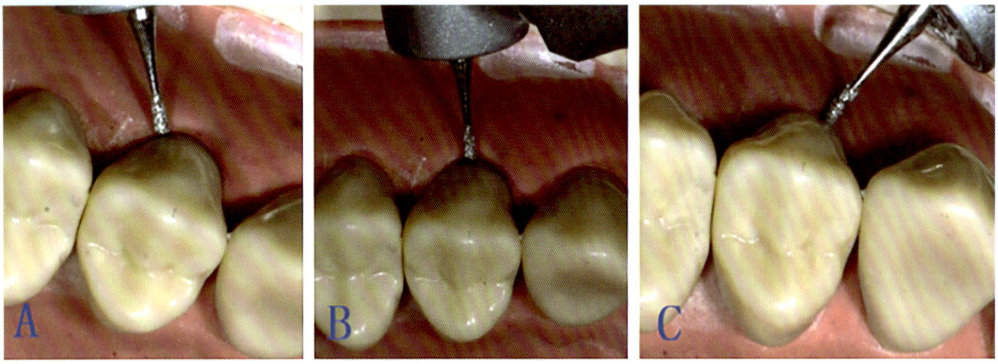

图 4-61 进行 V 类洞轴面制备时改变钻针角度

A. 显示钻针在颊侧偏远中时的角度；B. 为钻针在颊侧正中时的角度；C. 显示钻针在颊侧偏近中时的角度。

4. 换用平头的长直钻或倒锥裂钻自近远中两侧向中央扩展，注意轴壁不是一个平面，而是有凸起，与颊侧牙面的弧度一致。

5. 龈壁位于牙龈缘上方 0.5 ～ 1 mm，龈壁与牙龈缘平行，与牙面成直角。

6. 根据临床情况制备固位沟。

固位沟的具体制作方法：用 1/4 号圆钻在龈轴线和切轴线处制作固位沟，固位沟深入到牙本质，深约 0.25 mm（图 4-62）。

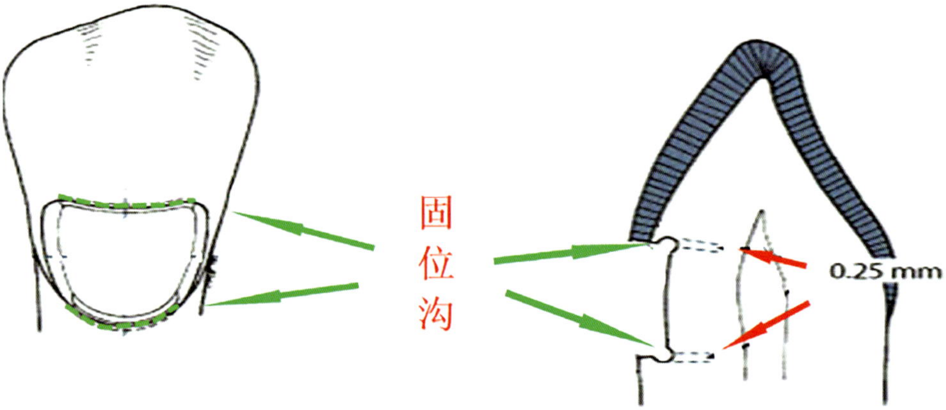

图 4-62 V 类洞固位沟制作的位置

7. 如果龋坏较深，清除龋坏后殆面洞底或邻面洞髓壁距离牙髓腔过近（小于 1 mm），则需要进行垫底以保护牙髓（见第十一章第一节）。

（三）银汞合金充填Ⅴ类洞标准牙体预备石膏模型（图 4-63）

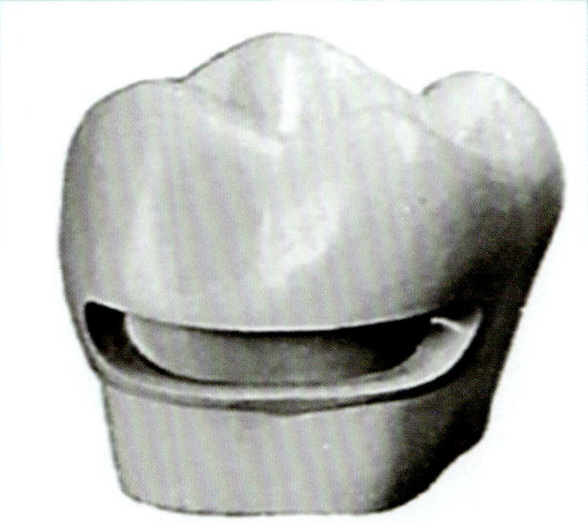

图 4-63　银汞合金充填Ⅴ类洞标准牙体预备石膏模型

三、复合树脂充填牙体预备的特殊要求

（一）复合树脂充填和银汞合金充填Ⅴ类洞形牙体预备的区别

1. 预备复合树脂充填洞形时，轴壁的深度稍浅（树脂 0.75 mm, 银汞 1.0 mm）。

2. 复合树脂充填洞形的冠、龈壁距离略大（树脂 2.0 ~ 3.0 mm，银汞 1.5 ~ 2.0 mm）。

3. 树脂充填预备不需要特殊制备固位沟。

4. 树脂充填需在外缘线制备 45°、宽 0.5 mm 的斜面（图 4-64）。如果龈壁距釉牙骨质界很近，龈壁外缘的斜面需要做得更窄；如果到达牙根，龈壁外缘没有牙釉质存在，可以省略斜面的制作。

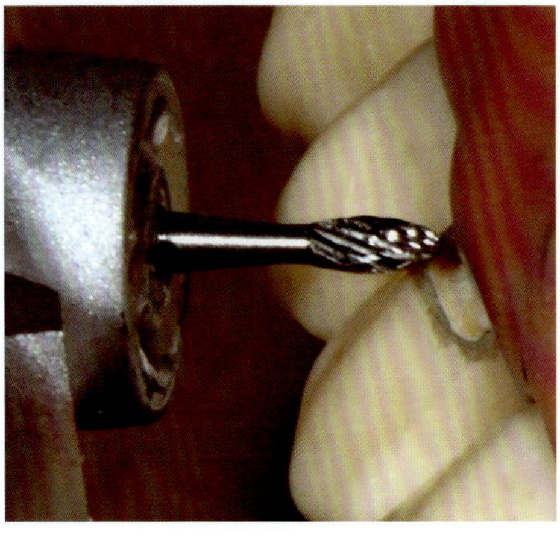

图 4-64　用修整裂钻制备Ⅴ类洞外缘线斜面

（二）复合树脂充填Ⅴ类洞标准牙体预备石膏模型（图 4-65）

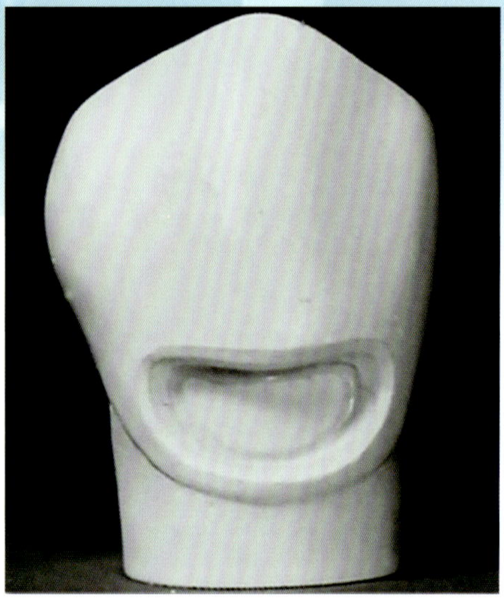

图 4-65 复合树脂充填Ⅴ类洞标准牙体预备石膏模型

（俞波 张旭光）

参考文献

[1] Hurst D. Amalgam or composite fillings: which material lasts longer? Evidence-based Dentistry, 2014,15(2):50-51.

[2] Alcaraz MGR, Veitz-Keenan A, Sahrmann P, et al. Direct composite resin fillings versus amalgam fillings for permanent or adult posterior teeth. The Cochrane Database of Systematic Reviews, 2014,31(3):CD005620.

[3] Alhareky M, Tavares M. Amalgam vs composite restoration, survival, and secondary caries. The Journal of Evidence-based Dental Practice, 2016,16(2):107-109.

[4] Sakaguchi RL, Wiltbank BD, Murchison CF. Contraction force rate of polymer composites is linearly correlated with irradiance. Dental Materials, 2004,20（4）：402- 407.

[5] Moraschini V, Fai CK, Alto RM, et al. Amalgam and resin composite longevity of posterior restorations: a systematic review and meta-analysis. Journal of Dentistry, 2015,43(9):1043-1050.

[6] Overton JD, Sullivan DJ. Early failure of Class Ⅱ resin composite versus Class Ⅱ amalgam restorations placed by dental students. Journal of Dental Education, 2012,76(3):338-340.

[7] Bains VK, Loomba K, Loomba A, et al. Mercury sensitisation: review, relevance and a clinical report. British Dental Journal, 2008,205(7):373-378.

[8] Wetter DA, Davis MD, Yiannias JA, et al. Patch test results from the Mayo Clinic Contact Dermatitis Group, 1998—2000. Journal of American Academic Dermatology, 2005,53(3):416-421.

[9] Wiltshire W, Noble J. Allergies to dental materials. Vital, 2007,4(7):39.

[10] Bergman M, Ginstrup O, Nilsson B. Potentials of and currents between dental metallic restorations. Scandinavian Journal of Dental Research, 1982,90:404-408.

第五章

嵌体的牙体预备

第一节　嵌体修复的术前考量

一、概述

嵌体（inlay）是一种事先在体外制作完成的整块修复体，整体嵌入牙体内部，用以恢复缺损牙体的形态和功能，但嵌体修复没有覆盖牙齿𬌗面的牙尖部分。嵌体修复需要在口内完成牙体预备，然后提取印模，由技师在模型上制作。嵌体在技工室制作完成后，再由口腔医生通过粘接剂将其固定在患牙上，它是一种间接修复方法。

嵌体的固位力主要来自预备洞形提供的机械性固位，以及嵌体制作完成后来自粘接材料的粘接固位。由于嵌体整体位于牙齿组织的内部，在承受𬌗力时会对洞形的外侧壁产生推拉，可能导致牙冠折裂。因此，嵌体这种修复方法不能为剩余的牙体组织提供保护。如果剩余的牙体组织壁较薄，应改用高嵌体或全冠进行修复。

根据覆盖牙面的不同，嵌体可分为单面嵌体、双面嵌体和多面嵌体。其制作材料可以有金属合金、树脂、玻璃陶瓷等。

二、嵌体修复的优点

与牙体充填方法和其他间接修复方法比较，嵌体修复有其明显的优点：

1. 相较全冠或部分冠修复，嵌体修复能够保留更多的牙体组织。

2. 相较于直接充填，嵌体可以更好地修复范围较大的牙体缺损。

3. 由于在口外完成制作，嵌体可以更好地恢复𬌗面、邻接面及轴面的形态和凸度，更完整、精确地修复与对𬌗牙齿的咬合接触及与邻牙的邻接关系。

4. 与直接充填相比，嵌体修复更加持久耐用。

5. 嵌体可以进行高度精细的打磨抛光，容易清洁，不容易附着菌斑。

6. 嵌体的边缘密合性更好，可以减少微渗漏和术后牙齿敏感的发生。

7. 用玻璃陶瓷或树脂材料制作的嵌体修复比直接充填修复更加美观、自然、耐用。

三、嵌体修复的适应证

一般来讲，嵌体修复的适应证比较广泛，能够用直接充填方法治疗的牙体缺损都是嵌体的适应证。其主要适应证如下：

1. 累及范围较小的龋坏或牙体缺损。

2. 龋坏或牙体缺损范围比较大，但牙齿边缘嵴相对完整，且局部咬合力较小。

3. 对修复材料性能及修复效果要求高，不愿意接受充填治疗或充填治疗反复失败的患者。

四、嵌体修复的禁忌证

1. 嵌体是外形线最长的修复体，因此不适合口腔卫生情况差、患龋因素高的患者。

2. 嵌体的固位主要依靠粘接力和摩擦力，固位能力相对较差、有磨牙症或咬合力过大的患者应慎用。

3. 牙齿磨耗严重，临床牙冠高度不足或牙体缺损大、牙体薄弱的患者。

4. 嵌体，尤其是瓷嵌体对粘接条件要求很严，如果患牙局部无法达到有效的隔湿，应谨慎使用嵌体修复方法。

5. 死髓牙或根管治疗后的牙齿，由于牙体组织变脆易折，一般不建议使用嵌体修复。

6. 𬌗面缺损或龋坏在颊舌方向累及范围大，𬌗面牙体预备洞形的峡部宽度超过颊、舌两侧牙尖之间距离的 1/2。

五、嵌体的制作材料

口腔临床最常见的嵌体制作材料为金属和玻璃陶瓷两种。

金属嵌体有普通合金嵌体和金合金嵌体。普通合金嵌体的价格便宜，但其延展性较差。金合金嵌体的延展性最好，长期使用密合度高，不容易发生继发龋，生物相容性也较好，长期使用对人体没有任何毒副作用。

瓷嵌体的颜色非常接近于自然牙齿，色泽稳定；具有良好的生物相容性，对牙龈组织不会产生刺激。另外，其导热性低，比较适合深龋或牙齿缺损较深的患者。但是瓷嵌体的制作对医生和技工的要求很高，它的抗折能力和耐磨性也不如金属嵌体，若使用不当，有碎裂的可能。

根据嵌体制作材料不同，牙体预备的要求也有所区别。

第二节　金属嵌体的牙体预备

金属嵌体常用于牙齿充填治疗失败后的再治疗，患牙位于口腔不易显露的部位或患者对牙齿美观无特殊要求。

一、牙体预备要求

1. 所有内壁呈外展形态，不能有任何倒凹存在。

2. 髓壁要有一定的深度，以保证嵌体有足够的机械强度。

3. 洞缘平整、光滑，与相邻牙面成直角。

4. 由于金属嵌体使用粘固剂进行固位，需要有来自洞形的机械性固位进行辅助，因此洞形内部的线角要清楚、锐利。

5. 在龈壁洞缘制备斜面，其作用是防止在此部位形成无基釉质，保护薄弱的洞壁；同时，也使修复体边缘与预备体边缘更加密合，减少粘接剂被唾液溶解的机会。

6. 避免损伤邻牙或口腔软组织。

二、标准牙体预备

以上颌左侧第二双尖牙近中殆面嵌体为例，对其标准牙体预备进行讲解。

（一）殆面洞形的预备

1. 牙体预备要求

（1）洞深 1 ～ 1.5 mm，嵌体就位道方向没有倒凹存在。

（2）为避免咬合力直接作用于嵌体与牙齿交界部位，导致牙体组织发生折断，殆面洞缘应离开咬合接触点至少 1.0 mm。

2. 操作步骤

（1）根据临床设计方案，在牙齿的殆面制备洞形。用 57-010 号钻针（图 5-1）在殆面中央窝处钻入，深度为 1 ～ 1.5 mm，其外形线与相应的充填洞形类似，洞缘在殆面的点隙、发育沟等部位进行适当的预防性扩展，并制备鸠尾固位形；髓壁平坦，线角清晰、锐利。

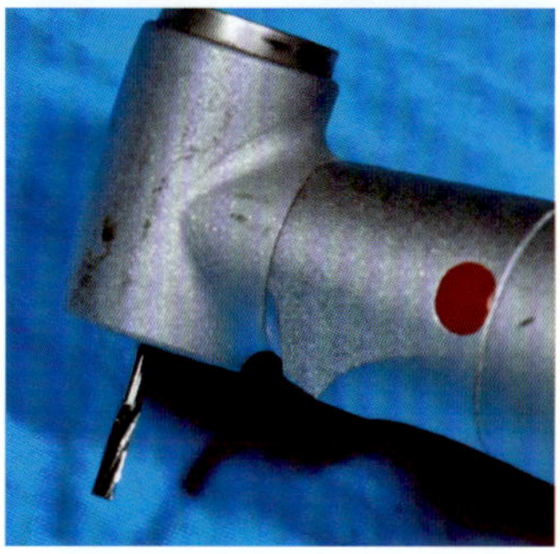

图 5-1　57-010 号钨钢裂钻

（2）此处与Ⅱ类充填洞形略有不同。制备嵌体洞形时，首先完成整个𬌗面外形（包括邻面盒的部分），再向龈向扩展，制备洞盒（图 5-2）。颊、舌侧壁外敞，呈喇叭口形；并分别与邻牙颊、舌面线角切线相吻合，与颊舌尖连线的夹角大约为 135°（图 5-3）。

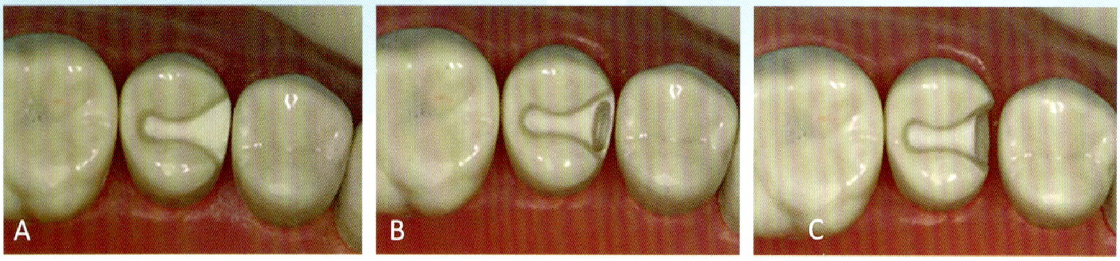

图 5-2 𬌗面制备顺序

A. 首先制备整个𬌗面外形；B. 再向龈向延伸，制备洞盒；C. 嵌体洞形完成后。

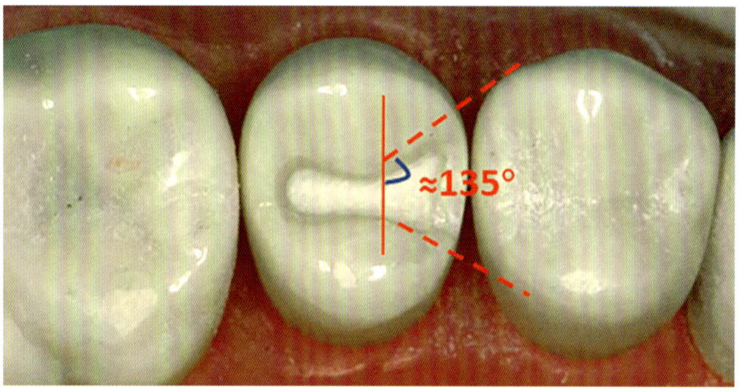

图 5-3 颊、舌侧壁制备要求

颊、舌侧壁外敞，并分别与邻牙颊、舌面线角处切线相吻合。

（3）钻针由牙长轴（就位道）向外倾斜 3° ~ 5°，使洞壁冠向外展，外展度为 6° ~ 10°（图 5-4）。

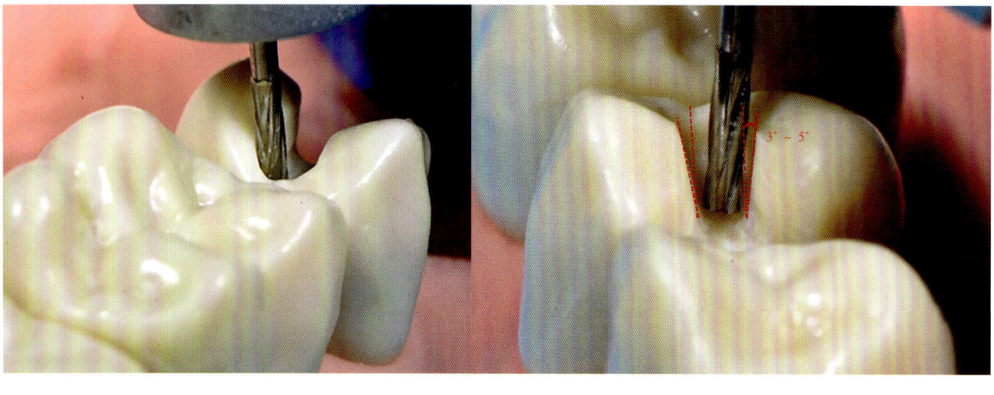

图 5-4 钻针略往外倾斜，使洞壁冠向外展

（二）邻面洞形的预备

1. 牙体预备要求

（1）邻面洞形的髓壁高度至少为 2 mm，龈壁宽 1.0 ~ 1.2 mm。

（2）邻面洞形的颊、舌、龈壁外缘与邻牙的间隙为 0.5 ~ 1.0 mm。

（3）邻面洞形的颊、舌壁略冠向外展，角度与𬌗面洞侧壁类似。

（4）制备龈壁内、外斜面。

2. 操作步骤

（1）使用 169L 号锥形钨钢裂钻（图 5-5）在邻面制作洞盒（图 5-6）；其颊、舌侧轴壁与邻牙邻面的外形线保持平行，两者之间的间隙为 0.5 ~ 1.0 mm，使边缘位于龈外展隙和颊、舌外展隙自洁区（图 5-7）。

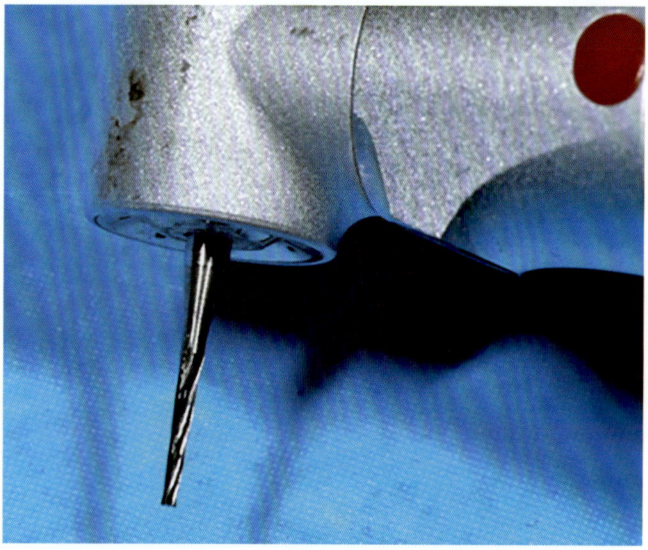

图 5-5　169L 号锥形加长钨钢裂钻

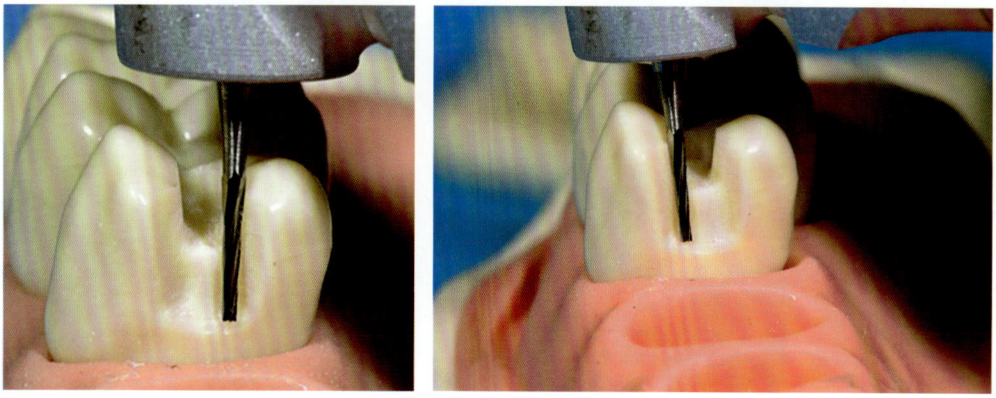

图 5-6　使用 169L 号钻针制备邻面洞盒

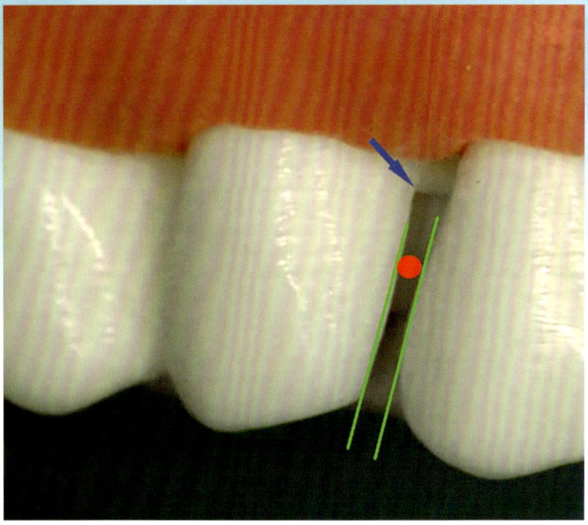

图 5-7 邻面洞盒的外形线与位置

嵌体预备洞形的邻面外壁与邻牙邻面的外形线基本平行，两者间隙为 0.5 ～ 1.0 mm；箭头所示内壁夹角锐利。

（2）洞盒的颊、舌侧轴壁平直，略往冠向外展（图 5-8）；其与龈壁的交角略钝，但角度清晰。也可以辅助使用牙釉质凿，修整预备洞形的各个线角，使其更加清晰、锐利（图 5-9 和图 5-10）。

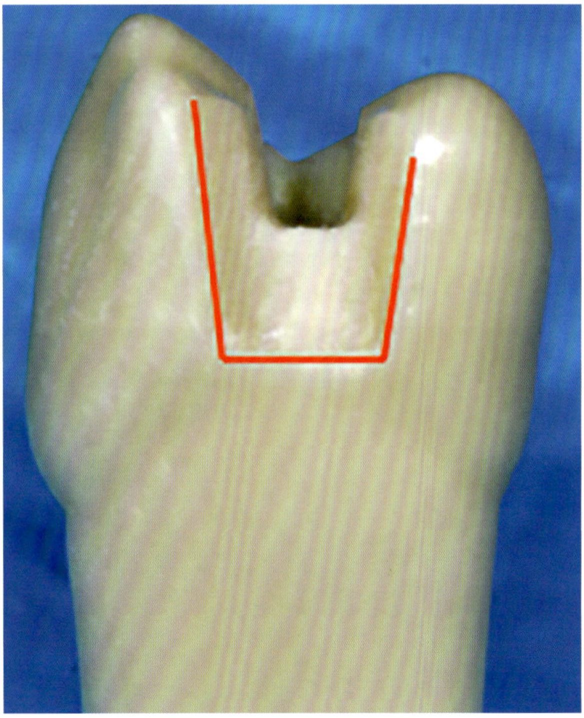

图 5-8 邻面洞形颊、舌侧轴壁冠向外展

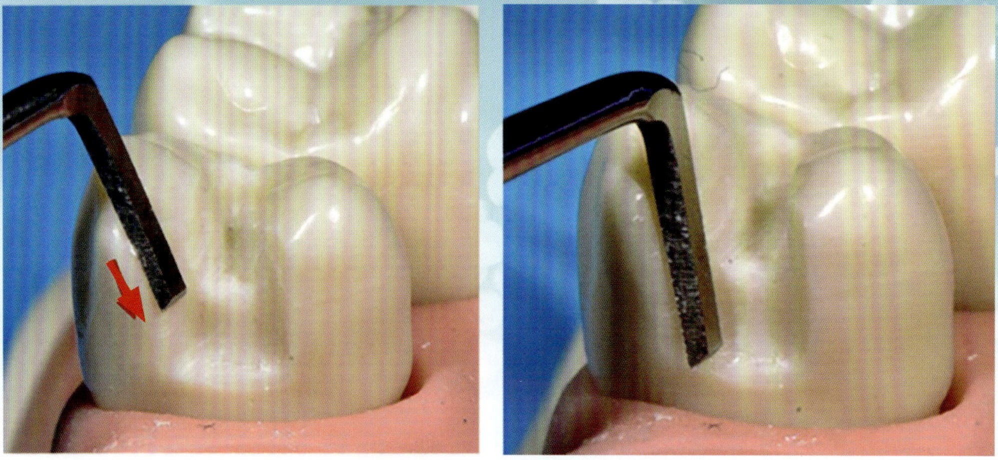

图 5-9　手动器械修整洞壁示意图（冠龈向修整）

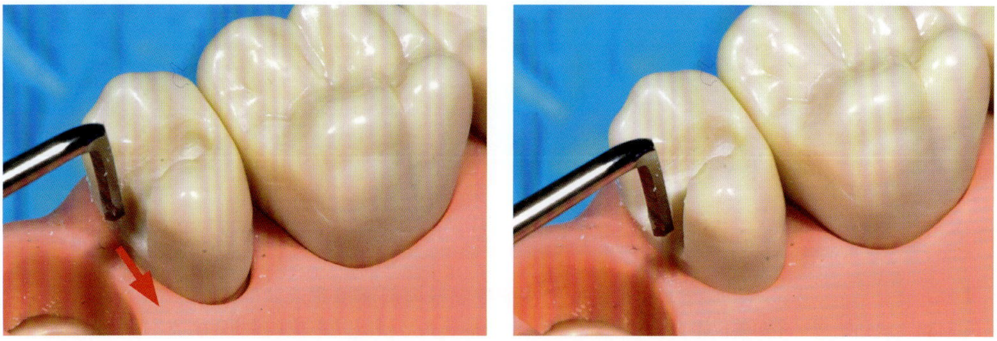

图 5-10　手动器械修整洞壁示意图（颊舌向修整）

（3）为了增加洞盒的机械性固位力，有时需在龈壁制备内斜面。具体制备方法为：使用手持器械近中或远中边缘切削凿（marginal trimmer，图 5-11）在龈壁两侧颊舌向来回刮削，制备角度约 30° 的斜面（图 5-12 至图 5-14）。注意：近远中𬌗多面嵌体不需要制备龈壁内斜面，此设计只应用于近中𬌗或远中𬌗双面嵌体。

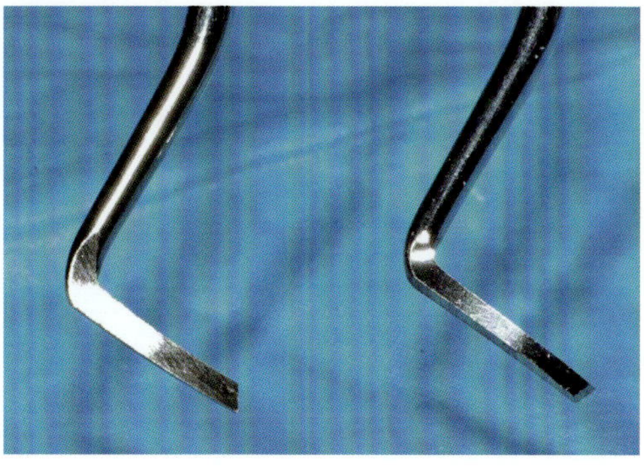

图 5-11　嵌体牙体预备常用手持器械

左为近中边缘切削凿（型号：10-80-7-14），右为远中边缘切削凿（型号：10-95-7-14）。

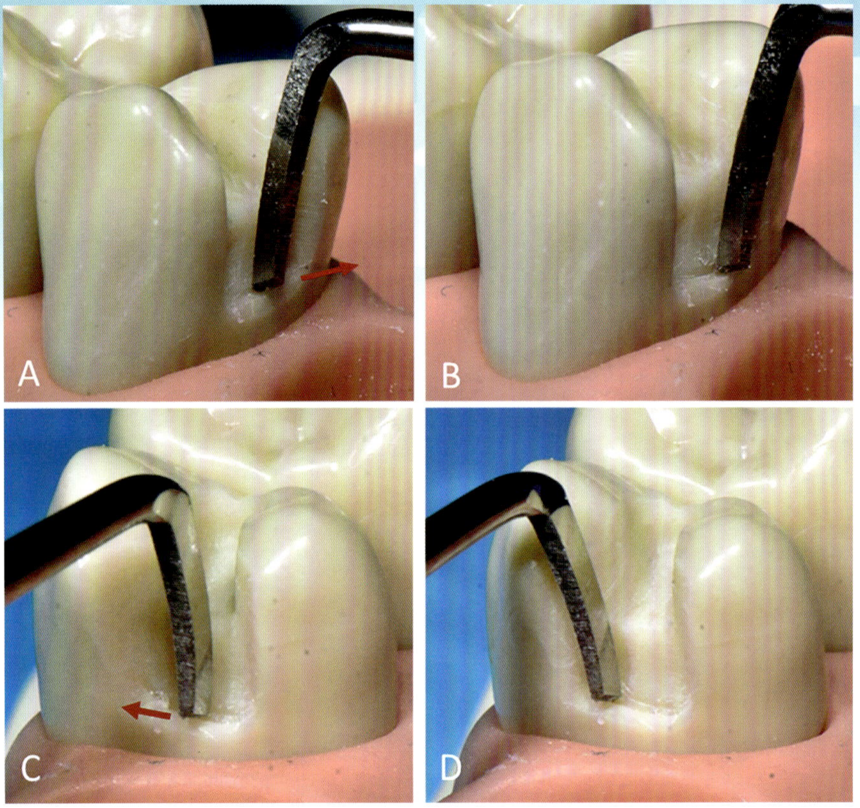

图 5-12　使用切削凿在龈壁制备内斜面操作示意图

A. 将边缘切削凿置于龈壁的中央，其前部尖端紧贴轴龈线角，稍用力向舌侧划动；B. 直至舌轴龈点角；C. 重复前面的动作，将边缘切削凿向颊侧用力划动；D. 止于颊轴龈点角。

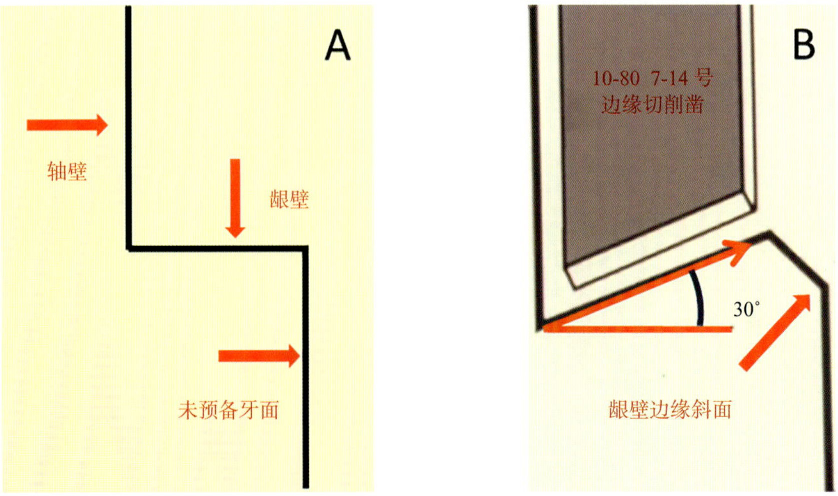

图 5-13　龈壁内斜面制备示意图

A. 邻面洞盒完成后；B. 使用边缘切削凿在龈壁制备内斜面。

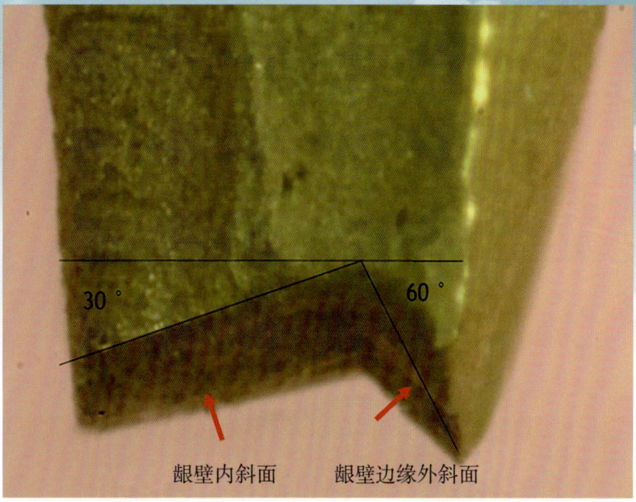

图 5-14　制作完成的金属嵌体的龈壁内斜面与边缘外斜面部分

（2）在龈壁外缘制作 45° ~ 60°、宽约 0.5 mm 的外斜面，以去除可能存在的无基釉质，并取得更好的边缘密合度。由于髓壁外缘与邻牙距离较小，需要选用头部尖细的 H248S-009 钻针（图 5-15 和图 5-16）或手持器械完成制作。

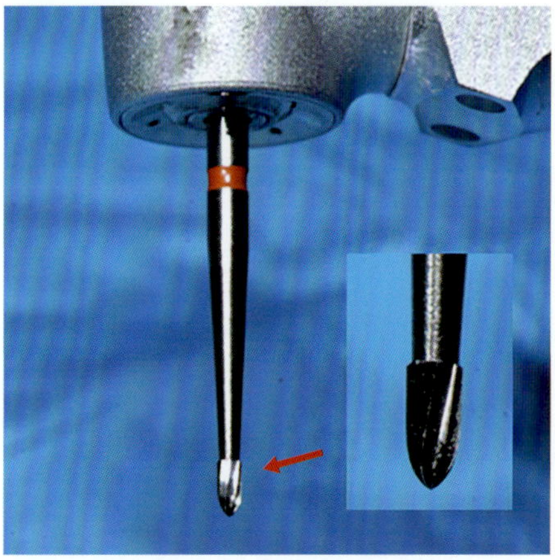

图 5-15　H248S-009 钻针

工作端最宽处直径 0.9 mm，尖端角度为 60°。

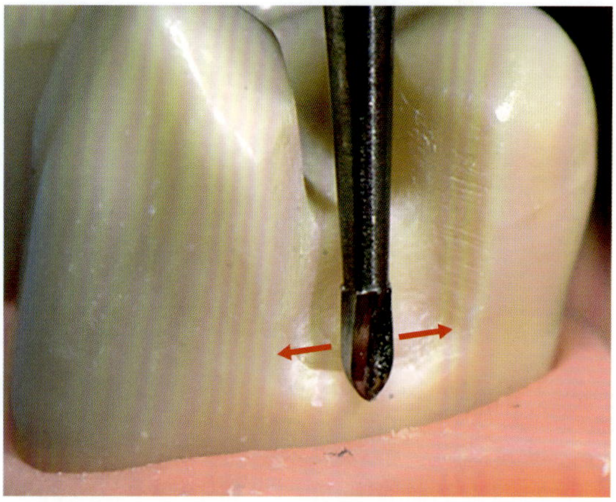

图 5-16　使用 H248S-009 钻针制备龈壁边缘外斜面

（3）如果殆面洞壁边缘可能存在较薄弱的牙釉质，可以考虑使用 7404-014 号钻针制备洞壁边缘斜面。

（三）检查抛光

使用磨光钻针将预备牙体各个边缘线、角修整磨光，进行最后的检查确认，完成嵌体的牙体预备（图 5-17 和图 5-18）。

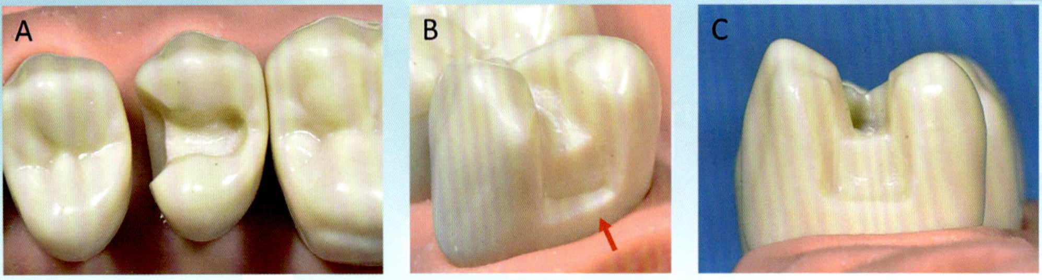

图 5-17 上颌第二双尖牙近中𬌗面金属嵌体标准牙体预备

A. 𬌗面观；B. 颊侧面观（红色箭头指示斜面）；C. 近中面观。

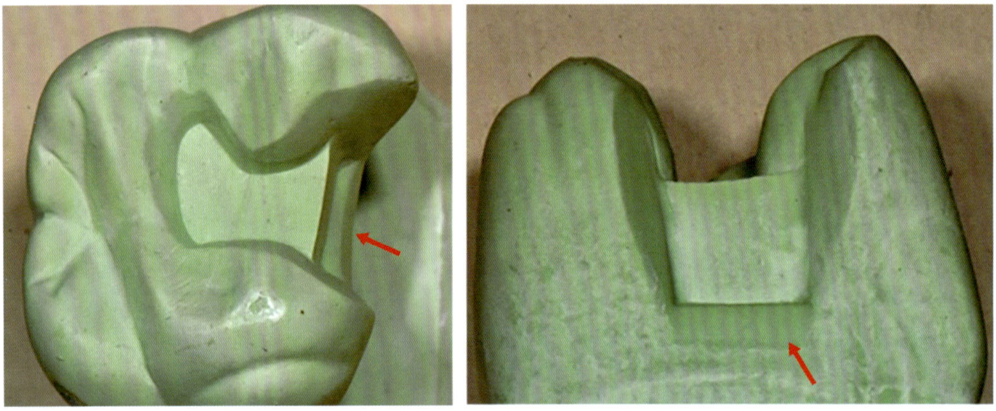

图 5-18 上颌磨牙近中𬌗面金属嵌体牙体预备标准石膏模型（红色箭头指示斜面）

第三节 瓷嵌体的牙体预备

一、瓷嵌体与金属嵌体的区别

1. 由于制作嵌体所用材料的物理性质不同，陶瓷材料的机械强度不如金属材料，且脆性大，较易折裂。

2. 瓷嵌体临床戴入时，使用粘接材料；金属嵌体则使用粘固材料，来自粘固材料的固位力相对较弱，因此对预备体的机械性固位要求较高。

二、选用瓷嵌体需要注意的问题

1. 鉴于陶瓷材料的物理性质，对于咬合力大或有磨牙症的患者应慎用。

2. 瓷嵌体戴入时使用粘接固位，对局部隔湿要求高。

3. 由于粘接剂与牙骨质的粘接效果差，对于龋坏或牙体缺损到达龈下牙根部位的病例，应谨慎使用瓷嵌体。

4. 对于致龋因素高及口腔内有未控制龋坏的患者应慎用瓷嵌体修复。

三、牙体预备要求

1. 牙体预备充分，以提供足够的修复空间，保证嵌体的机械强度。

2. 洞壁要光滑，且冠向外展角度更大，以利于修复体的戴入。

3. 内壁线角圆钝，以防止修复体及牙齿在应力作用时发生折裂。

4. 洞壁外缘与相邻牙面的交角为 90° 或略呈钝角，以防止修复体边缘部分的牙体组织受力折断。

5. 避免损伤邻牙或邻近的口腔软组织。

四、标准牙体预备

以𬌗邻双面嵌体为例。

（一）𬌗面洞形的预备

1. 牙体预备要求

（1）洞深 1.5 ~ 2.0 mm，在嵌体就位道方向洞形无倒凹。

（2）𬌗面洞缘应离开咬合接触点至少 1.0 mm。

2. 操作步骤

（1）根据临床设计方案，在牙齿的𬌗面制备洞形。用 330-009 号钻针在𬌗面中央窝处钻入，深度为 1.5 ~ 2.0 mm，注意深度应从中央窝部位测量，保证足够的预备深度，防止修复体在𬌗力作用下发生折裂。其外形线与相应的充填洞形类似，洞缘在𬌗面的点隙、发育沟等部位进行适当的预防性扩展，并制备鸠尾固位形。

（2）换用 845KR-018 号钻针（图 5-19）制备𬌗面洞，使髓壁平坦；线角要保持圆钝。

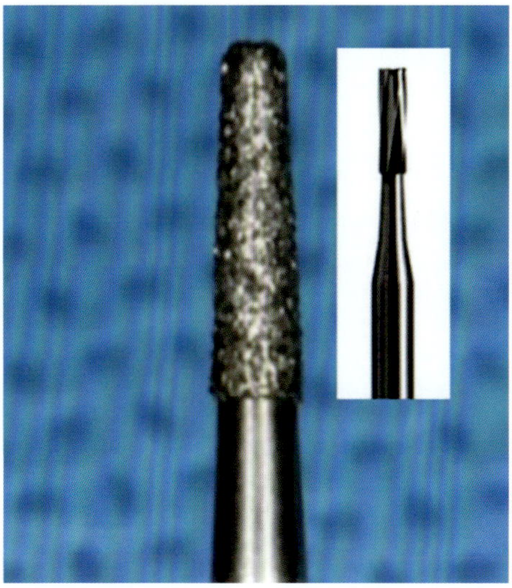

图 5-19　845KR-018 号钻针

小图为 57 号钻针，注意两者末端形态。845KR 号钻针末端为圆角，57 号钻针末端为锐利直角。

（3）制备的洞壁冠向外展度较金属嵌体更大，外展度为 12° ~ 15°。

（二）邻面洞形的预备

1. 牙体预备要求

（1）邻面洞形的轴壁高 ≥ 2 mm，龈壁宽约 1.0 mm。

（2）邻面洞形的颊、舌、龈壁外缘与邻牙的间隙为 0.5 ~ 1.0 mm。

2. 操作步骤

（1）使用 846-012 号钻针（图 5-20）在邻面制作洞盒，轴壁直立；其颊、舌侧壁与邻牙邻面的外形线保持平行，边缘位于龈外展隙和颊、舌外展隙自洁区。

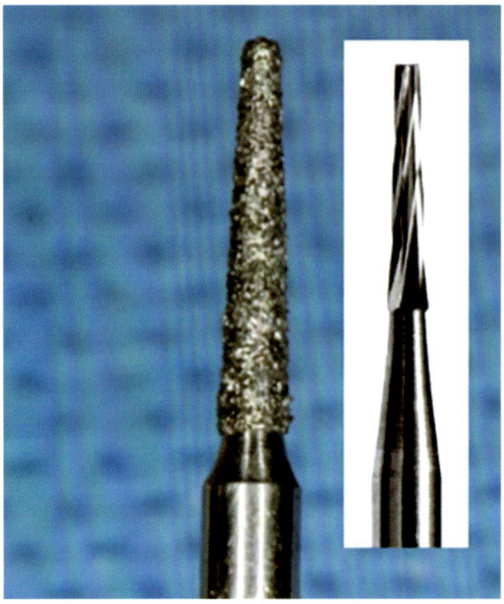

图 5-20 846-012 号钻针

小图为 169L 号钻针，注意两者末端形态。846 号钻针末端为圆角，169L 号钻针末端为锐利直角。

（2）在髓壁外缘制作 45° ~ 60° 的斜面。由于髓壁外缘与邻牙距离较小，需要选用头部尖细的 H248 或 H248S 钻针或者手持器械完成制作。

（3）用 7404-014 号钻针制作殆面洞壁外缘斜面，其目的为增加美观和固位。

（三）检查抛光

使用磨光钻针将预备牙体各个边缘线、角修整磨光，进行最后的检查确认，完成嵌体的整个牙体预备。

（四）额外固位槽的制备

如果临床上遇到殆面龋坏或缺损较大，牙体预备鸠尾峡部太宽，使得鸠尾不明显的病例，由于鸠尾能够提供的侧向固位力不足，可以考虑在髓壁上额外添加深约 1.0 mm 的固位槽，以增加固位力（图 5-21）。

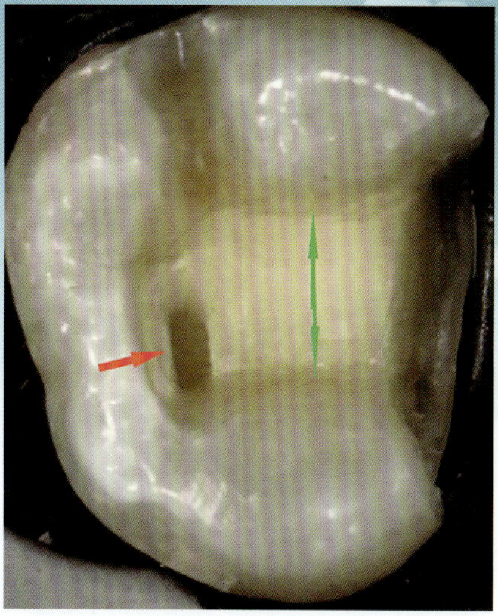

图 5-21　制备固位槽

殆面鸠尾峡部过宽，在髓壁制备固位槽（红色箭头所示）。

第四节　Ⅱ类洞形与双面嵌体以及金属嵌体与瓷嵌体牙体预备的区别

1. Ⅱ类洞形与双面嵌体牙体预备的区别（表 5-1）

表 5-1　Ⅱ类洞形与双面嵌体牙体预备的主要区别

	Ⅱ类洞形	**双面嵌体**
洞盒侧壁出口角度	直角 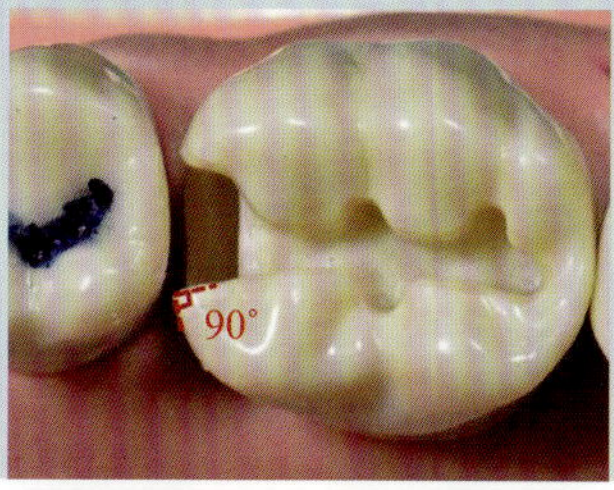 	钝角 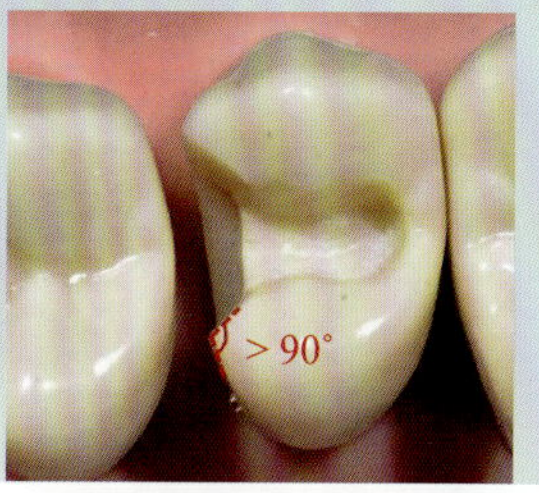
邻面间隙	邻面间隙为 0.5 ~ 0.75 mm 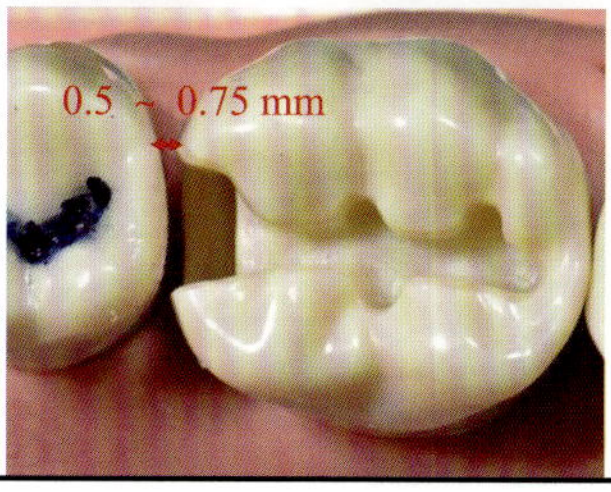 	与相邻牙面线角处切线相吻合 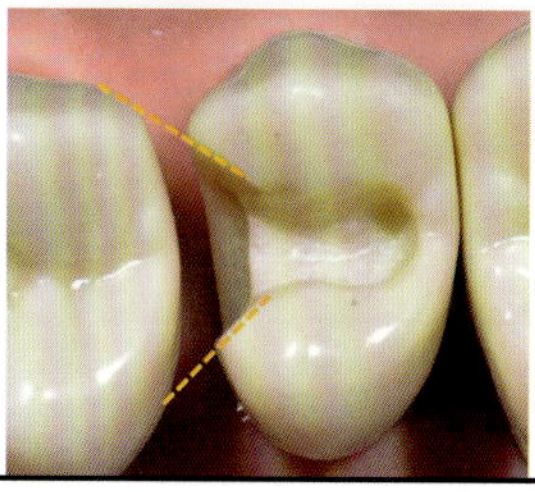

续表

	Ⅱ类洞形	双面嵌体
轴壁冠向外展度	冠向聚合 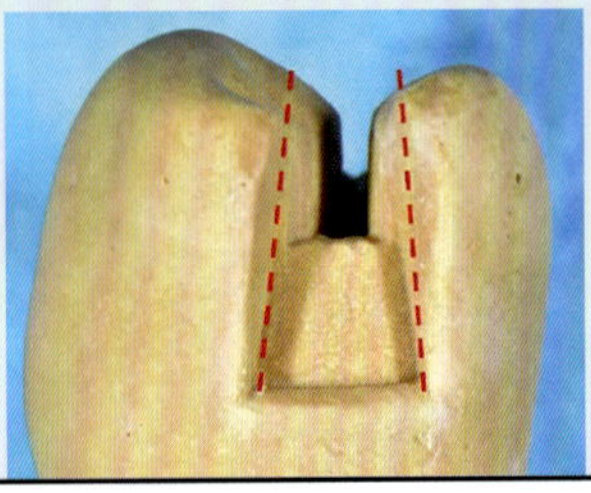	冠向外展 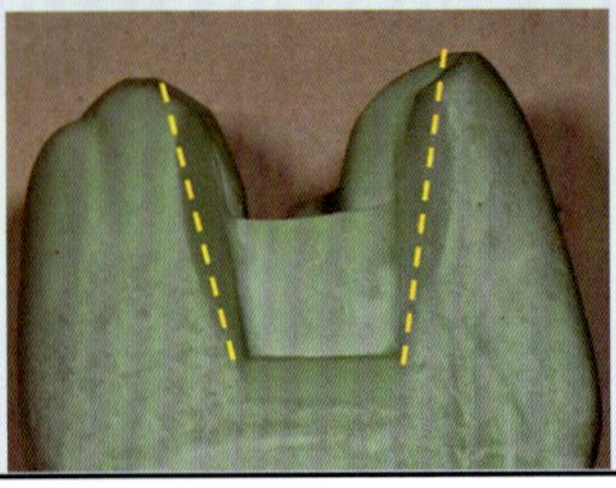

2. 金属嵌体与瓷嵌体牙体预备的区别（表 5-2）

表 5-2　金属嵌体与瓷嵌体牙体预备的主要区别

	金属嵌体	瓷嵌体
殆面髓壁深度	1.0 ~ 1.5 mm 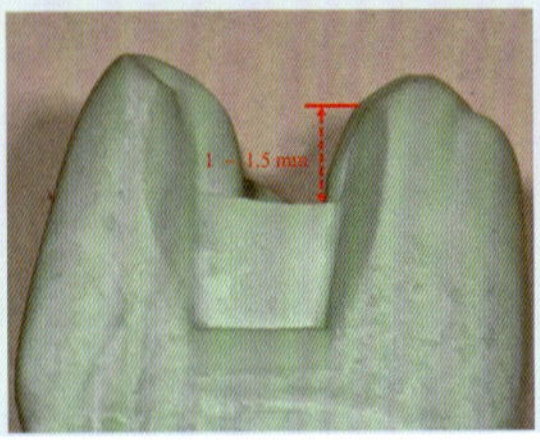	1.5 ~ 2.0 mm 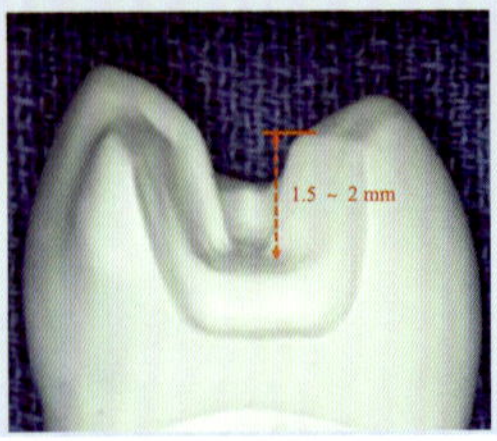
内壁线角	直锐 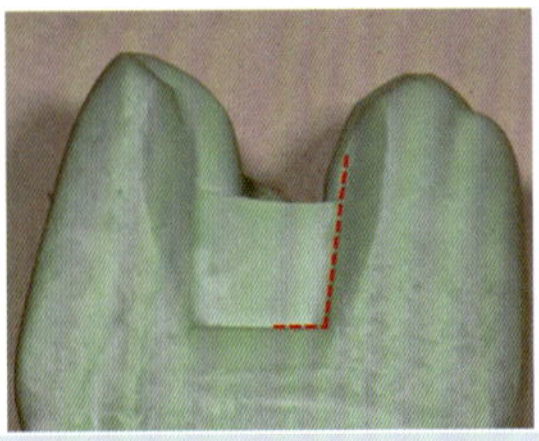	圆钝 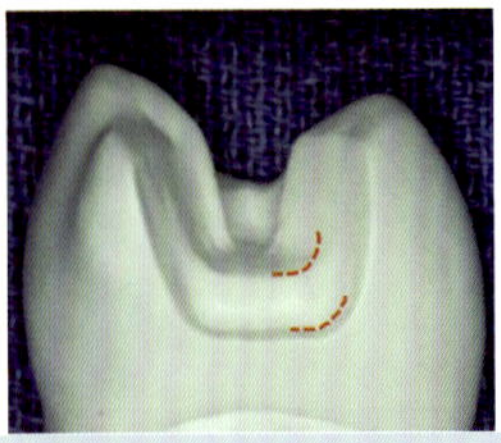
轴壁冠向外展度	6° ~ 10°（单侧 3° ~ 5°） 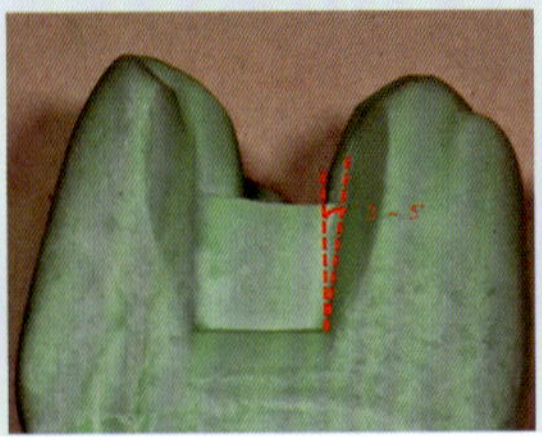	12° ~ 15°（单侧 6° ~ 7.5°） 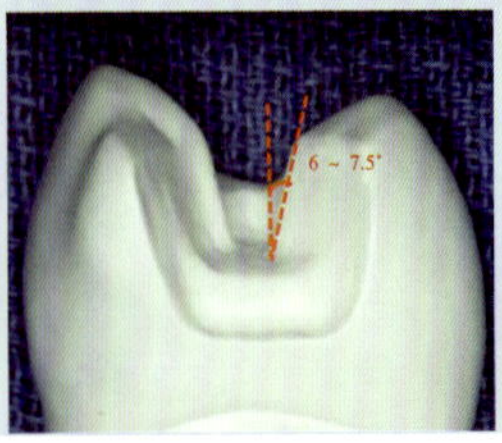
斜面制备	有 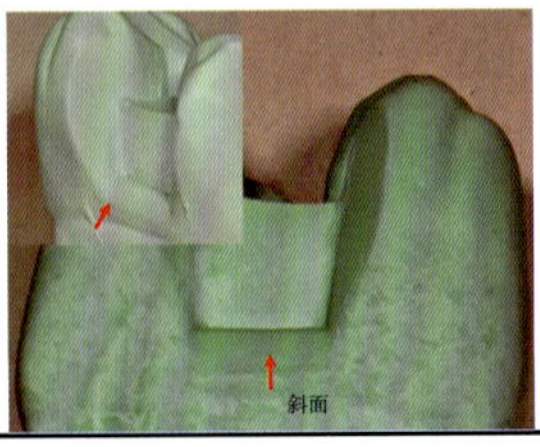	无 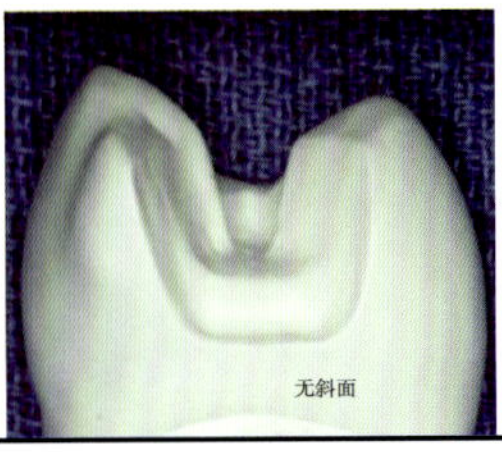

（俞波　张旭光）

第六章

高嵌体的牙体预备

第一节　高嵌体牙体预备的术前考量

一、定义

高嵌体（onlay）是嵌体的一种特殊类型，由近 - 𬌗 - 远中面（MOD）嵌体演变而来，用于后牙的修复，其修复范围可覆盖部分𬌗面和牙尖，亦可扩展至整个𬌗面（图 6-1）。在牙齿磨损过多或牙体组织大面积缺损、不易取得足够的固位形和抗力形时使用。

高嵌体的固位力来源与嵌体基本类似，但由于其覆盖了部分𬌗面、牙尖甚至全部𬌗面，它也可以从冠外获得部分机械性固位。高嵌体因为有后牙𬌗面覆盖，不同程度减少了对预备洞形侧壁的有害应力，降低了术后功能活动时发生牙齿折裂的风险。

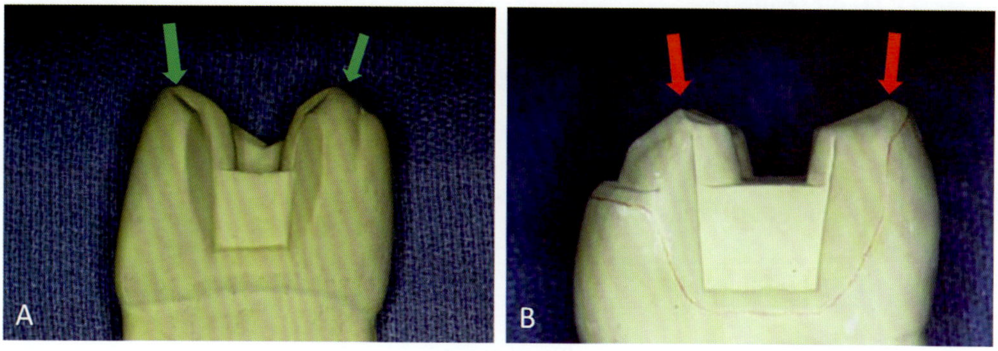

图 6-1　嵌体与高嵌体外观上的区别

A. 嵌体的牙体预备仅涉及不包括牙尖的𬌗面部分，完全保留原有的牙尖结构；

B. 高嵌体的牙体预备涉及牙尖，修复范围覆盖𬌗面和牙尖。

采用高嵌体修复大面积牙体缺损或用于根管治疗后牙齿的保护，可弥补全冠修复磨除牙体组织过多的不足，扩大了修复的适用范围，且修复效果良好，可以有效延长患牙的使用寿命。

二、高嵌体修复的适应证

1. 牙体有较大范围的缺损，但仍有大部分牙釉质存留。

2. 范围较大的充填修复（银汞合金、复合树脂）或嵌体修复首次治疗失败后的再治疗。

3. 需要进行嵌体修复，并且缺损累及牙尖或牙尖部位过于薄弱，容易发生折断；或牙尖可能存在隐裂。

4. 殆面严重缺损，需要进行咬合重建的病例；以及个别前磨牙或磨牙殆面过低，为了恢复与对殆牙的咬合接触，需要增加牙冠高度的病例。

5. 活髓或根管治疗后的牙齿。

三、高嵌体修复的禁忌证

1. 牙体缺损范围小。

2. 患者口腔卫生情况差，患龋风险高。

3. 牙体有折断或缺损范围过大，牙齿固位能力差。

4. 患者有很高的美观要求。

5. 无法对患牙进行有效隔湿。

第二节　金属高嵌体

一、牙体预备要求

1. 洞形的预备与相应的多面金属嵌体牙体预备要求基本相同。

2. 无倒凹存在。

3. 对功能尖和非功能尖进行适当磨除。

4. 需要制备肩台和斜面。

二、标准牙体预备

以上颌左侧第一磨牙高嵌体为例，对其标准牙体预备进行讲解。

（一）进行标准嵌体牙体预备

1. 按照金属嵌体牙体预备要求，进行殆面预备（图 6-2）。

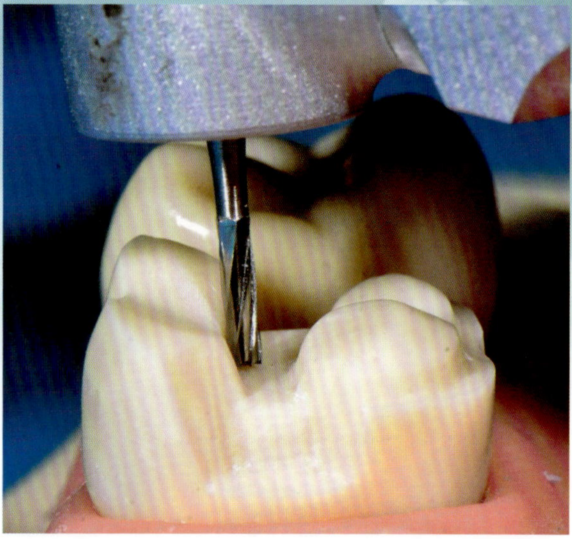

图 6-2　按金属嵌体要求制备𬌗面洞形

2. 按照金属嵌体牙体预备要求，分别进行近中和远中邻面预备，注意不需要制备龈壁内斜面（图 6-3）。

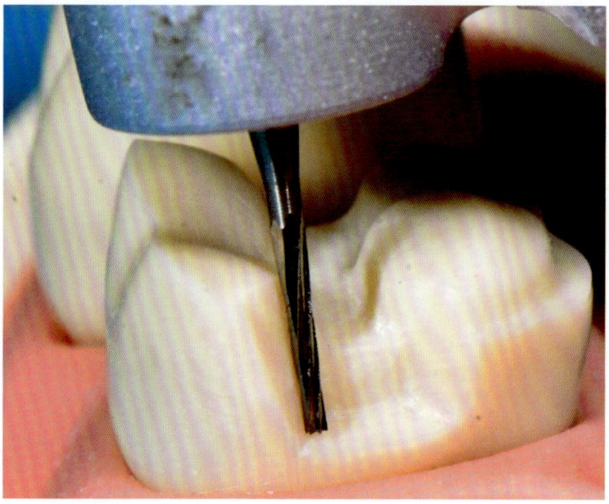

图 6-3　按金属嵌体牙体预备要求，分别进行近中和远中邻面预备

（二）功能尖的牙体预备

1. 用 57 号钻针沿牙尖的自然坡度，首先制备深度定位先导沟，均匀进行牙尖的磨除，在功能尖（上颌第一磨牙的舌侧尖）部位取得 1.5 mm 的间隙（图 6-4），注意保持牙尖原有的形状。

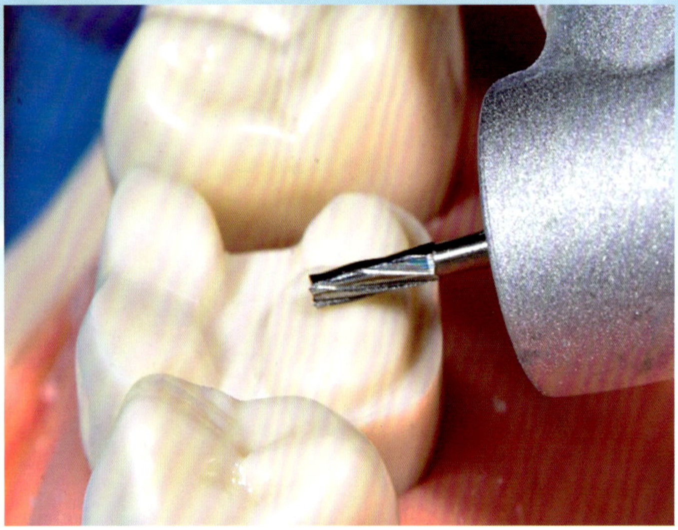

图 6-4 功能尖预备

磨除牙尖时，以深度定位沟作为指导，沿牙尖的自然斜度进行磨除。

2. 在功能尖的殆面与轴面交界处制备肩台，亦称殆台。殆台宽、高各约 1.0 mm，并一直连续到邻面的洞盒侧壁。注意殆台的制作部位，应在咬合接触点外侧至少 1.0 mm。制备殆台的目的在于增加固位，同时加固修复体的边缘，使其更加结实耐用（图 6-5）。

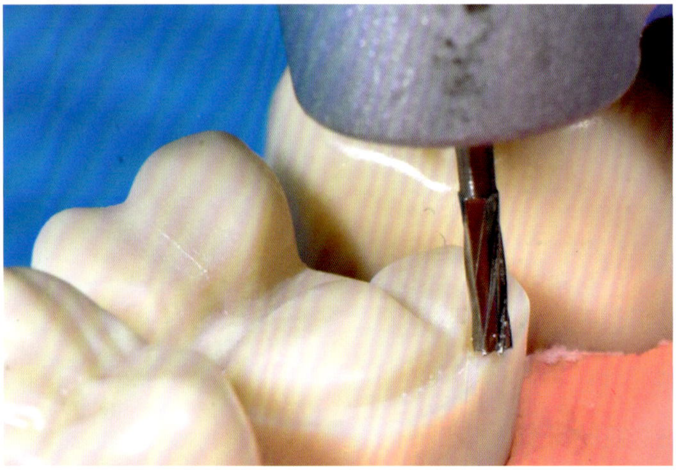

图 6-5 在功能牙尖制备殆台

3. 在殆台边缘线部位制备 45° 角、宽约 0.5 mm 的斜面（图 6-6）。

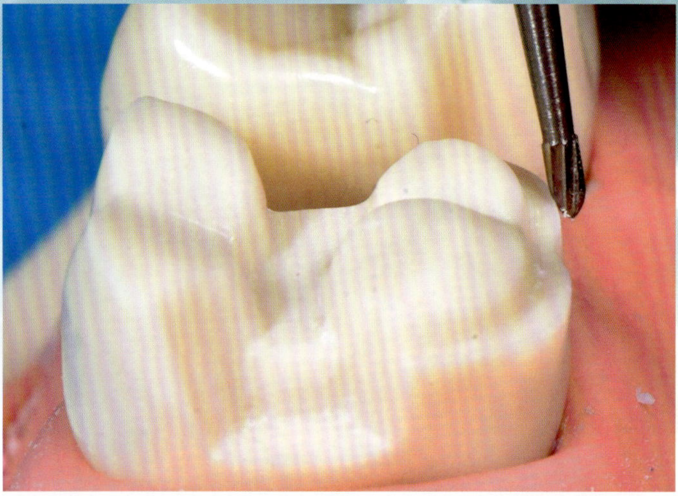

图 6-6　使用 H248S 或 7404 号钻针在𬌗台制备斜面

（三）非功能尖的牙体预备

1. 按照与功能尖预备相同的方法，在非功能尖部位（上颌第一磨牙的颊侧牙尖）磨除牙体组织，取得 1.0 mm 的𬌗间隙（图 6-7）。

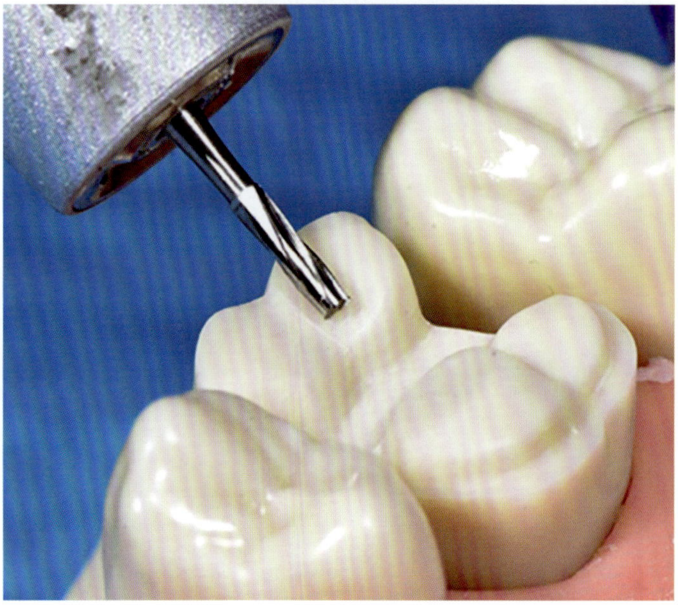

图 6-7　非功能尖牙体磨除

2. 在非功能尖制备 0.5 mm 宽的斜面。因为美观原因，上颌后牙颊侧牙尖的斜面宽度减半，为 0.2 ～ 0.3 mm（图 6-8）。

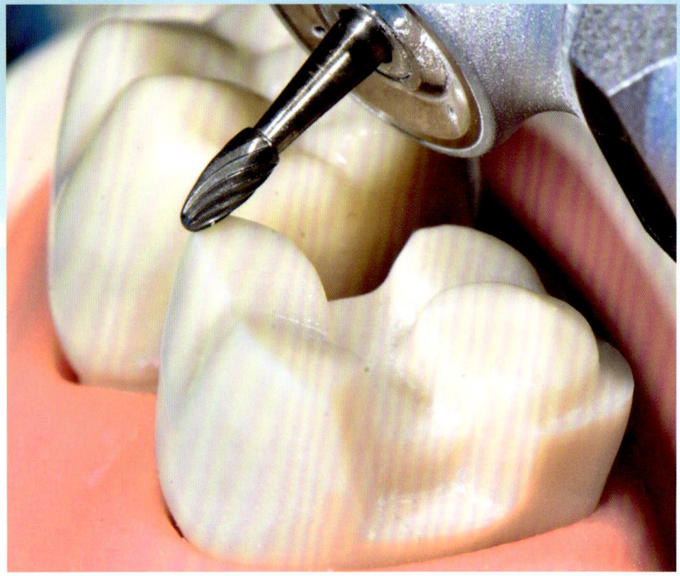

图 6-8　制备非功能尖斜面

（四）检查抛光

使用磨光钻针以及手持器械，磨光预备体表面（图 6-9），修整洞形的线角，检查颊、舌侧牙尖磨除量（图 6-10 和图 6-11）；消除可能存在的倒凹和尖锐的牙尖。

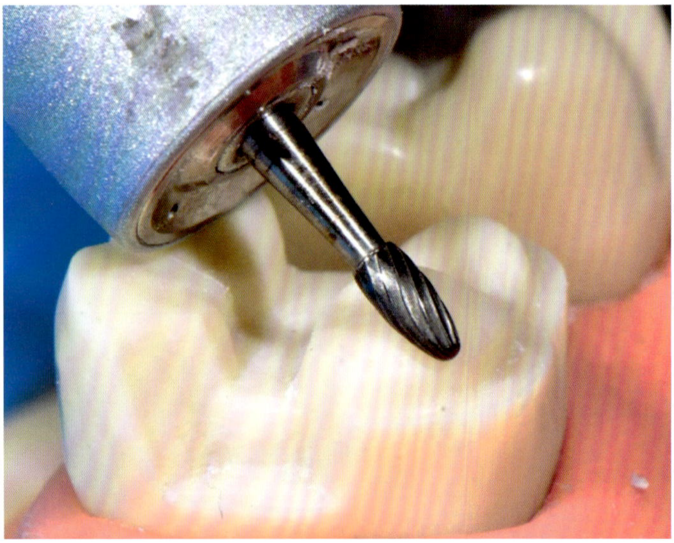

图 6-9　使用磨光钻针修整、打磨预备体表面

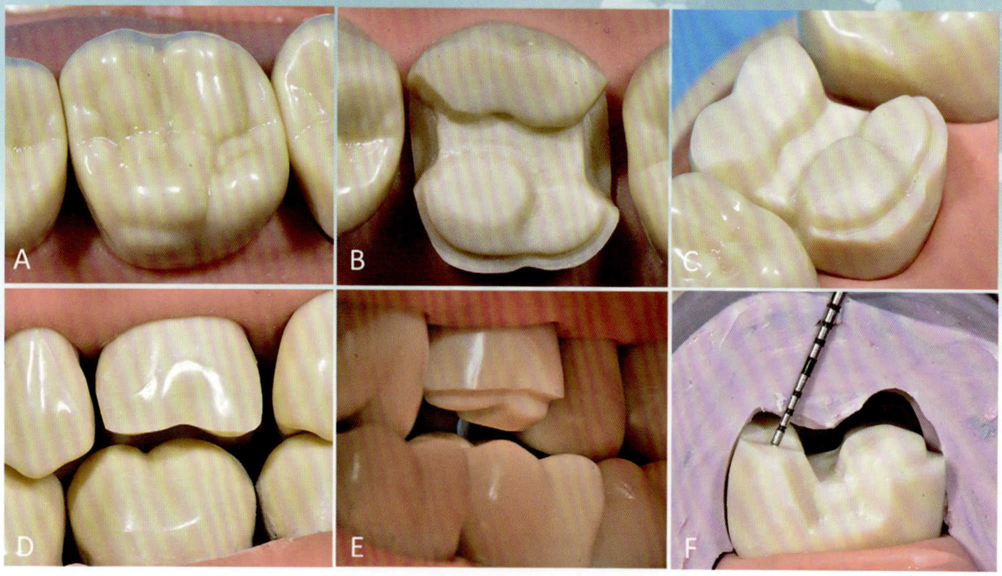

图 6-10　高嵌体牙体预备最终检查

A. 左侧上颌第一磨牙；B 和 C. 牙体预备完成后的殆面和舌侧观；D 和 E. 分别从颊、舌侧观察功能尖及非功能尖牙体磨除量；F. 使用术前制作的指示阴模确认牙体预备量。

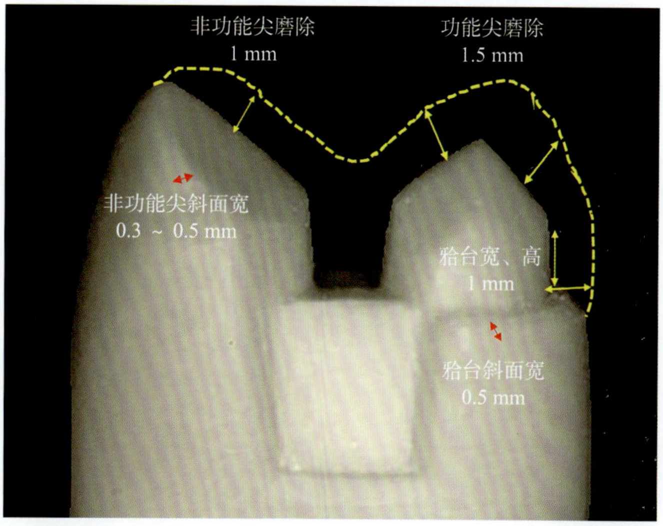

图 6-11　金属高嵌体标准牙体预备示意图（上颌双尖牙）

第三节　瓷高嵌体

一、牙体预备要求

1. 洞形的预备与相应的多面瓷嵌体牙体预备要求基本相同。

2. 所有洞壁冠向外展，所有线角光滑圆钝，洞壁外缘与相邻牙面的交角为 90°。

3. 对功能尖和非功能尖进行适当磨除，要尽量在牙体预备边缘部位保留牙釉质，以取得最佳的粘接效果。

4. 需要制备肩台和斜面。

二、标准牙体预备（图 6-12）

（一）进行标准瓷嵌体牙体预备

1. 按照瓷嵌体牙体预备要求，进行𬌗面预备。

2. 按照瓷嵌体牙体预备要求，分别进行近中和远中邻面预备。

（二）功能尖的牙体预备

1. 使用 57 号钻针沿牙尖的自然斜度工作，以保持牙尖原有的形状；首先制备深度定位先导沟，均匀进行牙尖的磨除，以避免修复体𬌗面厚度不均，容易发生折裂；在功能尖部位取得≥ 2.0 mm 的间隙。

2. 在功能尖的𬌗面与轴面交界处制备𬌗台；𬌗台宽、高各约 1.0 mm，并一直连续到邻面的洞盒侧壁。注意𬌗台的制作部位，应在咬合接触点外侧至少 1.0 mm 处；且𬌗台内的线角圆钝。

（三）非功能尖的牙体预备

按照预备功能尖相同的方法，在非功能尖部位取得≥ 1.5 mm 的间隙。

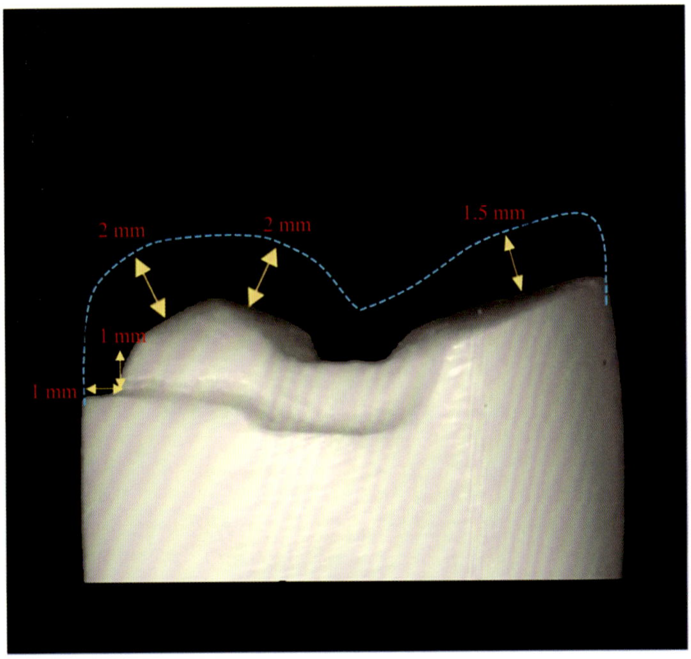

图 6-12　瓷高嵌体的标准牙体预备示意图

（四）检查抛光

使用平头圆柱状细颗粒磨光钻针，修整、打磨预备的牙体表面。

（五）标准预备模型（图 6-13）

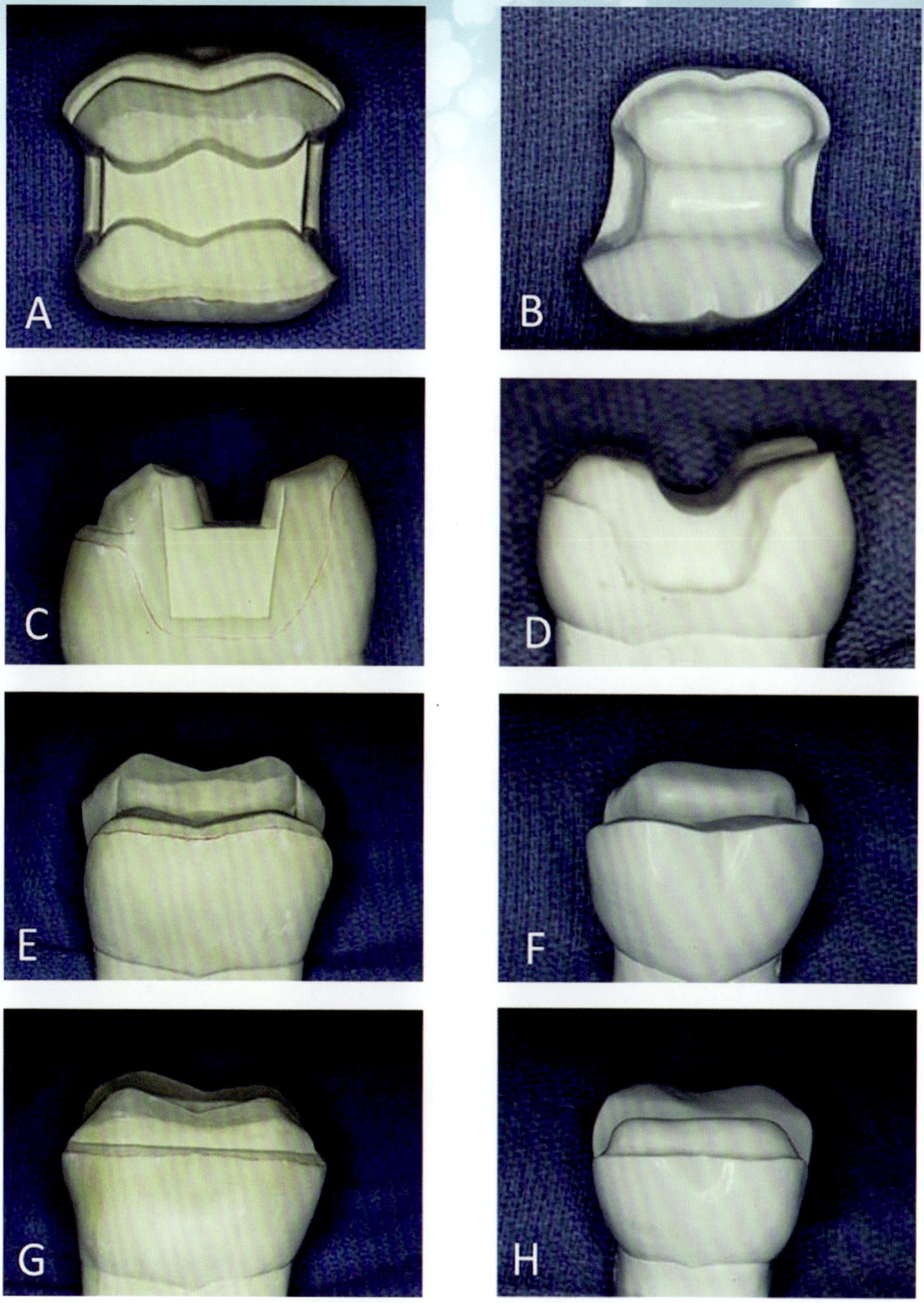

图 6-13　金属高嵌体与瓷高嵌体标准牙体预备外观上的区别

A、C、E、G 分别为磨牙金属高嵌体标准牙体预备模型殆面、近中面、非功能尖面及功能尖表面观，B、D、F、H 分别为磨牙瓷高嵌体标准牙体预备模型殆面、近中面、非功能尖面及功能尖表面观。

三、金属高嵌体与瓷高嵌体牙体预备的区别（表 6-1）

表 6-1 金属高嵌体与瓷高嵌体牙体预备的区别

	金属高嵌体牙体预备	瓷高嵌体牙体预备
㕮面磨除量	1.0 ～ 1.5 mm	1.5 ～ 2.0 mm
	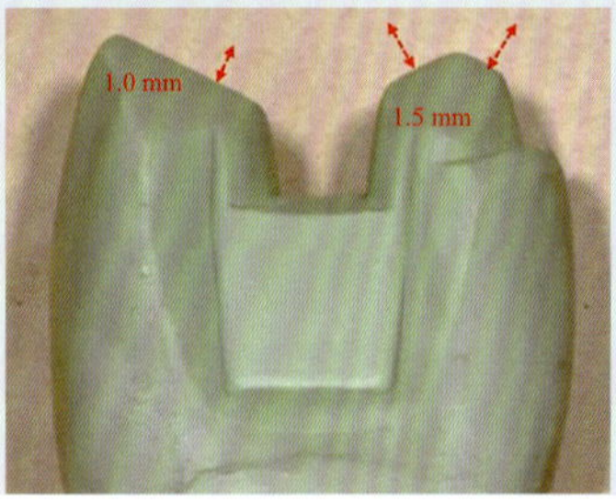	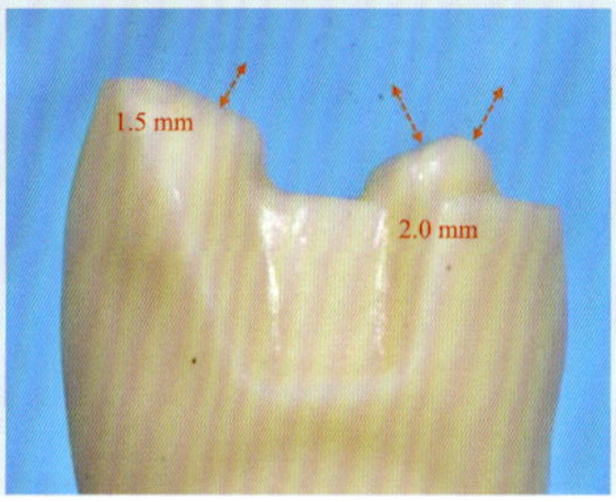
内壁线角	直锐	圆钝
	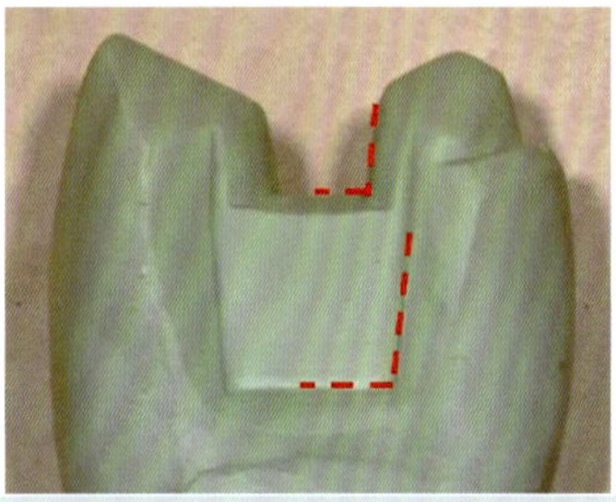	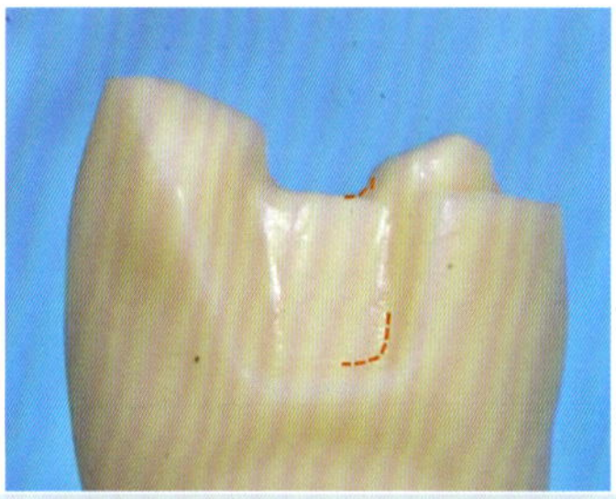
轴壁冠向外展度	6° ～ 10°(单侧 3° ～ 5°)	12° ～ 15°(单侧 6° ～ 7.5°)
	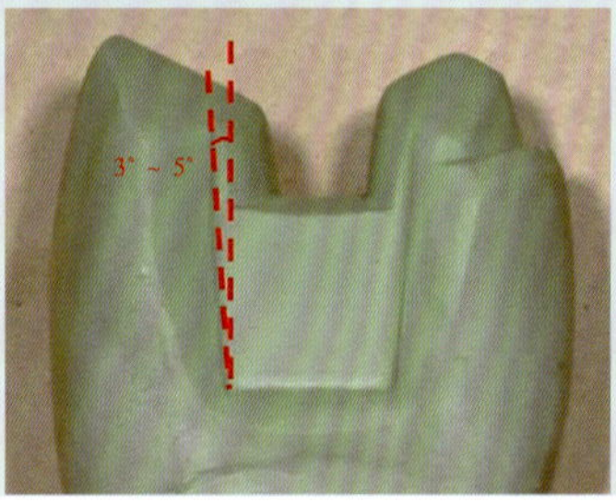	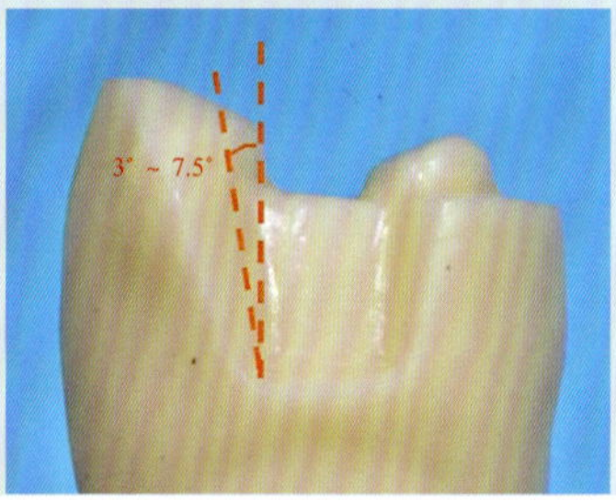
斜面制备	有	无
	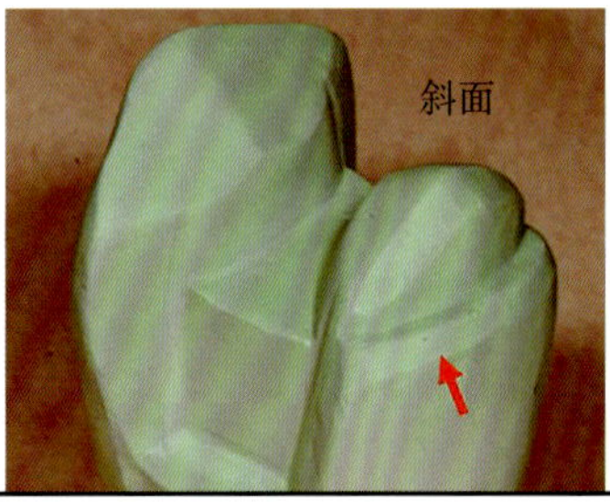	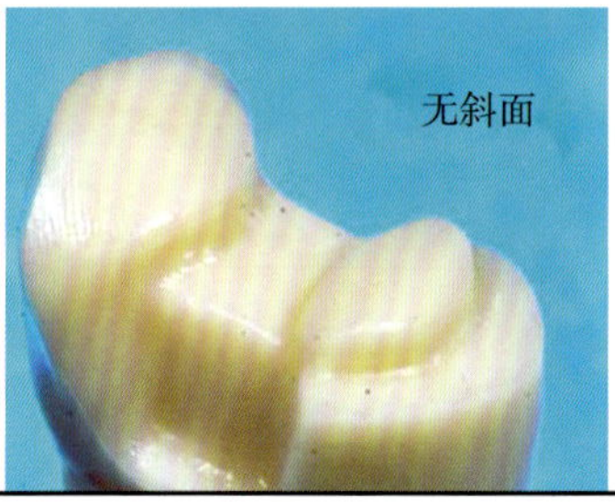

（俞波　张旭光）

第七章

全冠的牙体预备

全冠覆盖整个患牙牙冠表面，包括颊（唇）、舌、殆（切）、近中及远中面，是口腔临床最常见的一种修复体，可以用来恢复缺损牙齿的形态、功能和美观，还可以用来作为固定桥的固位体。与其他修复方法相比，全冠修复体具有固位力强、辅助固位形式多样等特点。它能够提供最佳的抗力和固位，具有广泛的临床适应证。

全冠在目前口腔临床各类固定修复体中所占的比例最大，是最常用的固定修复方法。根据制作方法和材料不同，全冠可以分为金属全冠、金属烤瓷冠和瓷全冠。

第一节　全冠修复的术前考量

一、全冠修复的适应证

1. 牙体组织缺损严重的牙齿修复，固位形、抗力形较差。

2. 牙齿因为某种原因需要改变形状或位置，如恢复接触点或咬合关系、修复异形牙或错位牙、关闭牙间隙等。

3. 有明显的隐裂或根管治疗后的牙齿，为其提供保护，防止牙体组织进一步折裂或折断。

4. 在固定桥的基牙上使用，作为固定修复的固位体。

5. 应用在前牙，可以修复因牙釉质发育不全、氟牙症、四环素牙或牙髓感染等导致牙齿颜色出现问题的牙齿。

6. 用于种植体支持的牙冠修复等。

二、全冠修复的术前评估

1. 患者对术后修复效果的心理预期。

2. 患者的笑线，即微笑时上唇相对于上颌牙齿的位置。

3. 唇侧边缘线的设计：一般情况下选择平龈或龈上设计，龈下缘虽常可以取得较好的美学效果，但容易引发牙周问题。

4. 患牙在牙列中的位置，是否有牙体的扭转、倾斜或与邻牙之间存在间隙。

5. 上下颌牙齿的咬合情况，是否有深覆𬌗、深覆盖。

6. 患者口内已有的修复体情况。

7. 患者是否有对特定金属过敏的情况。

8. 患者是否有咬合力量过大或夜磨牙情况。

三、全冠牙体预备的基本要求

Goodacre 等对全冠预备的各项条件进行了研究，指出适当的牙体预备对全冠修复体在机械强度、生物学功能以及美学呈现等方面均取得满意效果起到决定性作用[1]。

1. 𬌗面冠向聚合度 𬌗面聚合度是指牙体预备完成后，从牙齿的𬌗面观察，相对的两个轴面或两个轴壁之间的夹角。如果夹角向冠向聚合，称之为𬌗面冠向聚合度；反之，如果夹角向龈向聚合，则为𬌗面龈向聚合度。

一般来说，𬌗面冠向聚合度的大小与全冠的固位力成反比，理论上𬌗面冠向聚合度为零时，全冠的固位力最大。由于关系到修复体的最终戴入，预备体需要有一定的𬌗面冠向聚合度。考虑到临床的一些实际情况，全冠预备时，建议两个相对轴面的冠向聚合度为 10° ~ 20°，超过 20° 则会导致全冠固位力不足。

2. 预备体的𬌗龈高度 预备体的高度与全冠的固位力成正比。由于磨牙承受的咬合力较大，全冠牙体预备后磨牙牙冠的𬌗龈高度要达到 4 mm，其他牙齿则不要低于 3 mm。

3. 𬌗龈向高度与颊舌向宽度之比（OG/FL） 很多学者对固位力与𬌗面冠向聚合度、预备体𬌗（切）龈向高度、预备体颊舌向宽度三者的关系进行了研究，认为预备体𬌗龈向高度与颊舌向宽度之比（OG/FL）要≥ 0.4，才能为修复体提供足够的固位力[1-2]。

4. 颊舌面与近远中邻面的线角 牙体预备时，尽可能保留颊舌面与近远中邻面的线角。保留了棱角的预备体较圆锥形预备体具有更强的固位力，而且圆锥形预备体的最终修复体容易发生旋转脱位，因此备牙时应尽量保留轴面的线角。如果由于牙齿的天然外形或其他原因，预备体只能预备成圆锥形，则应增加轴面的固位沟、洞，以增加固位力，并防止旋转脱位的发生。

5. 辅助固位形 如果以上条件不能满足，牙体预备时要添加其他固位设计，如固位沟或固位盒等辅助固位形。牙齿在功能活动时，颊舌侧会承受较大的𬌗力。此外，磨牙预备后，预备体颊舌面的冠向聚合度较近远面大，因此颊舌向能够承受的脱位力较小。而邻面沟所提供的颊舌向固位力，比制作在颊舌面的固位沟所能提供的颊舌向固位力大，因此辅助固位形最好制作在邻面[3]。

6. 预备体边缘线 全冠牙体预备的边缘线的位置、形状和宽度，要根据全冠的种类、美观需求、医生的临床判断等进行选择和设计。

（1）边缘线的位置：基牙的条件和患者对美观的需求决定了全冠修复体边缘线

相对于牙龈的位置。一般情况下，应尽可能将其置于牙龈以上。

（2）边缘线的类型：全冠预备时，边缘线有多种类型，应根据全冠的设计、使用的材料、美观要求、可操作性等进行选择。但所有边缘线必须符合以下要求：

①操作容易，在提取的印模和灌制的模型上清晰可见。

②边缘线要有一定的宽度，取决于使用的修复材料，要能够为修复体提供足够的强度。

③边缘线连续、光滑，没有台阶，为修复体达到良好的密合和美观提供基础。

（3）边缘线的宽度：边缘线是修复体与预备体的交界，如果边缘的强度不足，在咬合力的作用下，修复体很难长期保持完整性。修复体边缘的强度与其制作材料的强度及边缘部分的厚度直接相关，而预备体边缘线的宽度决定了修复体边缘的厚度（表 7-1）。

表 7-1　不同材料制作的全冠对应的边缘线宽度要求

全冠制作材料	边缘线宽度（mm）
金属	0.3 ～ 0.7
二硅酸锂玻璃陶瓷 Press	0.5
二硅酸锂玻璃陶瓷 CAD	0.8
氧化锆	0.8
金属烤瓷	颊侧 1.0 ～ 1.2 舌侧 0.3 ～ 0.7

7. 牙齿𬌗面（切缘）、轴面牙体组织磨除量　牙体组织的磨除量要根据全冠的类型、牙位、牙齿的颜色、牙齿的形状和排列、上下颌的咬合关系、咬合力的大小、基牙的牙周健康状况、患者的年龄及其对美观的要求等，而有所变化。

其中𬌗面的预备尤为重要：

（1）进行𬌗面牙体组织磨除时，要按照𬌗面的解剖形态均匀磨除。牙体预备完成后，要基本保持𬌗面原有的形态。

（2）预备量要合适，太多则损失牙体组织，且影响修复体的固位力；太少则无法为修复体提供足够的空间（表 7-2）。因此，在牙体预备过程中要经常检查预备量，必要时可以辅助使用软蜡片、硅橡胶油泥或术前制作的指示阴模进行检查。

表 7-2　不同材料制作的全冠对应的最低厚度要求

全冠制作材料	最低厚度要求（mm）
金属	1.0
二硅酸锂玻璃陶瓷	1.5
氧化锆	1.5
金属烤瓷	1.0 ～ 1.5

（3）𬌗面预备的目的是在冠龈垂直向取得修复间隙。如果因为牙体缺损，𬌗间已经存在间隙，则不需要再进行磨除，或仅对不足部分做适当预备即可。

（4）𬌗面形态与牙齿咬合的𬌗力有关，牙尖坡度增大会增加牙冠的侧向力，影响全冠的固位与稳定。因此，如果治疗牙齿牙尖坡度过大，可以适当予以减低，使牙尖的斜度尽量与𬌗力方向垂直。

8. 线角圆钝 牙体预备后，各个线角要圆钝。圆钝的线角可以避免应力过度集中，增加了修复体和牙齿的抗力；线角圆钝也有利于在模型灌注时气泡的排出。

9. 预备体光滑 与修复体边缘的位置相比，修复体边缘的密合性对牙龈健康的影响更大。因此，牙体预备完成后，要对预备体进行一定的抛光、打磨，以增加修复体的密合度和边缘的适应性。

四、不同材料制作全冠的特点

1. 金属全冠 金属全冠是由金属铸造工艺完成的覆盖治疗牙齿整个牙冠表面的修复体，在不适合其他相对保守的修复方法（如嵌体、部分冠），且对固位、强度等均有要求的非美学区域的牙齿修复中使用，主要应用于后磨牙，偶尔在双尖牙区使用。金属全冠自身强度高、耐磨损，除长期使用发生自然磨耗外，不会发生修复体折裂等问题，非常适合选择用于活动义齿基牙的全冠修复。

2. 金属烤瓷冠 金属烤瓷冠（porcelain fused to metal crown, PFM）是一种将低熔烤瓷在真空条件下熔附到金属制作的基底冠上的金 - 瓷复合结构的全冠修复体。它集金属的高强度和陶瓷的自然美观为一体。其颜色、外观质感与天然牙齿非常接近，并且具有釉质的光泽，色泽稳定，表面光滑，耐磨性强，不易变形，抗折力强，耐腐蚀性好。可以用于前牙和后牙的修复，基本都能达到理想的功能恢复和美观重建的目的，是目前口腔临床较为普遍选择的修复体。

金属烤瓷冠一般由 3 层结构组成：金属内冠、遮盖层以及最外面的瓷体。金属内冠厚度一般要求在 0.3 ~ 0.5 mm，如果金属内冠太薄，在𬌗力作用下容易发生变形，而导致其上方的瓷体发生折裂、折断；遮盖层厚度一般要求在 0.2 ~ 0.3 mm，最外侧的饰瓷部分要有一定的厚度，以保证足够的抗力和良好的美学效果。因此，即使在不直接承受咬合力的轴面部分，牙体磨除量也至少要达到 1.0 ~ 1.2 mm；在后牙的功能尖部分及前牙在美观方面有较高要求者，则磨除量要相应更多。

当患牙临床牙冠较短，而患者因为美观等原因，不愿接受金属全冠修复时，可以考虑将金属烤瓷冠的𬌗面设计成全金属或部分金属，以减少牙体的𬌗面预备量，从而保证牙体预备完成后预备体具有足够的高度。

金属烤瓷冠的标准牙体预备与金属全冠相似，不同之处在于牙体组织，尤其是唇、颊侧面牙体组织磨除量较多，目的是为金属和烤瓷两层结构提供足够空间，而不会使修复后的牙齿变厚或凸度变大。

金属烤瓷冠（特别是位于前牙时）的唇侧边缘线设计非常重要，要特别注意患者在微笑和大笑时唇线的位置，并且慎重考虑患者的要求，了解患者对修复效果的期望。一般来讲，边缘线设计为边角斜坡肩台，其所能取得的美学效果最低；而放置在龈缘以下的直角肩台设计，能够取得最佳的美学效果。

3. 瓷全冠　瓷全冠（all ceramic crown）是采用全陶瓷材料制作的覆盖整个牙冠表面的修复体。它采用与牙齿颜色相近的高强度瓷材料制成，修复后牙冠的色泽、半透明度及牙龈边缘表现更加自然，与天然牙齿非常接近，已被广泛用于临床，尤其在前牙美学修复时常被选用。

瓷全冠根据制作方法的不同，可以分为单层和双层。单层瓷全冠由一种全陶瓷材料制作而成，双层瓷全冠则由两种不同类型的陶瓷材料制成。双层瓷全冠通常在遮色、强度和美观要求均比较高的情况下使用，其牙体预备量较单层瓷全冠略多。

目前，全瓷修复体的强度已可满足绝大多数临床修复的要求，适应证越来越广，并且在理化、生物、美学等方面显示出比金－瓷修复体更大的优势，正逐步替代金－瓷修复体而成为口腔临床的首选[4]。

五、不同种类全冠的选择

1. 牙体组织保留　相较于金属烤瓷冠和瓷全冠，金属全冠在牙体预备时牙体组织的磨除量最少，而金属烤瓷冠牙体预备时需要磨除的牙体组织最多。目前口腔临床越来越多地在后牙区使用单层氧化锆全冠，其有很高的强度，牙体磨除量明显减少。可以预见，随着口腔修复材料的不断进步，牙体修复会变得越来越微创。

2. 美学效果　瓷全冠的颜色、光泽、外观质感与天然牙齿最为接近，能够提供最佳的美学效果；金属烤瓷冠也能很好地满足大多数患者的美观需求。

3. 抗力　毫无疑问，金属全冠有最强的抗力，而瓷全冠的抗折裂能力最弱。因此，对于咬合力大的患者或第二磨牙修复的病例，在使用瓷全冠时，要特别谨慎。但随着科技的进步，新的修复材料不断推出，全瓷材料的抗力得到显著提高。

对于临床治疗计划选择金属烤瓷冠的病例，可以进一步根据患者的咬合情况，确定全冠咬合面设计，可选择全瓷𬌗面、部分金属𬌗面及全金属𬌗面。如果患牙临床牙冠较短，或患者有夜磨牙情况，而患者对美观要求不是很高时，可以考虑选择全金属𬌗面设计。全金属𬌗面设计可以在磨除较少𬌗面牙体组织的前提下，为修复体提供更强的抗力。

4. 生物相容性　全瓷材料除了具有优越的美学特性和较好的力学性能外，还具有非常好的生物相容性，对周边的人体组织无刺激。因此，修复体边缘位于龈下或平龈时，最好使用全瓷材料；而选择金属烤瓷冠时，为了避免金属颜色透过龈缘影响美观，以及促进牙龈组织的健康，可以选择带全瓷颈缘的金属烤瓷冠。

5. 远期成功率　全冠修复的远期成功率与患牙的基本条件、修复治疗的设计、牙体预备情况以及全冠的技工制作都有关。临床研究显示，全瓷牙的远期修复成功率明显低于金属烤瓷冠和金属全冠。

6. 金属过敏　如果患者存在对特定金属过敏的情况，要确认金属全冠或金属烤瓷冠的金属合金中没有这种金属成分存在，或直接选择全瓷牙冠。

综上所述，如果患牙为后牙，且患者对美观没有要求，可以选择金属全冠；如果患者对美学效果要求很高，而且没有𬌗力过大的问题，瓷全冠为更好的选择；而金属烤瓷冠综合了两者的优点，是口腔临床目前比较普遍使用的全冠修复类型。

第二节 全冠的标准牙体预备

一、金属全冠的标准牙体预备

以下颌第一磨牙金属全冠为例，对其标准牙体预备进行讲解。

（一）𬌗面的牙体预备

1. 牙体预备要求 𬌗面预备分 3 个面：功能尖（颊侧尖）内、外斜面和非功能尖（舌侧尖）内斜面。其中功能尖需磨除 1.5 mm 的牙体组织，非功能尖磨除 1.0 mm 的牙体组织。

2. 操作步骤

（1）沿磨牙𬌗面的沟嵴，分别在功能尖和非功能尖的内侧，用 57-010 号钻针制作颊舌向深 1 mm 的深度指示沟（图 7-1）。

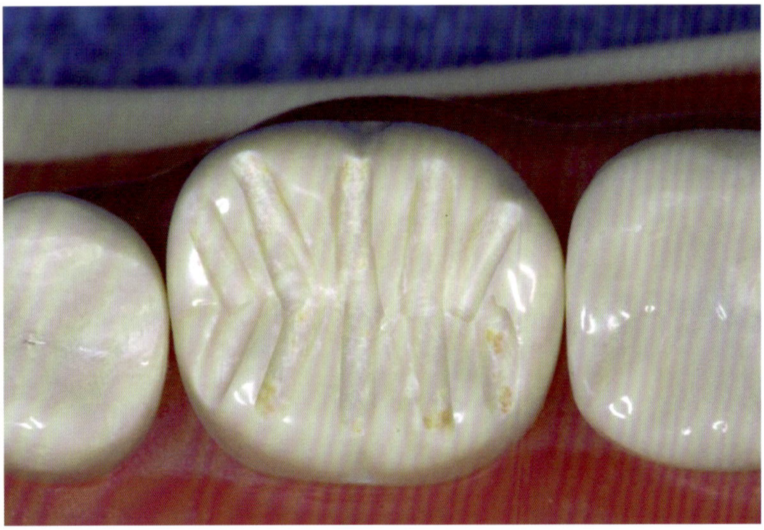

图 7-1 在功能尖和非功能尖制作深度指示沟

（2）以预备沟为参考，使钻针角度始终与牙尖坡度保持一致，均匀磨除𬌗面牙体组织（图 7-2）。经检查确认后，再进行加深、调整，逐渐在功能尖部位取得 1.5 mm 左右的𬌗间隙，在非功能尖部位取得不少于 1.0 mm 的𬌗间隙，牙体预备完成后牙齿的轴向高度应不小于 3 mm。

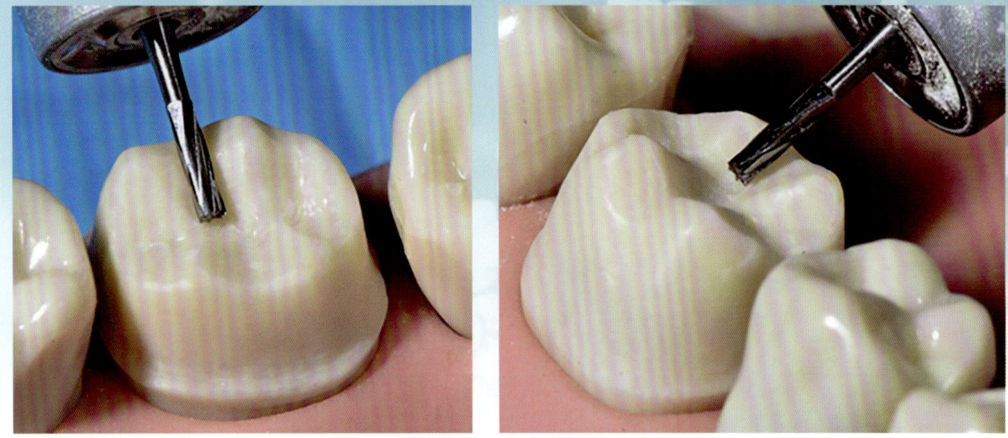

图 7-2　钻针角度与牙尖坡度一致

（3）预备功能尖斜面：倾斜手机使钻针与牙体长轴成约 45°，或使钻针倾斜角度与功能尖相接触的对殆牙牙尖坡度一致，在基牙功能尖制备外斜面，取得与对殆牙 1.5 mm 的间隙（图 7-3）。

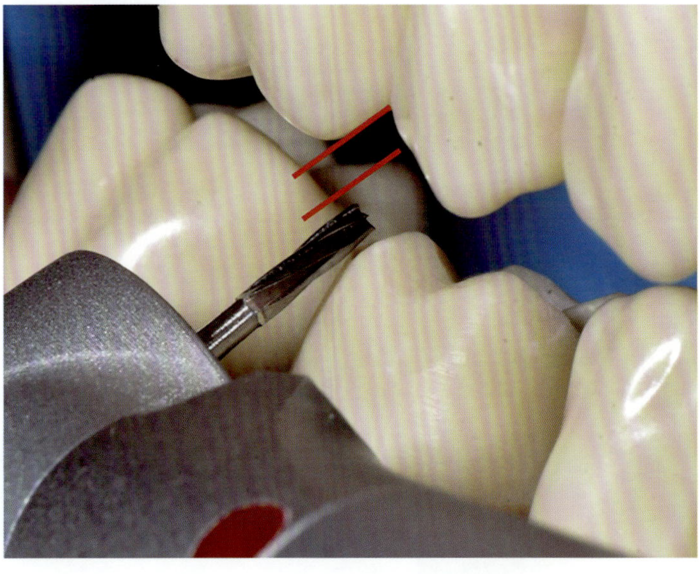

图 7-3　在基牙功能尖制备外斜面

钻针与牙体长轴成约 45°，或使钻针与对殆非功能牙尖内斜面的坡度一致

（二）颊面或舌面的牙体预备

1. 牙体预备要求　颊面或舌面消除倒凹，使两者之间的冠向聚合度为 6° ~ 10°，就位道与牙长轴一致；在牙颈部龈缘上方 0.5 ~ 1.0 mm 处制备宽 0.3 ~ 0.7 mm 的浅凹槽边缘。

2. 操作步骤

（1）使用 877-010 号圆头锥状金刚砂钻针（图 7-4），按就位道方向，分别在颊、舌侧中央及近远中轴面线角处制备深度指示沟，使指示沟在牙颈部边缘线部位的深度为约 0.5 mm。参考原先牙齿及邻牙牙面弧度和形状进行预备，适当磨除颊面、舌面的牙体组织，去除在就位道方向的倒凹，并使颊、舌面之间取得 6° ～ 10° 的冠向聚合。

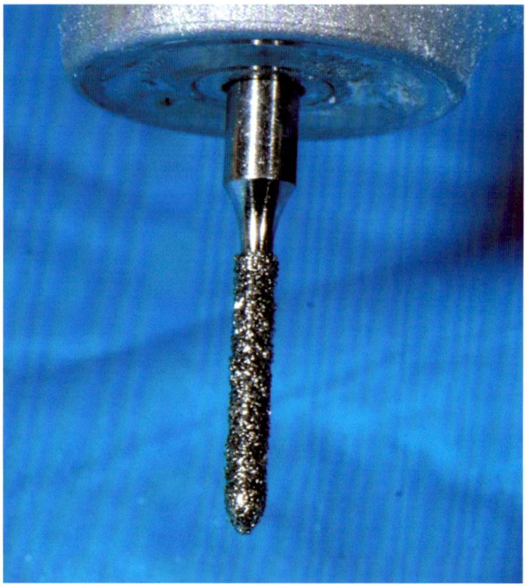

图 7-4　877-010 号圆头锥状金刚砂钻针

（2）制作宽度为 0.3 ～ 0.7 mm、光滑而均匀的浅凹槽边缘线。边缘线在龈缘以上 0.5 ～ 1.0 mm，沿龈缘走向。

（3）在不损伤邻牙的前提下，尽可能向近远中邻面延伸预备（图 7-5）。

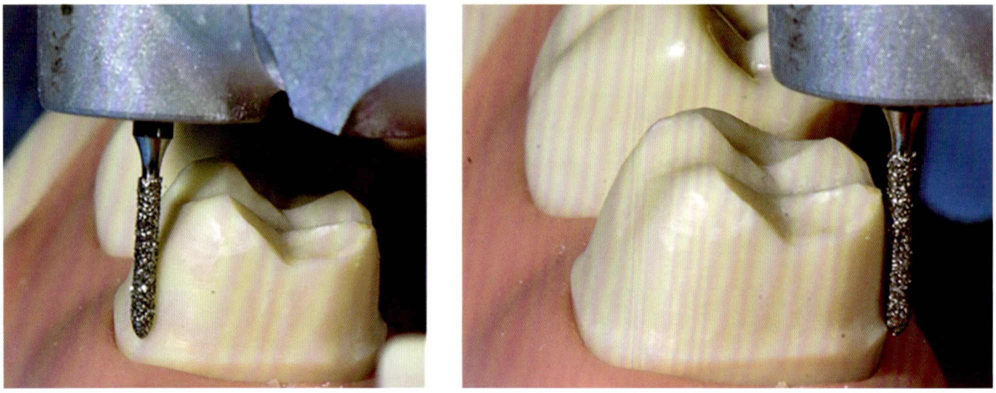

图 7-5　进行颊、舌轴面的牙体预备

（三）邻面的牙体预备

1. 牙体预备要求

（1）近中和远中面消除倒凹，使两者之间的冠向聚合度为 6° ~ 10°，就位道与牙长轴平行；在龈缘上方 0.5 ~ 1.0 mm 处制备宽 0.3 ~ 0.7 mm 的浅凹槽边缘。

（2）将邻面边缘线与颊、舌面边缘线连接，使其形成环绕牙冠一周、沿龈缘走向的光滑且均匀的浅凹槽边缘线。

2. 操作步骤

（1）换用 850-014 号细针状金刚砂钻针（图 7-6），颊舌向穿过近远中邻面，去除与邻牙之间的接触区（图 7-7）。可以先试图保留基牙靠近邻牙的釉质薄片，待随后去除，以保护邻牙的牙体组织（图 7-8）。

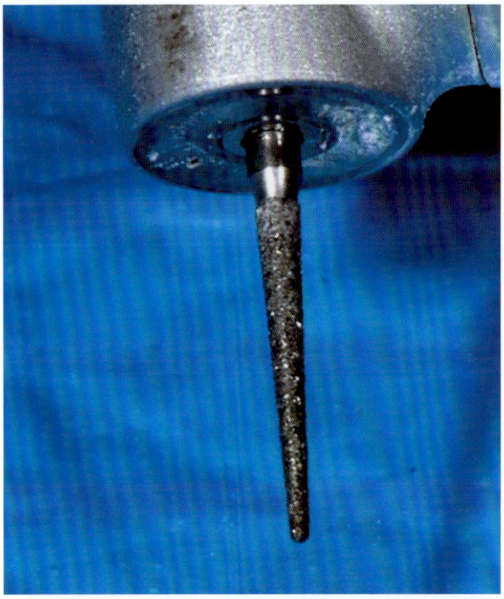

图 7-6　850-014 号细针状金刚砂钻针

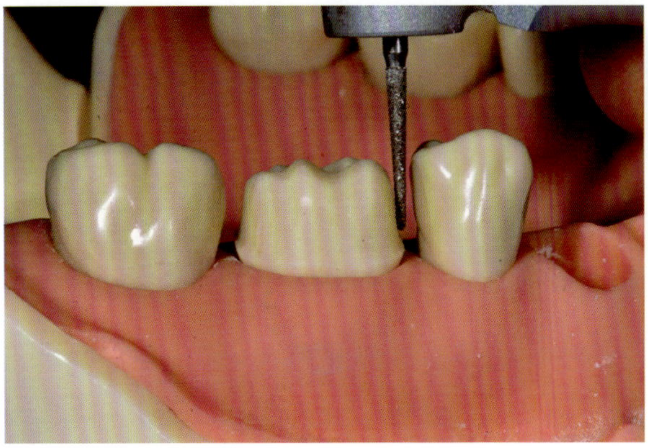

图 7-7　颊舌向穿过近远中邻面，去除与邻牙之间的接触区

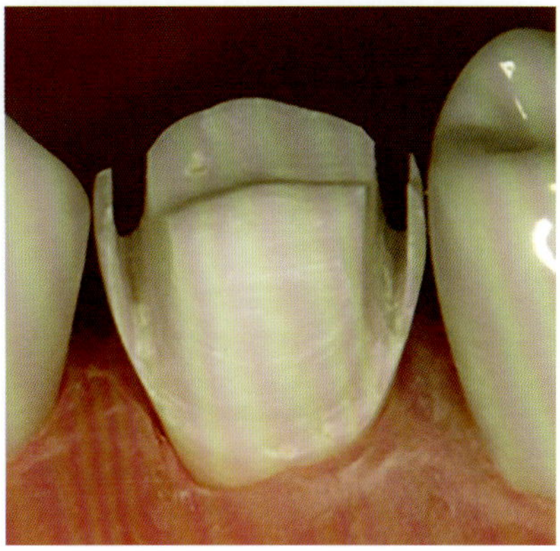

图 7-8　保留靠近邻牙的釉质薄片

（2）使用 8877-009 号钻针（图 7-9），钻针方向偏向牙长轴 3° ~ 5°，进一步扩大邻面的间隙，去除倒凹（图 7-10）。

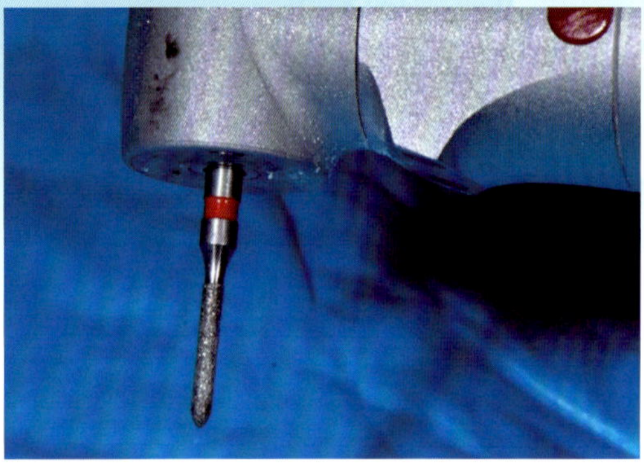

图 7-9 8877-009 号钻针

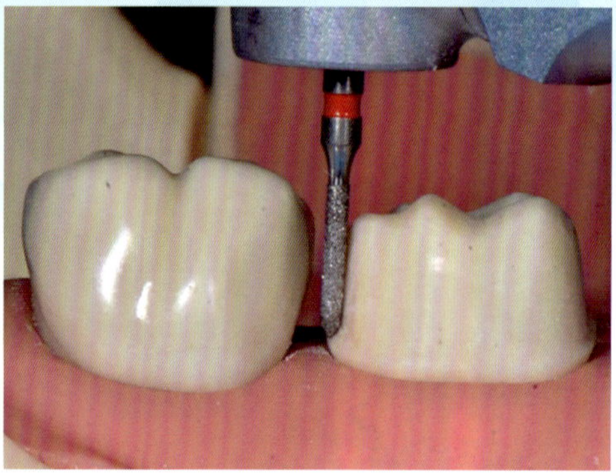

图 7-10 进一步扩大邻面的间隙，去除倒凹

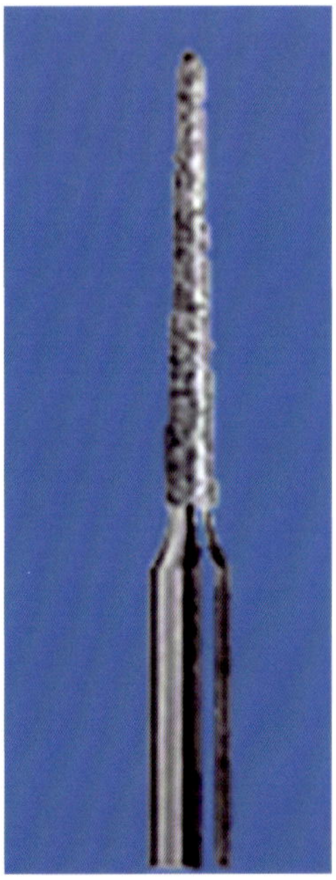

图 7-11 859-010 号钻针

（2）沿龈缘走向制作宽度为 0.3 ~ 0.7 mm，光滑、均匀、清晰的浅凹槽边缘线。边缘线在龈缘以上 0.5 ~ 1.0 mm。

（3）将其与颊、舌面边缘线自然连接。

在进行邻面预备时，尤其对于初学者，建议首先选用更细的钻针，如 859-010 号钻针（图 7-11），去除邻面接触区后再换用较粗的钻针，以防止损伤邻牙或导致牙体磨除过多、冠向聚合度过大。

（四）精修磨光

使用 8856-016 号锥形圆头金刚砂钻针（图 7-12）精修𬌗面，确认与对𬌗牙之间的间隙符合要求（图 7-13）。使用 7404-014 号钻针（图 7-14）去除可能存在的锐利牙尖，并在非功能尖制作宽约 0.25 mm 的小斜面（图 7-15）。

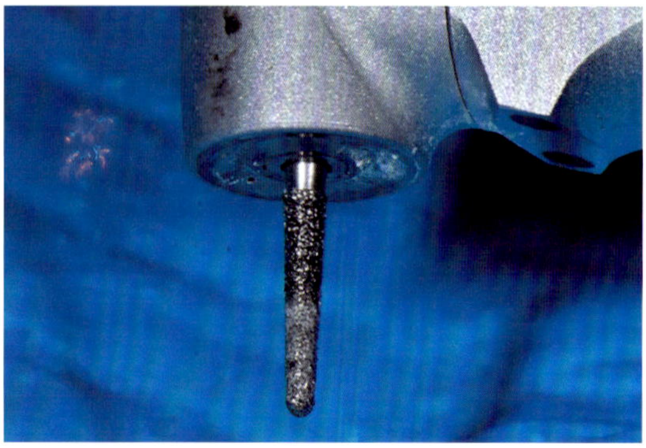

图 7-12 8856-016 号钻针

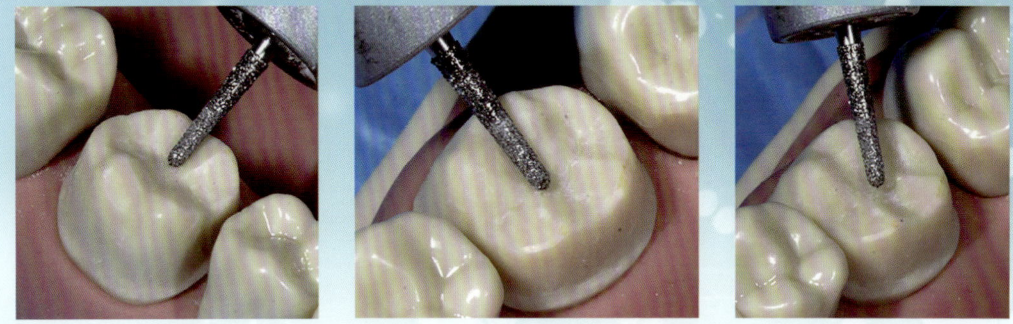

图 7-13　使用 8856-016 号钻针精修𬌗面

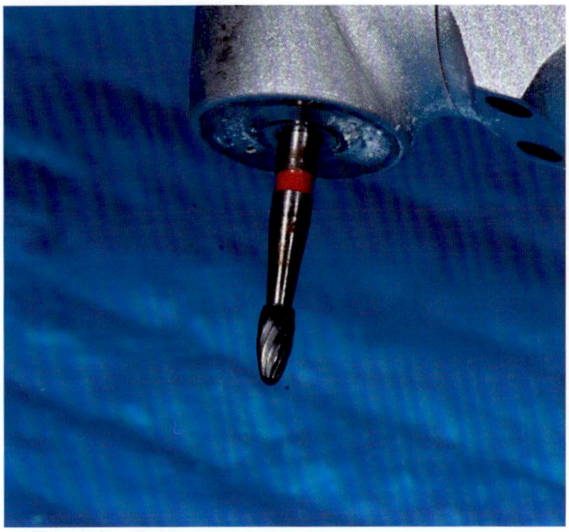

图 7-14　7404-014 号钻针

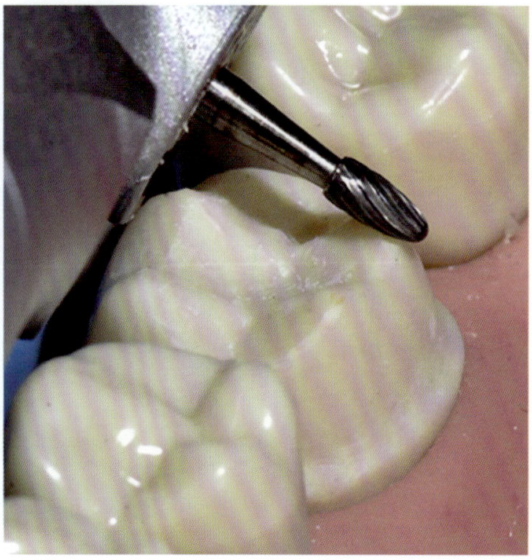

图 7-15　在非功能尖制作小斜面

（五）印模提取前的最终检查

预备后的牙体应与预备之前牙齿的形状基本相同，预备体在就位道方向无倒凹，冠向聚合度为 6° ~ 10°；𬌗间隙约 1.5 mm，牙颈部的边缘线位于龈缘上方 0.5 ~ 1.0 mm，为宽度 0.3 ~ 0.7 mm、连续、光滑、清晰的浅凹槽边缘线；无锐利的牙尖（图 7-16）。

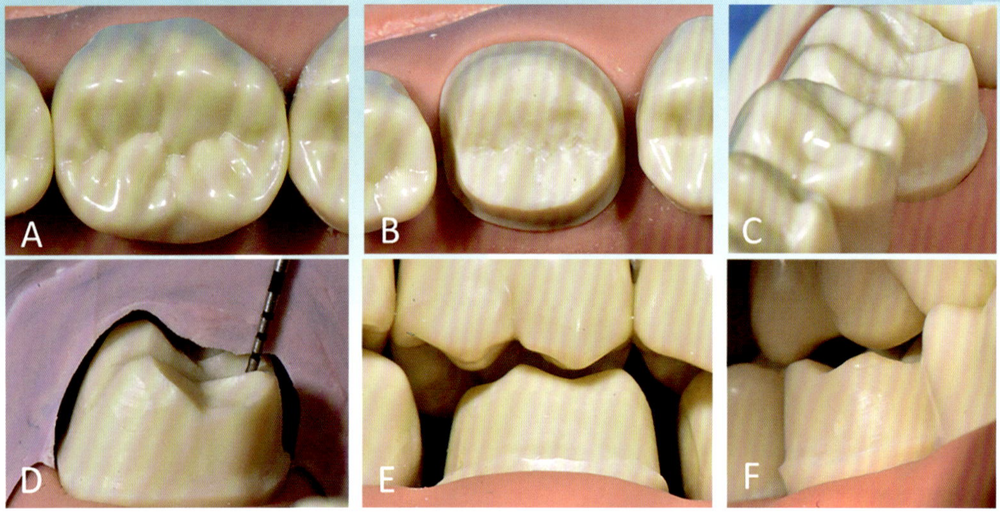

图 7-16　印模提取前的检查

A. 下颌右侧第一磨牙；B. 金属全冠牙体预备后殆面观；C. 舌侧龈上边缘线；
D. 使用术前制作的指示阴模检查各个牙面的牙体预备量；E. 正中殆从颊侧检查，确认有足够的殆间隙；F. 正中殆从舌侧检查，确认有足够的殆间隙。

（六）需要注意的问题

1. 钻针角度应与牙尖的坡度相平行，牙体预备后还基本维持牙齿原有的殆面形态（图 7-17）。

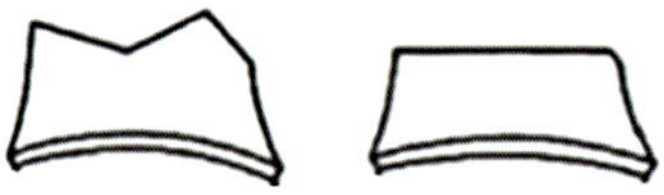

图 7-17　牙体预备完成后的预备体殆面形态示意图

2. 下颌磨牙颊侧牙面的弧度较大，在磨除颊侧面牙体组织时，要分龈 1/2 与殆 1/2 两个平面进行预备（图 7-18）。这样既有效保留了牙齿原有的形态，也防止龈 1/2 的过度预备，造成边缘线过宽等问题。

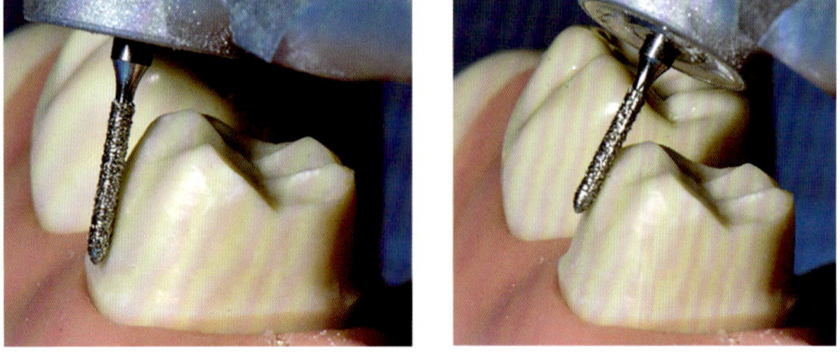

图 7-18　预备下颌磨牙颊侧面时，分两个平面进行磨除

二、金属烤瓷冠的标准牙体预备

（一）上颌前牙金属烤瓷冠标准牙体预备

下面将以上颌中切牙金属烤瓷冠为例，对其标准牙体预备进行讲解。

1. 切缘的牙体预备

（1）牙体预备要求：切缘磨除 2.0 mm，磨除后的切缘与咬合平面平行。牙体预备后，上颌前牙舌侧间隙，即上颌前牙切缘的舌侧边缘与下颌前牙切缘的唇侧边缘的距离≥ 1 mm。

（2）操作步骤

①用 57-010 号钻针在切缘制作 2 ~ 3 个 1.5 mm 的深度定位沟（图 7-19），换用较粗的金刚砂钻针将切缘牙体组织磨除至定位沟，磨除后的切缘与𬌗平面保持平行。

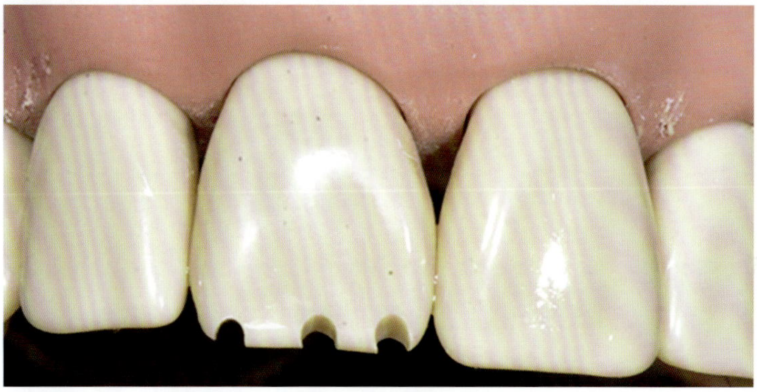

图 7-19　在前牙切缘制备深度定位沟

②换用 7404-014 号钻针，以邻牙或对侧同名牙做基准，逐渐将切缘均匀磨除达到约 2.0 mm（图 7-20）。

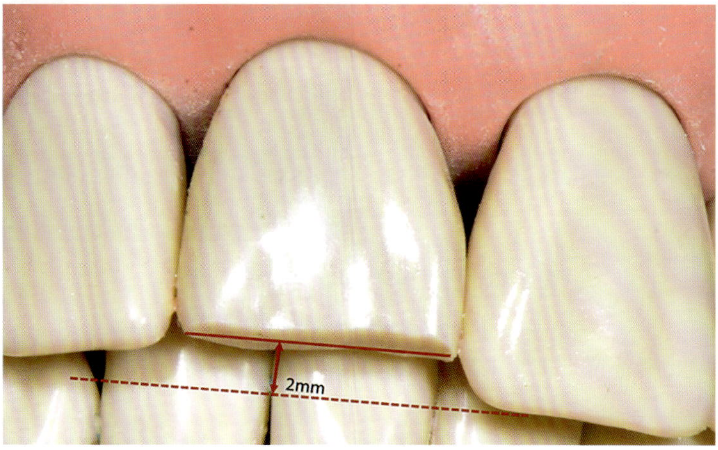

图 7-20　切缘处的牙体预备

③用同样的钻针，在上颌切牙切缘预备与牙长轴成 45° 且向腭侧倾斜的小斜面（图 7-21），使上颌前牙舌侧间隙为 1.0 ~ 1.5 mm（图 7-22）。

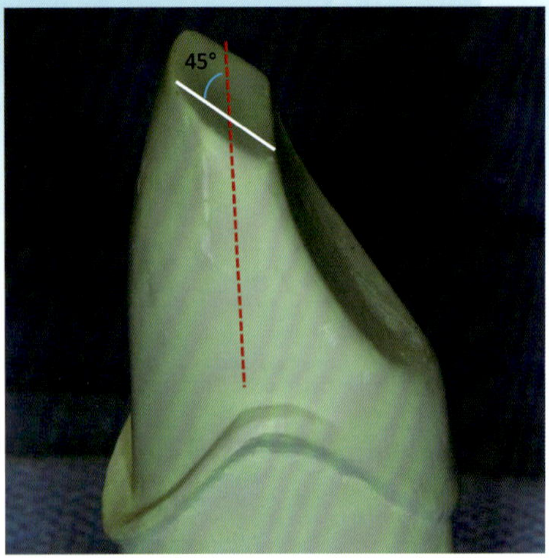

图 7-21 在切缘制备小斜面

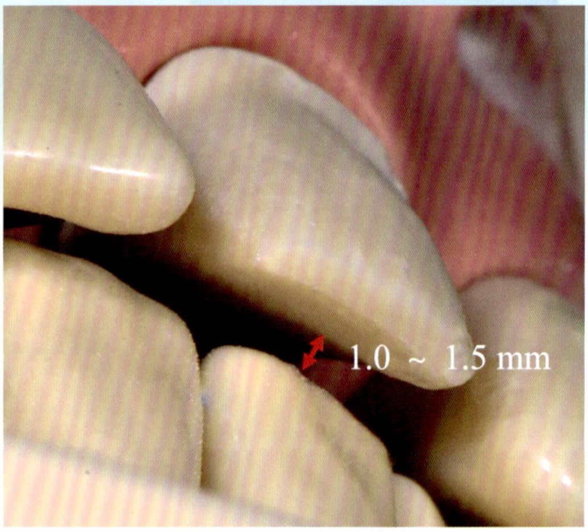

图 7-22 取得足够的上颌前牙舌侧间隙

2. 唇面的牙体预备

（1）牙体预备要求

①唇面牙体预备量 1.5 mm，注意上颌前牙应该有两个预备斜面（图 7-23）。

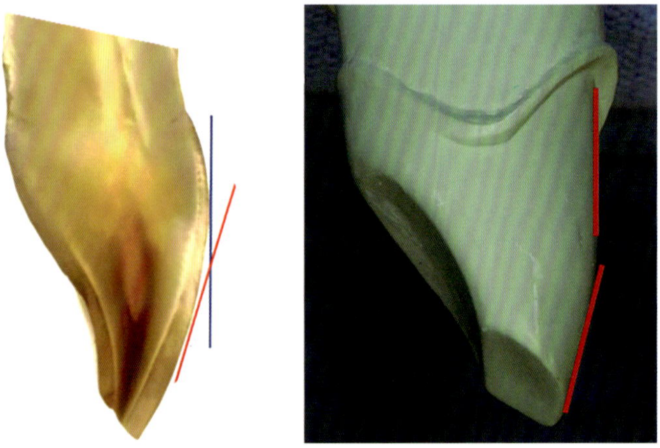

图 7-23 上颌前牙分两个斜面进行预备

②平龈缘处制备宽 1.0 ~ 1.2 mm 的直角肩台。

（2）操作步骤

①在唇面制备 2 ~ 3 道切龈向、深约 1.0 mm 的深度定位沟，定位沟分别在切 2/3 和颈 1/3 两个平面制备（图 7-24）。

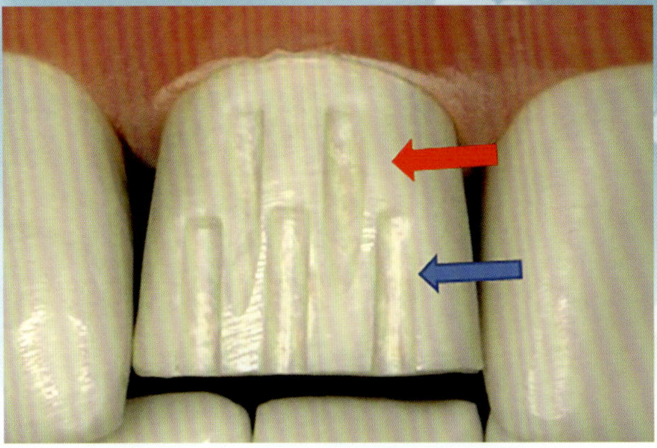

图 7-24 分两个平面制备深度定位沟

②改用 856-016 号钻针在唇面以预备沟为指导，顺着牙齿唇面原有外形进行均匀磨除，到达深度定位沟位置，并尽可能向邻面延伸。

③颈部预备至与龈缘处平齐，形成宽 1.0 ~ 1.2 mm、内线角圆钝的直角肩台，肩台与相邻的未预备牙面成 90°（图 7-25）。

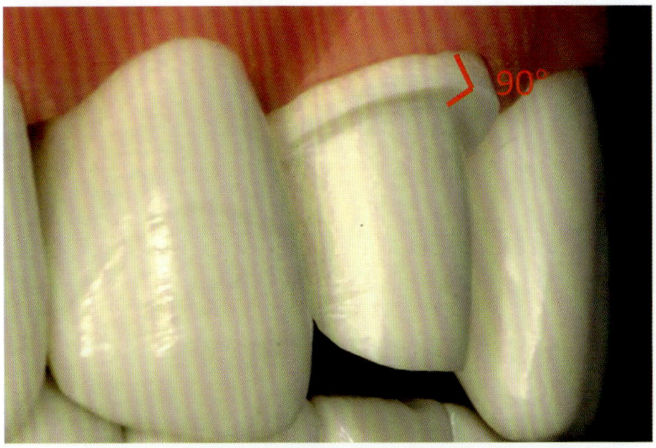

图 7-25 唇面肩台与相邻的未预备牙面成 90°

④修整预备面使唇面预备量逐渐达到 1.5 mm。

3. 邻面的牙体预备

（1）牙体预备要求：去除邻面倒凹，牙颈部位的邻面间隙 0.75 mm，颈部平龈缘处形成宽 0.5 ~ 1.0 mm 的斜面肩台。

（2）操作步骤

①选用较细的 850-012 号钻针，顺牙长轴唇舌向通过邻牙，去除接触面，防止磨除过多的牙体组织及损伤邻牙。

②改用较粗的 856-014 号钻针去除邻面的倒凹，并使邻面与邻牙之间的间隙为 0.75 mm；近、远中轴面冠向聚合 6° ~ 10°。

③在平龈缘处制备邻面边缘线，形成宽 0.5 ～ 1.0 mm 的斜面肩台（图 7-26）。

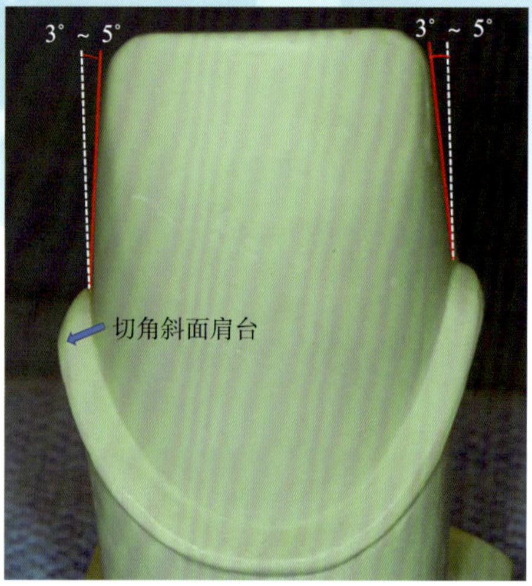

图 7-26　上颌前牙金属烤瓷冠预备体唇面观

牙体预备后近、远中面相互冠向聚合，聚合度 6° ～ 10°，邻面边缘线为切角斜面肩台。

4. 舌面的牙体预备

（1）牙体预备要求：牙体预备量 1 ～ 1.5 mm，颈部平龈缘处形成宽 0.3 ～ 0.7 mm 的凹槽边缘。

（2）操作步骤

①用 877-010 号钻针磨除深约 1.0 mm 的牙体组织，建立舌侧轴壁，并使其与唇侧牙面冠向聚合，聚合度 6° ～ 10°。

②在舌侧面平龈缘处制备宽 0.3 ～ 0.7 mm 的凹槽边缘线，并与邻面边缘线自然过渡会合（图 7-27）。

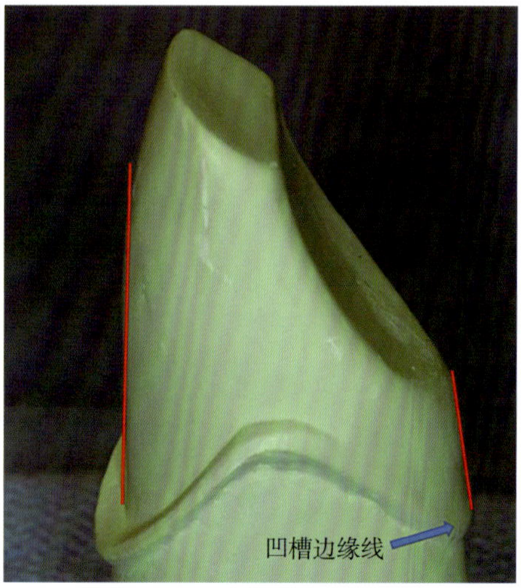

图 7-27　上颌前牙金属烤瓷冠预备体唇近中面观

舌侧轴壁与唇侧牙面冠向聚合，聚合度 6° ～ 10°；舌侧制备凹槽边缘线。

③舌窝处先用小圆钻制备深约 1.0 mm 的深度指示沟，用 7404-014 号钻针均匀磨除 1.0 ~ 1.5 mm 的牙体组织。

5. 精修磨光

①用 10839-012 号钻针去除边缘线可能存留的 J 形边缘，使肩台外缘与相邻的牙面成直角；

②用 8856-016 号钻针修整圆钝预备体的所有线角和边缘，并对预备体进行磨光（图 7-28）。

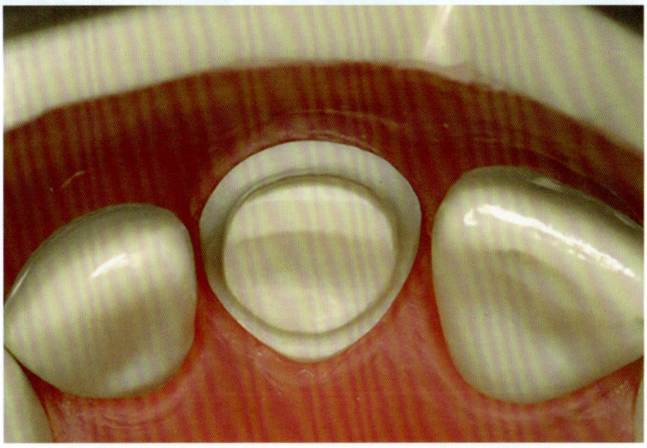

图 7-28　上颌切牙金属烤瓷冠标准牙体预备

6. 印模提取前的最终检查　切缘磨除 2.0 mm，舌侧间隙 1.0 ~ 1.5 mm，预备后的牙齿应与预备之前牙齿的形状基本相同。牙颈部的边缘线与龈缘基本平齐，唇面为宽 1.0 ~ 1.2 mm 的直角肩台；舌面为宽约 0.5 mm 的浅凹槽边缘；邻面为斜面肩台，由唇面肩台向舌面浅凹槽边缘自然过渡，形成连续、光滑、清晰的边缘线。要求预备的牙体无倒凹，冠向聚合度为 6° ~ 10°（图 7-29）。

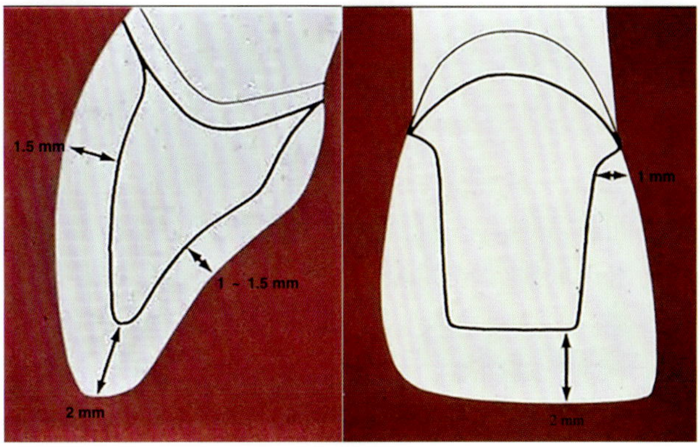

图 7-29　上颌切牙金属烤瓷冠牙体预备量示意图

7. 龈下边缘线的制备 如果因为某些原因，修复体的唇侧边缘必须置于龈下，则：

（1）牙体预备前使用合适粗细的排龈线，对基牙进行排龈处理，暴露龈缘下方的牙体组织。

（2）根据治疗牙齿牙周的具体情况，将唇面及邻面靠唇侧的边缘线预备至龈下 0.5 ~ 1.0 mm，边缘线应完全依照基牙牙龈缘的形态和走向。

（3）然后用细粒度的牙龈保护钻针对边缘线进行修整磨光。

8. 牙体预备过程中需要特别注意的问题

（1）唇侧牙面要分不同平面进行预备，切牙分两个平面，尖牙则需分 3 个平面（切 1/3、中 1/3 和龈 1/3），以保证牙体预备完成后唇面各部位修复空间基本相似。否则，会导致修复空间不均匀：有些部位预备量不足，造成瓷层过薄，影响修复体的美观和抗力；有些部位预备量过多，磨除太多的牙体组织，造成修复空间过大，更严重的是使预备牙面离髓腔过近，甚至发生穿髓意外（图 7-30）。

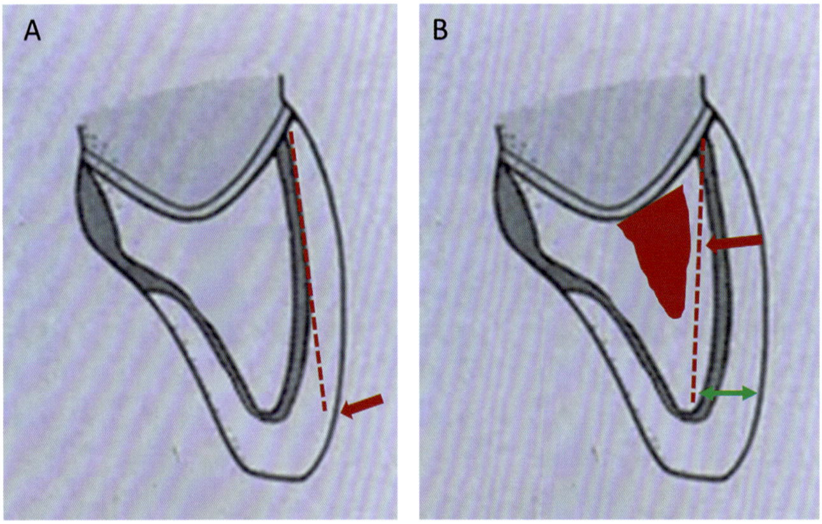

图 7-30 唇侧不分面预备可能出现的问题

A. 如果按颈 1/3 牙面做一个平面的预备，则造成切缘部分瓷层过薄（红色箭头所指）；B. 如果按切 2/3 牙面做一个平面的预备，则造成切缘部分瓷层过厚（绿色箭头所指），预备面距髓腔过近（红色箭头所指）。

（2）舌侧间隙：完成切缘预备后，下颌前牙的切缘与预备牙体切缘平面要有 1.0 ~ 1.5 mm 的舌侧间隙。但有些时候上颌前牙切缘经过标准预备后，其舌侧与下颌牙齿之间不会自动出现间隙，或间隙仍旧不足。为了取得足够的舌侧间隙，需要酌情增加切缘的预备量，但这种方法不适合牙体较短以及有明显前牙深覆𬌗、深覆盖的病例。另外一种增加舌侧间隙的方法为减少切缘斜面与牙长轴之间的角度，即将钻针的末端多朝龈向倾斜，使预备的切缘平面与牙长轴的夹角 $< 45^\circ$（图 7-31）。

（3）应尽量保留舌面隆凸的外形，以增加固位力。

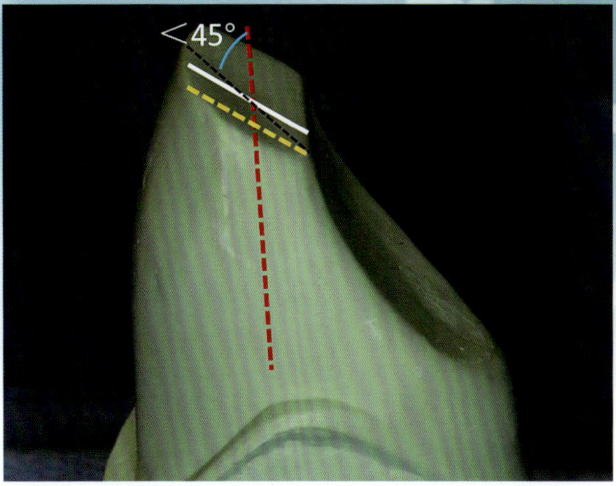

图 7-31　增加舌侧间隙的不同方法

方法 1：酌情增加切缘的预备量（黄线所示）。

方法 2：缩小切缘斜面与牙长轴之间的角度，使之＜45°（蓝线所示）。

（二）后牙金属烤瓷冠标准牙体预备

以上颌第一磨牙金属烤瓷冠为例，对其标准牙体预备进行讲解。

1. 𬌗面的牙体预备

（1）牙体预备要求：𬌗面分 3 个面进行预备，分别为功能尖（舌侧尖）内、外斜面和非功能尖（颊侧尖）内斜面。其中功能尖需磨除 1.5 ～ 2.0 mm 牙体组织，非功能尖磨除 1.5 mm 的牙体组织。

（2）操作步骤

①沿后牙𬌗面的沟嵴，分别在功能尖和非功能尖内侧，用 57-010 号钻针制备数道颊舌向深 1.25 mm 左右的深度指示沟。钻针角度应与牙尖的坡度相平行，维持牙齿原有的𬌗面形态。

②以指示沟为参考，均匀磨除𬌗面指示沟之间的牙体组织。修理调整预备面，最终在功能尖部位取得 1.5 ～ 2.0 mm 的𬌗间隙，在非功能尖部位取得 1.5 mm 左右的𬌗间隙。预备后牙体的轴向高度应不小于 3 mm。

③预备功能尖斜面：倾斜手机使钻针与牙体长轴成约 45°，在治疗牙功能尖制备外斜面，同样取得与对𬌗牙 1.5 ～ 2.0 mm 的间隙。

2. 颊面和舌面的牙体预备

（1）牙体预备要求

①颊面和舌面消除倒凹，使两者之间的冠向聚合度为 6° ～ 10°，就位道与牙长轴一致。

②颊侧：龈缘上方 0.5 ～ 1.0 mm 处制作宽 1.0 ～ 1.2 mm 的肩台。

③舌侧：龈缘上方 0.5 ～ 1.0 mm 处制作宽 0.3 ～ 0.7 mm 的凹槽边缘。

（2）操作步骤

①使用 877-010 号圆头锥状金刚砂钻针，按就位道方向，分别在颊侧和舌侧中

央、近远中轴线角处制备深度指示沟。其中颊侧面的指示沟深度约 1.0 mm，舌侧面指示沟深度约 0.5 mm。参考原先牙齿及邻牙牙面弧度和形状进行预备，去除在就位道方向的倒凹，修整颊、舌面，并使颊、舌面之间取得 6° ~ 10° 的冠向聚合。

②在颊侧牙颈部制作宽度为 1.0 ~ 1.2 mm 的肩台，肩台外缘与相邻牙面成直角；肩台的近中从与邻牙的接触区开始，其远中至少到颊侧面远中线角部位。

③在舌侧牙颈部制作宽度为 0.3 ~ 0.7 mm 光滑、均匀的凹槽边缘线；制作的边缘线均在龈缘以上 0.5 ~ 1.0 mm，依照龈缘走向。

④在不损伤邻牙的前提下，尽可能向近远中邻面预备。

3. 邻面的牙体预备

（1）牙体预备要求

①去除邻面倒凹，使近、远中轴壁之间的冠向聚合度为 6° ~ 10°；牙颈部位的邻面间隙约为 0.75 mm。

②在龈缘上 0.5 ~ 1.0 mm 处形成宽 0.5 ~ 1.0 mm 的斜角肩台或深凹槽边缘，并与颊侧肩台和舌侧凹槽边缘自然连接。

（2）操作步骤

①选用较细的 850-012 号钻针，顺牙长轴唇舌向通过邻牙，去除接触面，防止磨除过多的牙体组织及损伤邻牙。

②改用较粗的 8877-009 号钻针去除邻面的倒凹，钻针方向偏向牙长轴 3° ~ 5°，以形成 6° ~ 10° 的冠向聚合；并使邻面与邻牙之间的间隙约为 0.75 mm。

③在平龈缘处制备邻面边缘线，形成宽 0.5 ~ 1.0 mm 的斜角肩台。

4. 精修磨光

（1）将颊侧、邻面、舌侧的边缘线连接起来，使其光滑均匀，转换自然。

（2）使用 7404 号钻针去除可能存在的锐利牙尖，并在非功能尖制作宽约 0.25 mm 的斜面。使用 10839-012 号末端磨除金刚砂钻针（图 7-32）精修边缘线，去除 J 形边缘。使用 10839-012 号末端磨除金刚砂钻针修整肩台时，应在少量或无喷水的情况下低速（10 ~ 5000 rpm）进行操作（图 7-33）。

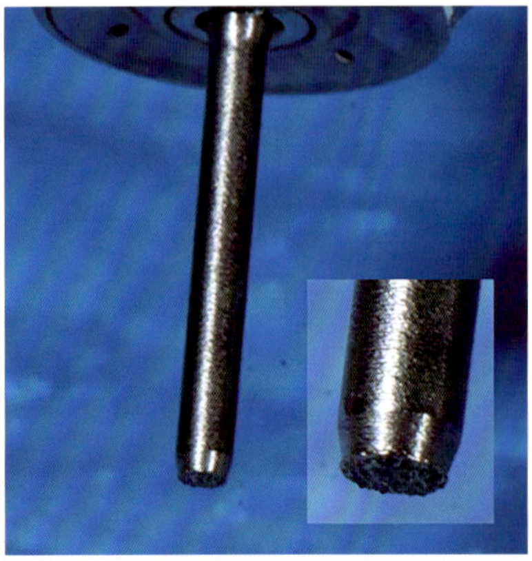

图 7-32　10839-012 号末端磨除金刚砂钻针

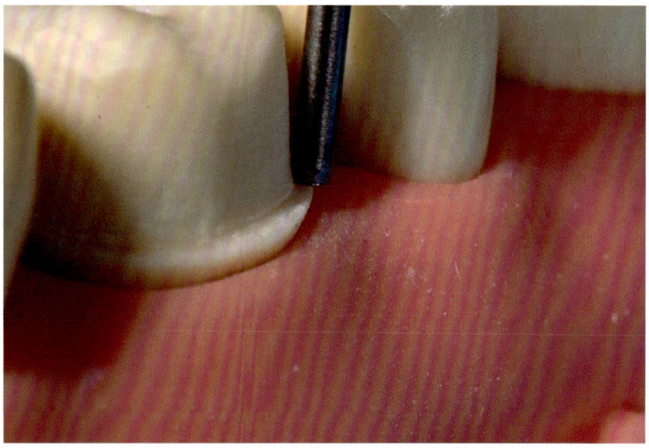

图 7-33　使用 10839-012 号末端磨除金刚砂钻针修整颊侧肩台

5. 印模提取前的最终检查 𬌗面功能尖牙体磨除量 1.5 ~ 2.0 mm，非功能尖牙体磨除量 1.0 ~ 1.5 mm，参考原先牙齿及邻牙牙面弧度和形状进行预备。颊侧为宽 1.0 ~ 1.2 mm 均匀、光滑的肩台，与相邻的牙面成 90°；舌侧为宽 0.25 ~ 0.75 mm 的凹槽边缘；邻面边缘线则是由颊侧的肩台到舌侧凹槽边缘自然过渡的斜角肩台，宽 0.75 ~ 1.0 mm，边缘线沿龈缘走向，位于龈缘上 0.5 ~ 1.0 mm。预备后牙齿的轴向高度不小于 3 mm，预备体呈 6° ~ 10° 的冠向聚合，无倒凹及锐利牙尖存在（图 7-34）。

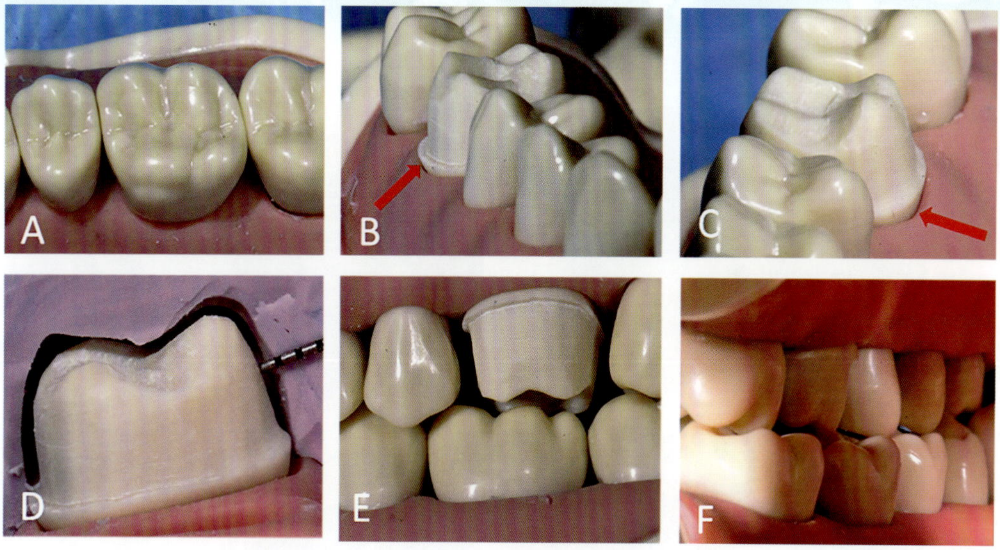

图 7-34 后牙金属烤瓷冠标准牙体预备完成后的检查

A. 上颌左侧第一磨牙牙体预备前；B. 金属烤瓷冠牙体预备后颊侧面观，箭头所示颊侧边缘线为肩台设计；C. 金属烤瓷冠牙体预备后舌侧面观，箭头所示舌侧边缘线为浅凹槽边缘设计；D. 使用术前制作的指示阴模检查各个牙面的牙体预备量；E. 正中𬌗从颊侧检查，确认有足够的𬌗间隙；F. 正中𬌗从舌侧检查，确认有足够的𬌗间隙。

三、瓷全冠的标准牙体预备

（一）上颌前牙瓷全冠标准牙体预备

以上颌右侧中切牙瓷全冠为例，对其标准牙体预备进行讲解。

1. 切缘的牙体预备

（1）牙体预备要求：切缘磨除 2.0 mm，磨除后的切缘与咬合平面平行。牙体预备后，上颌前牙舌侧间隙，即上颌前牙切缘的舌侧边缘与下颌前牙切缘的唇侧边缘的距离为 1.5 mm。

（2）操作步骤

①用 57-010 号钻针在切缘制作 2 ~ 3 个 1.5 mm 的深度定位沟。换用较粗的金刚砂钻针将切缘牙体组织磨除至定位沟，磨除后的切缘与𬌗面保持平行。

②换用 7404-014 号钻针，以邻牙或对侧同名牙做基准，逐渐将切缘均匀磨除达到约 2.0 mm。

③使上颌前牙舌侧间隙达到约 1.5 mm。如果间隙不足，参照本章上颌前牙金属烤瓷冠牙体预备增加舌侧间隙的方法。

2. 唇面的牙体预备

（1）牙体预备要求：唇面牙体预备量 1.5 mm，注意上颌前牙应该有两个预备斜面；牙颈部为宽 0.8 ～ 1.0 mm、内线角圆钝的肩台。

（2）操作步骤

①在唇面制备 2 ～ 3 道切龈向、深约 1.0 mm 的深度定位沟，定位沟分别在切 2/3 和颈 1/3 两个平面制备（图 7-35）。

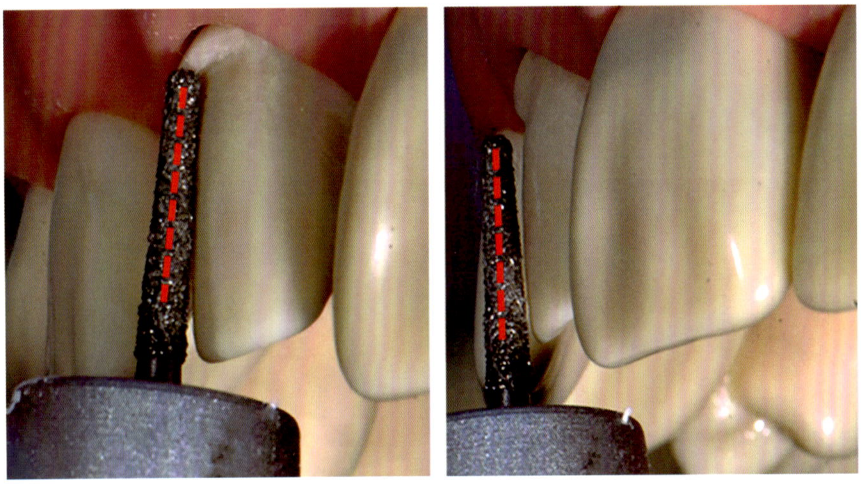

图 7-35　上颌前牙唇侧按两个预备面进行预备

②改用 856-016 号钻针在唇面以预备沟为指导，顺着牙齿唇面原有外形进行均匀磨除，到达深度定位沟位置，并尽可能向邻面延伸。

③颈部预备至平龈缘处，形成宽 0.8 ～ 1.0 mm、内线角圆钝的肩台。

④修整预备面使唇面预备量逐渐达到 1.5 mm。

3. 邻面的牙体预备

（1）牙体预备要求：去除邻面倒凹，牙颈部位的邻面间隙 0.75 mm，颈部平龈缘处形成与唇面一致的宽 0.8 ～ 1.0 mm、内线角圆钝的肩台。

（2）操作步骤

①选用较细的 850-012 号钻针，钻针方向与全冠就位道一致，唇舌向通过邻面，去除其与邻牙的接触面，注意防止磨除过多的牙体组织及损伤邻牙。

②改用较粗的 856-014 号钻针去除邻面的倒凹，扩大邻面间隙，并使牙颈部的邻牙间隙为 0.75 mm。

③在平龈缘处制备邻面边缘线，形成宽 0.8 ～ 1.0 mm 的肩台，内线角保持圆钝。

④近远中邻面的肩台尽可能平行，两个相对轴面之间的聚合度为 6° ～ 10°。

4. 舌面的牙体预备

（1）牙体预备要求：牙体预备量 1 ~ 1.5 mm，颈部平龈缘处形成宽 0.8 ~ 1.0 mm 的肩台。

（2）操作步骤

①用 877-010 号钻针磨除深约 1.0 mm 的牙体组织，并建立舌侧轴壁。

②在舌侧面平龈缘处制作宽 0.8 ~ 1.0 mm、内线角圆钝的肩台，并与邻面肩台自然连接会合。

③舌窝处先用小圆钻制备深约 1.0 mm 的深度指示沟，用 7404-014 号钻针均匀磨除 1.0 ~ 1.5 mm 的牙体组织（图 7-36）。

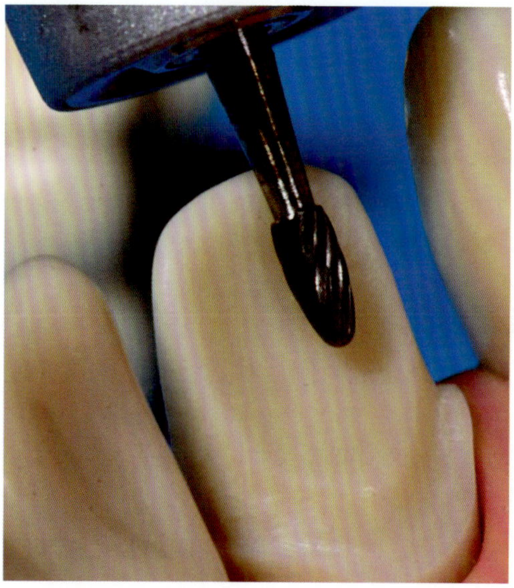

图 7-36　用 7404-014 号钻针预备舌窝

5. 精修磨光

①用 10839-012 号钻针去除边缘线可能存留的 J 形边缘，使肩台外缘与相邻的牙面成直角（图 7-37）。

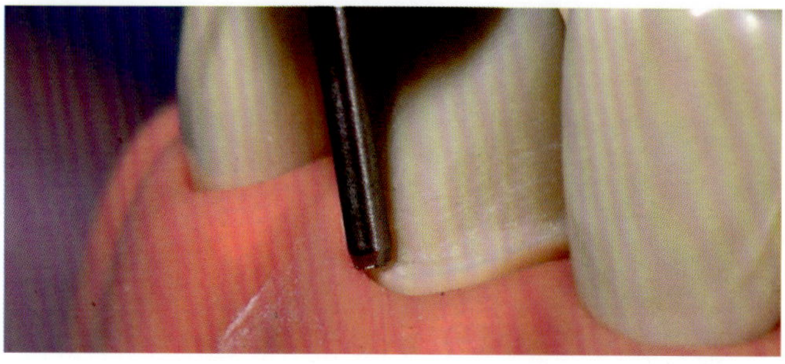

图 7-37　精修肩台，并使其外缘与相邻的牙面成直角

②用 8856-016 号钻针修整圆钝预备体的所有线角和边缘，并对预备体进行磨光。

6. 印模提取前的最终检查 切缘磨除 2.0 mm，获得 1.5 mm 的舌侧间隙，预备后的牙齿应与预备之前牙齿的形状基本相同。牙颈部的边缘线与龈缘基本平齐，各个轴面的边缘线为宽 0.8 ～ 1.0 mm 的肩台；各轴面肩台自然过渡，且连续、光滑、清晰；肩台的内线角圆钝。预备的牙体无倒凹，冠向聚合度为 6° ～ 10°（图 7-38）。

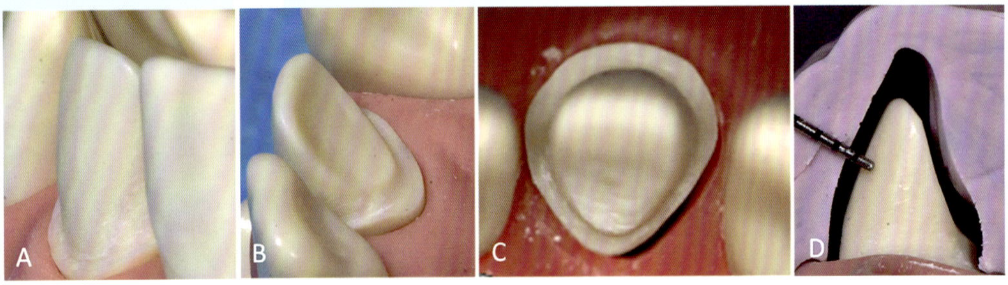

图 7-38 上颌前牙瓷全冠标准牙体预备完成后的检查

A. 上颌中切牙瓷全冠牙体预备完成后唇面观；B. 舌面观；C. 𬌗面观；D. 利用指示阴模检查预备量。

（二）后牙瓷全冠标准牙体预备

以下颌左侧第二双尖牙瓷全冠为例，对其标准牙体预备进行讲解。

1. 𬌗面预备

（1）牙体预备要求：𬌗面均匀磨除 1.5 ～ 2.0 mm（取得 1.5 ～ 2.0 mm 的𬌗间隙）。

（2）操作步骤

①使用 57-010 号钻针沿𬌗面尖嵴，分别在功能尖和非功能尖内斜面预备深约 1.5 mm 的深度指示沟。

②使用 856-016 号平头圆角柱状钻针，依照𬌗面解剖外形均匀磨除指示沟之间的牙体组织，最终取得 1.5 ～ 2.0 mm 的𬌗间隙；预备后牙体的轴向高度不小于 3 mm。

③沿功能尖的外斜面预备与牙体长轴约成 45° 的斜面，磨除深度为 1.5 ～ 2.0 mm；在整个𬌗面获得 1.5 ～ 2.0 mm 均匀的𬌗间隙（图 7-39）。

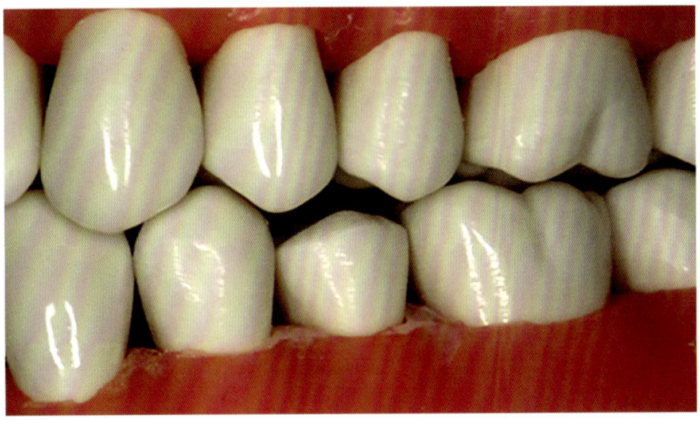

图 7-39 𬌗面预备完成后，取得足够的𬌗间隙

2. 颊面和舌面预备

（1）牙体预备要求

①消除颊、舌侧轴面倒凹，建立固位形。

②颊、舌侧轴面聚合度为 6° ～ 10°，就位道与牙长轴一致。

③颈部在龈缘上方 0.5 ～ 1.0 mm 处形成宽 0.8 ～ 1.0 mm 的深凹槽边缘或肩台。

（2）操作步骤：使用 856-016 号圆头锥状金刚砂钻针，沿就位道方向，分别在颊、舌侧中央及近远中轴线角处制备 3 ～ 5 条深度指示沟（图 7-40），然后顺沿颊、舌面形态磨除指示沟之间的牙体组织，并在颈部龈缘上方 0.5 ～ 1 mm 处形成宽 0.8 ～ 1.0 mm 的深凹槽边缘或肩台。注意颊、舌侧轴壁之间形成 6° ～ 10° 的聚合度。在不伤及邻牙的前提下尽可能向邻面扩展。

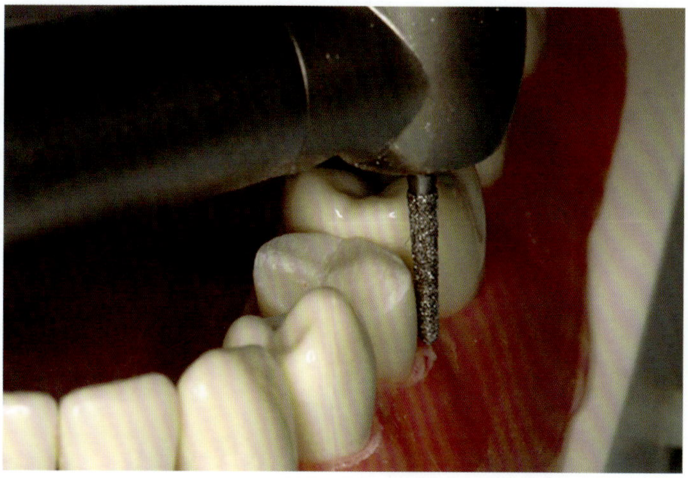

图 7-40　沿牙齿就位道方向制备深度指示沟

3. 邻面预备

（1）牙体预备要求

①去除邻面倒凹，使近、远中轴壁之间的冠向聚合度为 6° ～ 10°；牙颈部的邻面间隙约为 0.75 mm。

②在龈缘上 0.5 ～ 1.0 mm 处形成宽 0.8 ～ 1.0 mm 的深凹槽边缘或肩台，并与颊侧和舌侧边缘线自然连接。

（2）操作步骤

①先选用末端较细的 850-012 号钻针颊舌向通过邻面，可保留预备牙齿靠近邻牙的一薄层釉质以保护邻牙，钻针方向与全冠就位道一致（图 7-41）。

②使用 877-009 号圆头金刚砂钻针预备邻面，进一步磨除邻面倒凹，扩大邻面间隙至 0.75 mm 左右；颈部形成宽 0.8 ～ 1.0 mm 的深凹槽边缘，并与颊侧和舌侧边缘连续（图 7-41）。如果边缘线设计为肩台，则使用 847KR-016 号圆角平顶钻针（图 7-42）。

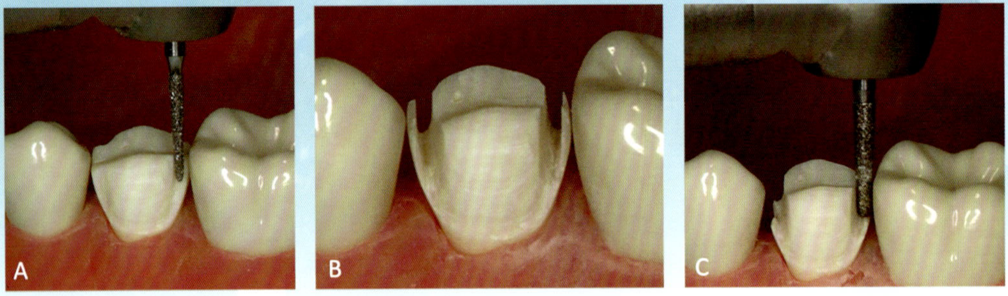

图 7-41 邻面牙体预备方法

A. 选用末端较细的 850-012 号钻针颊舌向通过邻面；B. 保留预备牙的一薄层釉质以保护邻牙；C. 使用 877-009 号圆头金刚砂钻针预备邻面。

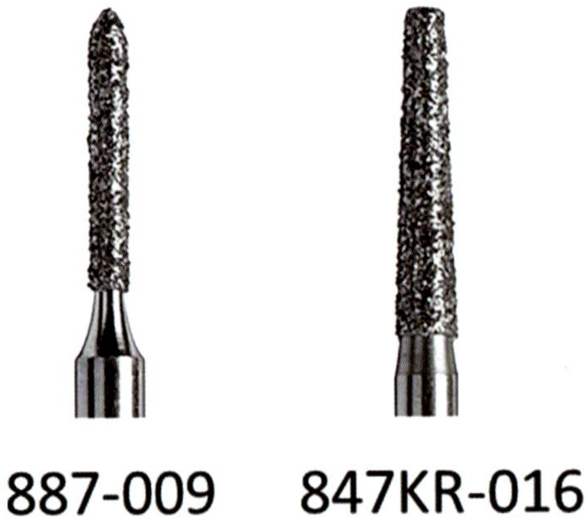

图 7-42 887-009 号和 847KR-016 号钻针

注意分辨两者头部区别。

4. 精修磨光

（1）将颊侧、邻面、舌侧的边缘线连接起来，使其光滑均匀，转换自然。

（2）使用 7404 号钻针去除可能存在的锐利牙尖，并在非功能尖制作宽约 0.25 mm 的斜面。使用 10839-012 号末端磨除金刚砂钻针精修边缘线，去除可能遗留的 J 形边缘。使用 10839-012 号钻针修整肩台时，应在少量或无喷水的情况下低速进行操作。

5. 印模提取前的最终检查 殆面磨除量 1.5 ~ 2.0 mm 。预备牙体的 4 个轴面均为宽 0.8 ~ 1.0 mm、均匀光滑的深凹槽边缘或肩台，边缘线沿龈缘走向，位于龈缘上 0.5 ~ 1.0 mm，无飞边存在，边缘线清晰、光滑、连续。预备后牙齿的轴向高度不小于 3 mm。预备体呈 6° ~ 10° 的冠向聚合，无倒凹及锐利牙尖存在；预备体表面光滑，4 个轴面线角处圆钝。

6. 牙体预备过程中需要特别注意的问题

（1）前面讲述的瓷全冠的牙体预备主要应用于普通单层瓷全冠。瓷全冠可以由单层瓷材料制作，也可以由基底冠和饰面瓷双层瓷材料制作而成。由于双层瓷全冠先通过热压铸、粉浆涂塑玻璃渗透或计算机辅助设计 / 计算机辅助制造（CAD/CAM）技术等方法制作瓷基底冠，然后在其上常规涂塑烧结或压铸饰面瓷[4]，所以需要的修复空间较单层瓷大。因此，如果修复设计使用双层瓷全冠，牙体预备时牙体组织的磨除量要相应变大。一般来讲，双层瓷全冠牙体预备量可参考金属烤瓷冠。

（2）本书第三章第二节详细讲述了修复体不同边缘线的设计，而边缘线的制备主要靠使用不同粗细和形状的钻针（表 7-3）。后牙瓷全冠牙体预备的边缘线可以制备成深凹槽边缘或直角肩台，主要根据治疗牙齿的具体情况、患者的主观意愿以及所选择修复材料的种类等来决定。如果选择深凹槽边缘，需要选择直径较粗、末端为半圆形的钻针；而如果选择直角肩台，就要使用末端为平顶的钻针，因为内角线必须圆钝，所以钻针的末端边缘也要相应圆钝。

表 7-3　全冠牙体预备使用的钻针举例

	金属全冠	金属烤瓷冠	瓷全冠
深度定位沟	57-010/330-009/ 877-010	57-010/330-009/ 877-010	57-010/330-009/ 877-010
𬌗面预备	57-010/856-016	57-010/856-016	57-010/856-016
颊侧面预备	凹槽边缘：877-010 精修磨光：8877-009	制备肩台：856-016 去除 J 形边缘：10839-012	制备肩台：856-016 精修磨光：8856-016 去除 J 形边缘：10839-012
邻面预备	邻牙接触区：850-014 凹槽边缘：877-010 精修磨光：8877-009	邻牙接触区：850-014 制备斜面肩台 / 凹槽边缘：877-010	制备肩台：856-016 精修磨光：8856-016 去除 J 形边缘：10839-012
舌侧面预备	制备凹槽边缘：877-010 精修磨光：8877-009	制备凹槽边缘：877-010 精修磨光：8877-009	制备肩台：856-016 精修磨光：8856-016 去除 J 形边缘：10839-012
功能尖斜面	7404-014	7404-014	7404-014
磨光、去除锐利边缘	8856-016	8856-016	8856-016

（3）全冠修复体覆盖被修复牙齿牙冠的所有表面，但由于前牙与后牙在口腔功能活动中所起的作用不同，后牙承受的𬌗力较前牙大很多。不同类型全冠的结构不同，而且不同的修复材料也具有不同的物理强度和特性，这些都决定了牙体预备的要求有所不同（表 7-4）。

表 7-4 常用不同类型全冠牙体预备标准比较

	金属全冠	金属烤瓷冠	瓷全冠
殆面磨除量 / 殆间隙	• 功能尖 1.5 mm • 非功能尖 1.0 mm	• 前牙：切缘 2.0 mm，舌间隙 1.0 ~ 1.5 mm • 后牙：功能尖 1.5 ~ 2.0 mm，非功能尖 1.5 mm	• 前牙：切缘 2.0 mm，舌间隙 1.5 mm • 后牙：1.5 ~ 2.0 mm
边缘线	• 0.3 ~ 0.7 mm 浅凹槽边缘	• 颊（舌）侧：1.0 ~ 1.2 mm 直角肩台 • 舌侧：0.3 ~ 0.7 mm 凹槽边缘 • 邻面 0.7 ~ 1.0 mm 斜面肩台	• 前牙：0.8 ~ 1.0 mm 肩台 • 后牙：0.8 ~ 1.0 mm 深凹槽边缘或直角肩台
聚合度	• 无倒凹 • 6° ~ 10° 冠向聚合	• 无倒凹 • 6° ~ 10° 冠向聚合	• 无倒凹 • 6° ~ 10° 冠向聚合
预备后牙冠高度	• >3 mm	• >3 mm	• >3 mm
附加固位沟	• 可有	• 可有	• 无

（张旭光　俞波）

参考文献

［1］Goodacre CR, Campagni WV, Aquilino SA. Tooth preparations for complete crowns: an art form based on scientific principles. Journal of Prosthetic Dentistry, 2001,85:363-376.

［2］Weed RM, Baez RJ. A method for determining adequate resistance form of complete cast crown preparations. Journal of Prosthetic dentistry, 1984, 52(3): 330-334.

［3］Mack PJ. A theoretical and clinical investigation into the taper achieved on crown and inlay preparations. Journal of Oral Rehabilitation, 1980, 7(3) : 255-265.

［4］赵铱民 . 口腔修复学 . 8 版 . 北京：人民卫生出版社，2020.

第八章

前牙瓷贴面的牙体预备

随着生活水平和经济收入的不断提升，人们对自身美的追求也越来越高。过去，口腔牙体修复主要用于解决患者牙齿缺损、咀嚼功能缺失等问题；如今，越来越多的患者寻求修复治疗是出于改善其牙齿颜色、外观等目的。

瓷贴面是一种非常薄的瓷修复体，用来改变前牙的颜色或外形，通过树脂粘接材料粘贴到牙齿表面，以此获得固位和强度。瓷贴面由 Faunce 医生等在 1983 年首先应用于口腔临床，它较以前的树脂贴面更加美观、耐用。制作精良、粘接良好的瓷贴面与自然牙齿几乎没有差别。瓷贴面的临床成功率也非常令人满意，Layton 和 Walton 2012 年开展的一项随机临床研究发现，瓷贴面 10 年后的保存率达 96%，20 年后的保存率为 91%[1]。

瓷贴面不仅可以有效地改变牙齿的外观，同时更有利于保存牙体组织。不同的修复设计对牙体预备量的要求明显不同，其中前牙瓷贴面是对牙齿损伤程度最小的牙体修复方法。从重量上讲，瓷贴面牙体预备只需磨除整个牙冠的 3% ~ 30%，而瓷全冠或金属烤瓷冠要去除约 63% ~ 72%[2]。而且随着修复和粘接材料的不断进步，瓷贴面牙体预备的牙体组织磨除量会变得越来越少，这非常符合目前微创、保守的现代口腔修复理念。

由于瓷贴面的牙体预备量很少，预备的边缘线基本都位于牙釉质层，牙体预备后牙体的抗折断能力与完整牙齿相比没有显著差别。但如果牙齿颈部边缘线预备到牙本质层，则会明显增加牙齿折断的风险[3]。

第一节　瓷贴面的术前设计与准备

一、瓷贴面修复的适应证

适用于美容区牙齿，尚留有足够的牙釉质，但需要对牙齿的外形或颜色进行修复改进。

瓷贴面的适应证包括：

1. 牙齿形态异常，如过小牙；或因为美观原因，要求改变原有牙齿的形状。

2. 牙齿质地异常，如牙釉质发育不良。

3. 牙齿颜色异常或过暗，经牙齿内漂白或外漂白效果不明显或不满意，如四环素牙、氟斑牙、牙髓坏死导致的牙齿变色等。

4. 牙齿有小的错位或间隙。

5. 牙体有明显磨损、缺损或折断。

6. 心理需求。

7. 与有烤瓷修复体的邻牙相匹配。

二、瓷贴面修复的禁忌证

1. 患牙大部分牙釉质缺失。

2. 患牙有广泛的龋坏或旧修复体。

3. 严重的夜磨牙患者，且无法或不愿意佩戴殆垫。

4. 患牙有明显的错位。

5. 患牙根本无法隔湿。

三、瓷贴面修复的术前考量

1. 术后牙齿颜色的改变程度与唇面牙体组织磨除量 如果要较多改变牙齿的颜色，则唇侧牙体组织的磨除量要相应增加，即牙体组织的磨除量因患牙本身的颜色及术后计划达到的颜色不同而异。一般来讲，每增白一个色差，唇面需要多磨除 0.2 ~ 0.3 mm。

上颌前牙唇、舌面不同部位牙釉质正常厚度见图 8-1。

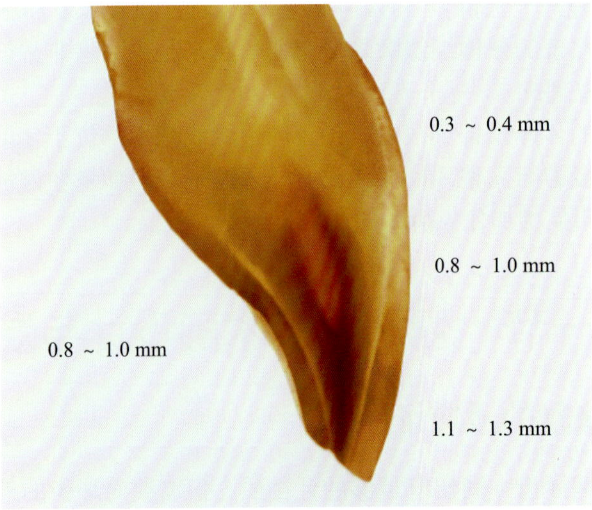

图 8-1 上颌前牙唇、舌面不同部位牙釉质正常厚度

2. 术后牙齿切缘的透明程度与切缘牙体组织磨除量　如果要增加牙齿切缘的透光性，则切缘的磨除量也要相应增加。

3. 尽量保留牙体的牙釉质　瓷贴面不同于其他修复方法，后者的大部分固位力来自预备牙体的固位形，而瓷贴面的固位力几乎全部来自戴入时所使用粘接剂的粘接力。

临床研究表明：对于使用树脂粘接材料粘贴的烤瓷贴面，如果预备边缘完全位于牙釉质，其10年成功率几乎可以达到100%[4]。使瓷贴面粘接在牙齿的牙釉质层，不仅有效地保留了牙体组织，还提高了瓷贴面修复的成功率，延长了瓷贴面的使用寿命。与边缘位于牙本质相比，边缘位于牙釉质也令修复体周围牙体组织对磨耗的耐受力大很多。因此，要求瓷贴面有至少70%的预备边缘和50%的粘贴面位于牙釉质，以取得可预期的临床效果。

随着现代口腔粘接技术的不断发展，粘接力在修复体固位中越来越起到关键性作用。粘接剂的理想粘接界面为牙釉质，修复体粘接面位于牙釉质部分的面积大小是取得理想粘接力非常重要的因素。

4. 瓷贴面与预备牙体的交界问题　前牙切缘边缘线的设计主要有开窗型、对接型和包绕型3种（图8-2）。下颌前伸运动时，下颌牙齿会对上颌前牙瓷贴面产生较大的侧方切力，可能导致瓷贴面的折裂、折断甚至完全脱落。正中咬合时，瓷贴面舌侧瓷结构与牙体的交界处应离开上下切牙正中接触区1 mm以上，否则应选择贴面完全位于唇侧的开窗型设计。对于下颌前牙的瓷贴面，由于无法避免在功能活动中的切缘接触，应避免开窗型切端设计，而选择对接型或包绕型切端设计。

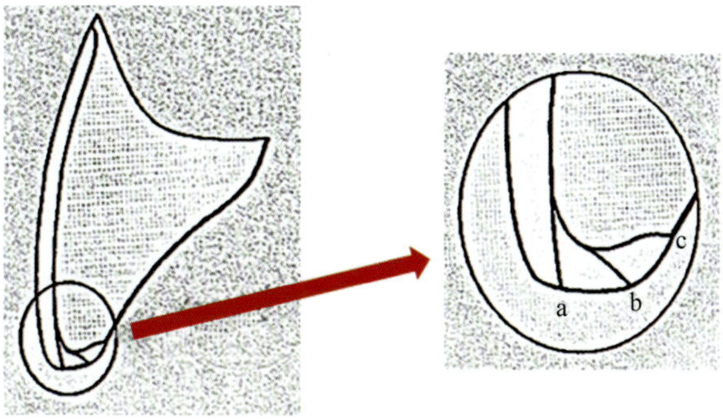

图8-2　常见前牙切缘边缘线设计
a. 开窗型；b. 对接型；c. 包绕型。

Gustelnuovo等的研究发现：切缘为2.0 mm、无牙体组织支持的瓷贴面，当切缘边缘线设计为直接对接型接触时，抗折断能力最强。同时，还具有牙体预备简单，修复体处理、制作、戴入容易的优点[5]。

5. 邻面边缘设计　一般情况下，要保留邻面接触区。但注意将瓷贴面的邻面边缘置于牙齿邻面的楔状间隙内，以达到最佳的美观效果。然而，如果患牙牙体原有的邻接关系不良（如有间隙）、受到破坏（如有龋坏或缺损）、邻面部位有陈旧的充填体或相应部位的牙龈乳头需要重新塑形等，则应去除邻面接触区，扩大邻面预备，达到舌侧的自洁区甚至越过邻舌线角，最后用瓷贴面恢复或重建邻接关系。

6. 重视与患者的沟通 大部分瓷贴面修复与美观相关联，因此术前一定要了解患者对牙齿美观的期望和要求程度，加强医患沟通。在符合临床要求的情况下，尽可能满足患者的要求，选择双方都可以接受的治疗方案。

四、使用无创瓷贴面的考量

由于修复材料的不断进步，无创瓷贴面技术越来越多地在临床上得到运用。无创意味着几乎不对牙齿进行任何预备，但这种修复方法对患牙的要求很高，即牙齿本身不能有任何倒凹存在。此外，这种方法要求临床医生和技工有良好的技术和丰富的经验；同时，对粘接材料及临床操作有非常严格的要求。如果没有选择好病例，很容易发生牙体变大、唇面凸出等问题。

无创瓷贴面修复方法提供的修复空间十分有限，对牙齿颜色的改变有一定的局限性；修复体相对非常薄弱，修复体的厚度有时很不均匀，如果患者在使用过程中不加注意，瓷贴面很容易发生折裂。

第二节 瓷贴面的标准牙体预备

一、牙体预备基本要求

1. 尽可能将牙体预备范围限制在牙釉质，尤其是瓷贴面的边缘部分，以获得良好的封闭和粘接效果。

2. 牙体唇面预备时，要按两个平面进行操作，即龈端平面（龈 1/3 处）和切端平面（切 2/3 处），见图 8-4。

3. 一般情况下，要保留邻面接触部分。

4. 如果瓷贴面要包绕牙齿的切缘，其边缘线应避免位于咬合接触的区域。

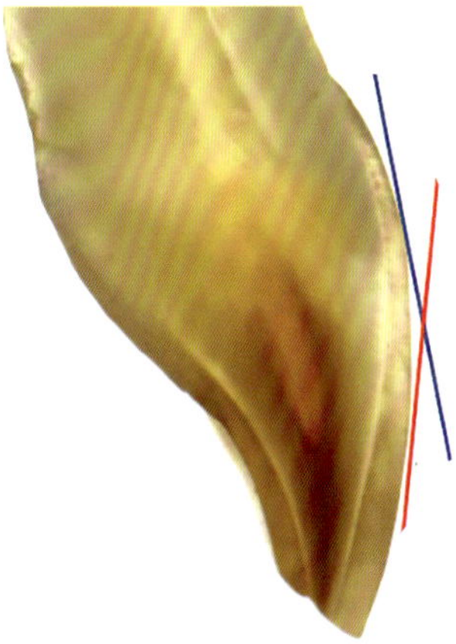

图 8-4 唇面预备时，按两个平面进行制备

二、标准牙体预备

（一）唇面的牙体预备

1. 牙体预备要求

（1）唇面均匀磨除牙体组织 0.3 ~ 0.5 mm。

（2）颈部边缘线为宽 0.3 ~ 0.5 mm 的凹槽边缘。

2. 操作步骤

（1）用金刚砂圆钻或深度引导钻针制作定位沟（图 8-5）；再换用较粗颗粒的钻针，参照唇面正常的外形，分别在龈 1/3 和切 2/3 两个平面均匀磨除 0.3 ~ 0.5 mm 的牙体组织。需要注意的是，均匀磨除的前提是所预备的牙齿在牙弓的位置正常，如果患牙有扭转的情况，则唇面牙体组织的磨除量在不同部位是有所差别的。如果患牙原来的颜色与计划得到的颜色相差较多，则唇面牙体组织的磨除量要相应增加。

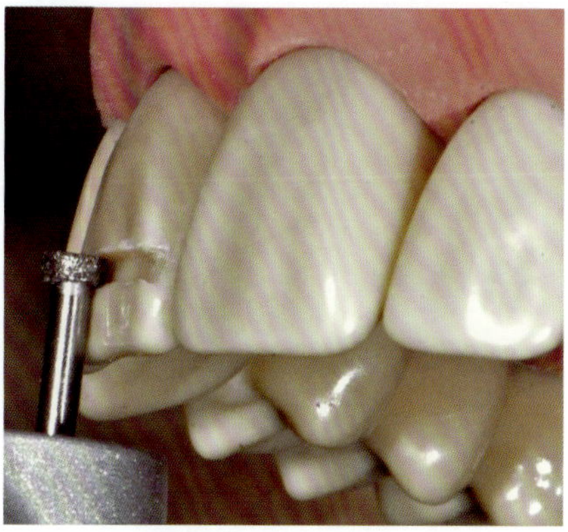

图 8-5　用深度引导钻针准备定位沟

（2）在位于平龈缘的牙釉质层制备宽 0.3 ~ 0.5 mm、连续平滑的凹槽边缘线（图 8-6）。

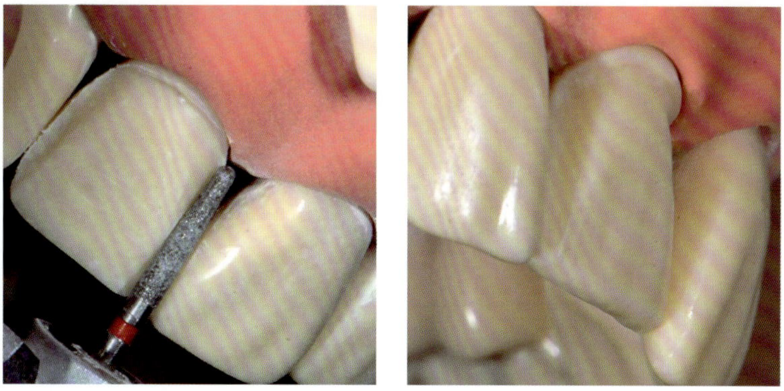

图 8-6　以定位沟为参考，按两个平面进行唇面磨除

（二）切缘的牙体预备

1. 牙体预备要求 牙体预备量为约 1.0 mm。

2. 操作步骤

（1）在切缘制备深约 1.0 mm 的深度定位沟，然后磨除深度定位沟之间的牙体组织。磨除后的牙齿切缘与前牙𬌗面平行，磨除切缘形成的切面与牙齿舌侧的牙面相垂直。

（2）如果要求修复后牙齿切缘的半透明性更高，牙体预备时切缘的磨除量要相应增加。

（三）邻面的牙体预备

1. 标准牙体预备 在不破坏邻面接触区的前提下，尽量向邻面扩展。

2. 操作步骤 磨除牙体组织，扩展到邻面接触区，但不能将其破坏。注意在龈外展隙的位置，应尽可能向舌向扩展，以取得良好的美学效果。

（四）精修磨光

使用细颗粒的磨光钻针将预备牙体各个边缘线、角修整磨光并修整圆钝，进行最后的检查确认。

（张旭光　俞波）

参考文献

［1］Layton DM, Walton TR. The up to 21-year clinical outcome and survival of feldspathic porcelain veneers: accounting for clustering. International Journal of Prosthodontics, 2012,25(6):604-612.

［2］Edelhoff D, Sorensen JA. Tooth structure removal associated with various preparation designs for anterior teeth. Journal of Prosthetic Dentistry, 2002,87:503-509.

［3］Chun YP, Raffeltb C, Pfeifferc H, et al. Restoring strength of incisors with veneers and full ceramic crowns. The Journal of Adhesive Dentistry, 2010,12: 45-54.

［4］Layton D, Walton T. An up to 16-year prospective study of 304 porcelain veneers. International Journal of Prosthodontics, 2007,20:389-396.

［5］Castelnuovo J, Tjan AH, Phillips K, et al. Fracture load and mode of failure of ceramic veneers with different preparations. Journal of Prosthetic Dentistry, 2000,83(2):171-180.

第九章 部分冠的牙体预备

部分冠是口腔临床上用于修复后牙牙体缺损的一种传统修复手段。它是覆盖部分后牙牙冠，而留有一个或多个轴面没有覆盖的修复体。传统的后牙部分冠有 3/4 冠和 7/8 冠等。如果患牙剩余牙体组织的颊侧、舌侧或𬌗面的某个牙尖基本完好，本着尽可能保留牙体组织的原则，可以不进行磨除，则这部分的牙体组织就不被修复体覆盖而形成部分冠。

一般情况下，部分冠的制作材料为金属合金，但新型修复材料的不断推出和粘接材料的不断升级，使得全瓷材料制作部分冠成为可能。如果选择全瓷材料制作部分冠，则在牙体预备时不能制作辅助的固位沟，只能利用原有的牙体缺损部位形成固位，主要的固位力则依靠粘接剂的粘接力。

部分冠目前在临床上的应用相对较少，但如果适应证选择适当，部分冠仍可达到良好的临床效果。

第一节　部分冠修复的术前考量

一、部分冠修复的优点

1. 相较于全冠修复，保留了更多的牙体组织。
2. 保留了牙齿的部分或全部唇侧面或颊侧面，得以部分保存天然牙真实、自然的外观。
3. 制作修复体时可以将牙体保留的部分作为参考。
4. 部分冠使牙髓的活力测试成为可能。
5. 对周围牙龈及牙髓组织的影响和刺激较少。
6. 修复体就位比较容易。
7. 修复体边缘线便于触及，易于进行临床检查。
8. 用在一些特殊的病例中，如近中倾斜严重的下颌磨牙用作固定桥的基牙时，其固位体可以设计为改良的3/4冠，不覆盖远中面，以方便获取共同的就位道。

二、部分冠修复的缺点

1. 与全冠修复相比，部分冠的固位力明显减弱。因此，只适合用于单颗牙齿的固定修复；或作为固定义齿修复的固位体时，应用于跨度短的牙桥。为了增加固位力，在部分冠牙体预备时往往需要增加一些固位设计。

2. 牙体预备对操作者临床操作技能要求较高。

3. 金属部分冠修复有可能存在潜在的美观问题。

三、选择部分冠修复的术前考量

（一）部分冠修复的适应证

1. 患者龋患率较低，患牙为后牙，牙齿的全部或部分颊面或舌面仍旧完好，牙冠外形较大且有一半以上的牙体组织存留。

2. 患牙的修复不适合直接充填法，但仍无全冠修复的必要。

3. 主要应用于上颌牙齿，下颌牙齿选用极少。

4. 下颌后牙明显向舌侧倾斜，3/4冠可以用来同时矫正牙齿错位，改善咬合关系。

5. 可以用作单颗牙齿的固定修复，或作为短牙桥基牙的固位体使用。

（二）部分冠修复的禁忌证

1. 患牙牙体组织缺损情况严重，应考虑全冠修复。

2. 对修复体的固位力要求高的病例，如患者咬合力较大或有磨牙症，需要作为固定义齿修复的基牙，尤其是长牙桥。

3. 患者对美观的要求较高。

4. 患者口腔卫生情况差，致龋因素多。由于部分冠的边缘线总长度较其他修复体长，更容易产生继发龋。

（三）选择部分冠需要注意的其他问题

1. 牙体预备操作更加复杂，耗时长。从牙体预备技术上讲，是最困难的一种牙体预备方法，对医生和患者都具有挑战性。

2. 由于来自预备牙体的固位力有限，部分冠的固位力只有全冠的不足50%，因此要求患牙有足够的临床冠高度。

3. 在部分冠牙体预备时，要注意上下颌牙齿的区别。下颌后牙的功能尖在颊侧，如果牙体预备量不足，会造成修复体抗力不够，容易引起此区域修复体被磨穿或发生折裂。

4. 由于美观的原因，部分冠常用于上颌的后牙，而在下颌牙齿上的使用非常有限，尤其是下颌双尖牙。因为下颌双尖牙临床牙冠往往较短、体积较小，而且这个位置较易显露。

5. 由于部分冠本身的固位力相对较弱，而金属部分冠的固位力主要取决于牙体预备的固位形，因此牙体预备时需要对牙体内壁进行特殊处理，以增加修复体的固位和抗力。例如需要制备颊侧固位沟，以防止修复体向舌侧脱出。

6. 瓷材料制作的部分冠的固位力几乎全部来自粘接剂的粘接力，因此对粘接材料和局部隔湿的要求非常高。

四、部分冠制作材料的选择

目前，临床制作部分冠的材料主要为金属和陶瓷两种。由于金属材料物理强度高，不会有发生断裂的危险，如果患牙符合部分冠修复的适应证，且患者对美观没有特殊需求，功能为其唯一的考量，则应首选金属部分冠。如果患者对美观有较高的要求，且患牙大部分牙体组织存留，牙体预备的边缘线全部或大部分位于牙釉质，则瓷材料制作的部分冠将是更好的选择。

第二节　部分冠的标准牙体预备

一、3/4 冠

（一）3/4 冠的特点

1. 3/4 冠暴露后牙的整个颊侧面或舌侧面，其他的牙面均被修复体覆盖。

2. 3/4 冠最常用于上颌后牙；下颌后牙覆盖颊侧面而暴露舌侧面的 3/4 冠，只是在其颊侧缺损明显而舌侧牙体组织基本正常的情况下应用。

3. 上颌后牙部分冠牙体预备终止于颊侧近远中线角处，在正常的口腔功能活动时一般不会显露，因此不会对美观造成太大影响。

4. 3/4 冠的固位力仅为全冠的 45% 左右。

（二）上颌后牙金属 3/4 冠标准牙体预备

以上颌第二双尖牙为例。

1. 殆面的牙体预备

（1）牙体预备要求：在功能尖部位取得 1.5 mm 的殆间隙，非功能尖殆间隙约为 1.0 mm。

（2）操作步骤

①沿后牙殆面的沟嵴，用 57-010 号钻针制作颊舌向深度指示沟。功能尖部位的深度为 1.5 mm，钻针角度应与牙尖的斜面相平行，维持牙齿原有的殆面形态；非功能尖的预备则有所不同，在颊侧牙尖边缘嵴部位仅磨除约 0.5 mm，而在殆面中央沟部位磨除约 1.5 mm，因此要求钻针角度较颊侧牙尖的斜面更加直立（图 9-1）。

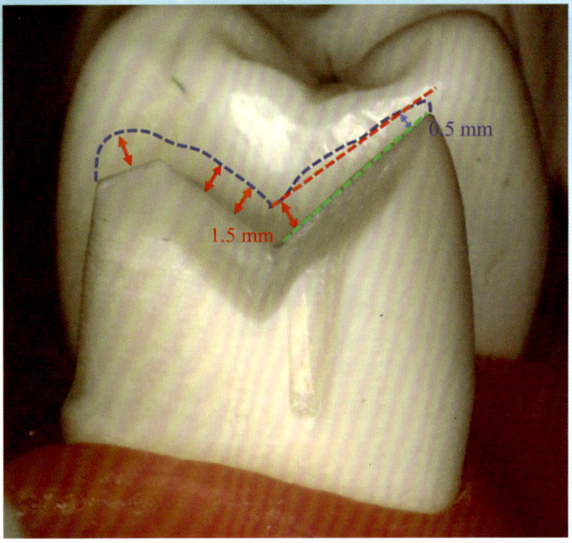

图 9-1 3/4 冠非功能尖牙体预备

在颊侧牙尖边缘嵴部位仅磨除约 0.5 mm，而在𬌗面中央沟部位磨除约 1.5 mm，因此要求钻针角度较颊侧牙尖的斜面更加直立（红线表示颊侧牙尖的斜面，绿线表示牙体预备时钻针的角度）。

②更换为 877-009 号钻针，以定位先导沟为参考，均匀磨除𬌗面牙体组织。

③在功能尖的外侧制作斜面，斜面与𬌗平面大约成 45°。

④确认在功能尖部位取得 1.5 mm 左右的𬌗间隙，在非功能尖的𬌗间隙约为 1.0 mm。

2. 舌面的牙体预备

（1）牙体预备要求

①去除倒凹。

②在龈缘上方 0.5 ~ 1.0 mm 处制备宽为 0.3 ~ 0.5 mm 的凹槽边缘线。

（2）操作步骤

①使用 877-009 号钻针，使其与患牙长轴平行，略往牙齿中心倾斜 3° ~ 5°，去除舌侧面倒凹。

②在龈缘上方 0.5 ~ 1.0 mm 处，将钻针直径的大约 1/2 切入到牙体组织内部，制备宽为 0.3 ~ 0.5 mm 的浅凹槽边缘线。

3. 邻面的牙体预备

（1）牙体预备要求

①去除倒凹，并使近、远中轴面相互冠向聚合，聚合度 6° ~ 10°。

②在龈缘上方 0.5 ~ 1.0 mm 处制备宽为 0.3 ~ 0.5 mm 的凹槽边缘线。

③制备竖斜面（flare）。

竖斜面位置与走向的确定方法：竖斜面边缘位于与邻牙的间隙为 0.5 ~ 1.0 mm 的位置；其走向与邻牙颊侧面在此位置的切线相重叠，与同侧边缘嵴走向大约成 135° 角（图 9-2）。

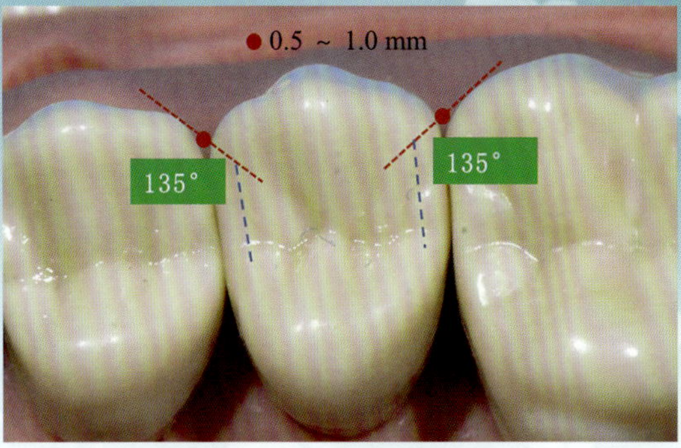

图 9-2　图示确定竖斜面位置与走向的方法

（2）操作步骤

①首先使用尖端较细的 850-014 号钻针，去除与邻牙的接触区；再换用 877-009 号钻针，使其与患牙长轴平行，略往内倾斜 3° ~ 5°，去除轴面倒凹，使相对的两个轴面冠向聚合，聚合度为 6° ~ 10°。

②在龈缘上方 0.5 ~ 1.0 mm 处，将钻针直径的大约 1/2 切入到牙体组织内部，制备宽为 0.3 ~ 0.7 mm 的凹槽边缘线。边缘线从确定的近中竖斜面位置，到另外一侧远中竖斜面位置附近。

③边缘线与邻牙保持 0.5 ~ 0.75 mm 的间隙。

④用较细的 850-014 号钻针沿确定的位置和走向制备竖斜面，并使其略微外敞；从殆面观察，没有倒凹存在。

4. 邻轴沟的制备

（1）牙体预备要求

①无倒凹，近远中邻轴沟有共同就位道。

②邻轴沟由预备后的殆面开始，止于邻面边缘线冠方 0.5 mm 处；冠方直径粗，龈方略细。

③邻轴沟位置的确定方法：邻轴沟位于邻轴壁延长线、邻面轴壁与牙齿近远中线三者相交的三角形区域内（图 9-3），冠方直径约 1 mm，龈方直径约 0.5 mm(磨牙邻轴沟略粗：冠方直径约 1.2 mm，龈方直径约 0.7 mm)。

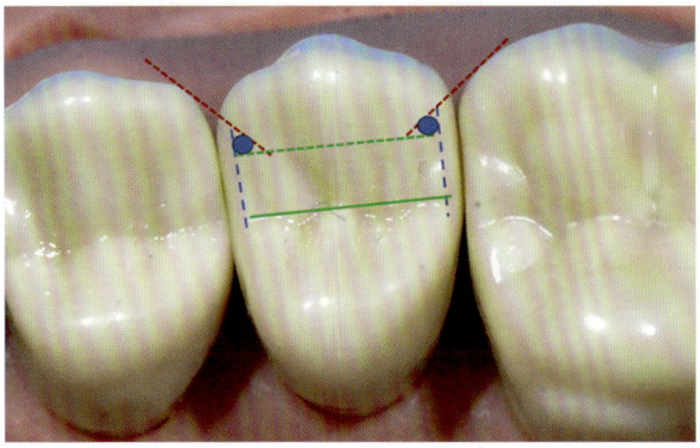

图 9-3　邻轴沟位于邻轴壁延长线、邻面轴壁与牙齿近远中线三者相交的三角形区域内

④邻轴沟的舌侧壁与相邻的轴壁大约成 90°，以增加修复体抗舌向脱位的能力（图 9-4）。

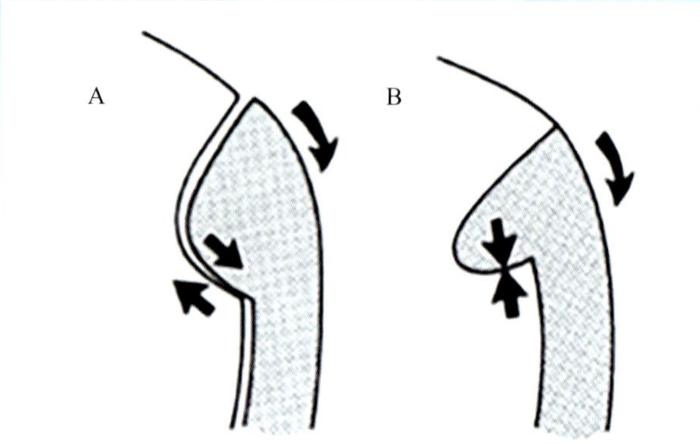

图 9-4 邻轴沟设计与抵抗舌向脱位能力的关系

A. 邻轴沟的舌侧壁与相邻的轴壁夹角圆钝，修复体容易舌向脱位；

B. 邻轴沟的舌侧壁与相邻的轴壁夹角为直角，抗脱位能力强。

（2）操作步骤

①双尖牙使用 169L 号钻针，磨牙使用 170L 号钻针。钻针与牙长轴平行、略向中央倾斜 3° ~ 5°，使近远中邻轴沟有共同就位道。

②将钻针从冠方向龈方钻入，整体进入牙体组织，止于牙颈部边缘线冠方 0.5 mm 处。

③用 169L 或 170L 号钻针修整制备邻轴沟时可能在竖斜面上形成的台阶；修整邻轴沟舌侧壁，去除可能存在的飞边，并使其与相邻的轴壁夹角为直角。

5. 𬌗面分支沟的预备 牙体预备要求如下：

①两端连接近远中两侧的邻轴沟顺沿牙尖嵴的走向。

②沟宽约 1.5 mm，深 0.5 mm。

③注意不要磨除颊侧牙尖边缘嵴的牙体组织（图 9-5）。

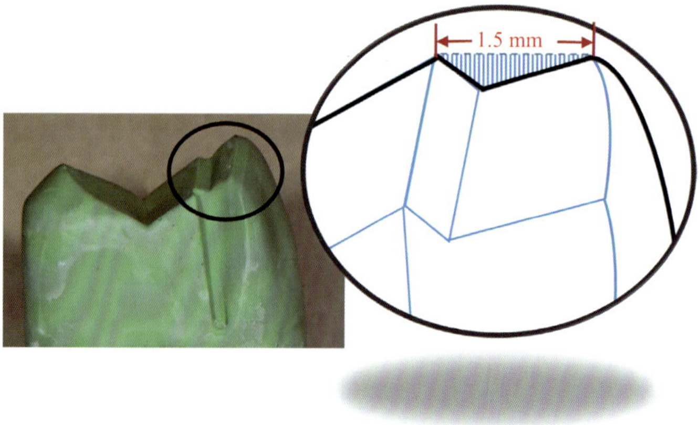

图 9-5 金属 3/4 冠𬌗面分支沟制备示意图

6. 非功能尖斜面　在非功能尖制备宽 0.2 ~ 0.3 mm 的斜面。如果美观要求较高，斜面制备要尽可能窄，以避免金属暴露过多。

7. 精修磨光　使用 8877-009 号钻针精修凹槽边缘线等牙体预备结构要素（图 9-6 和图 9-7），并去除可能存在的尖锐牙尖。

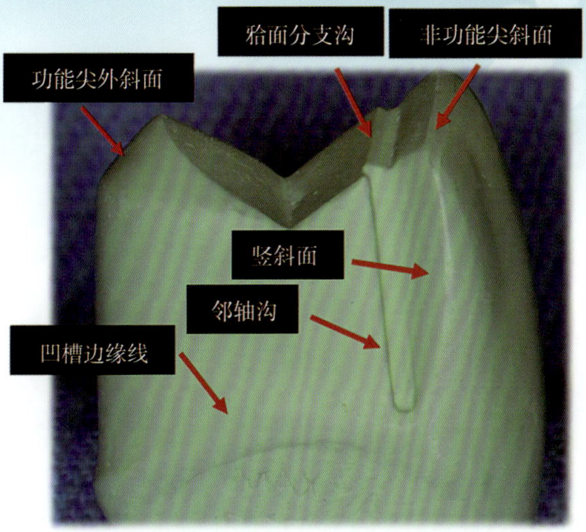

图 9-6　金属 3/4 冠标准牙体预备要素近中面观

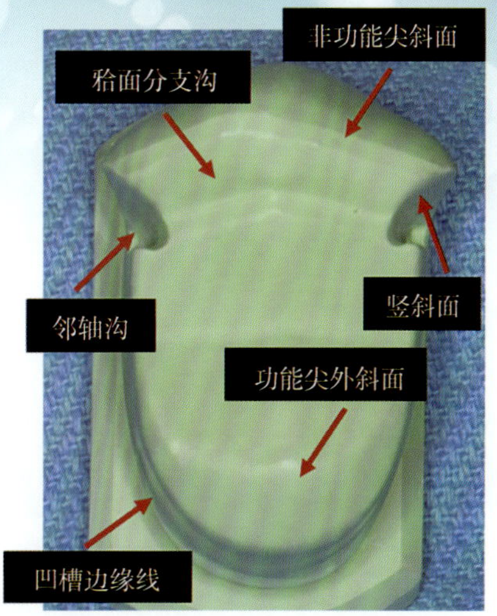

图 9-7　金属 3/4 冠标准牙体预备要素殆面观

8. 模型提取前的最终检查（图 9-8）

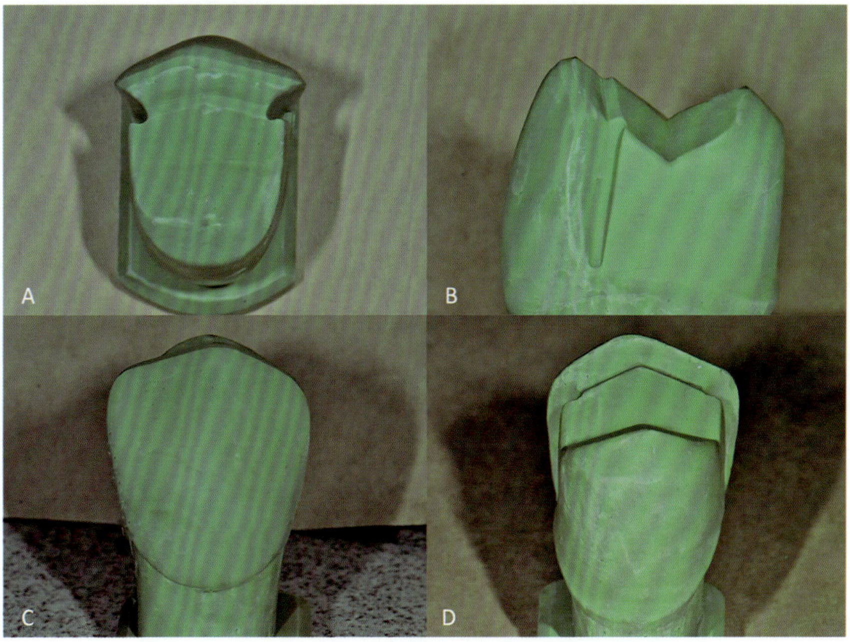

图 9-8　金属 3/4 冠标准牙体预备石膏模型

A. 殆面观；B. 近中面观；C. 颊侧面观；D. 舌侧面观。

9. 牙体预备过程中需要注意的问题

（1）3/4 冠颊侧牙尖殆面预备比较特殊，主要目的是尽量减少修复体戴入后金属边缘的显露（图 9-9）。

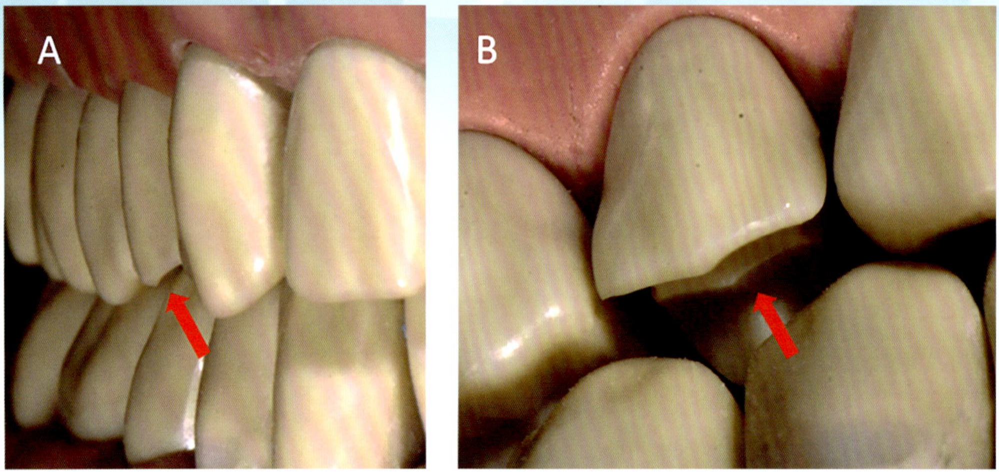

图 9-9　3/4 冠颊侧牙尖的预备

A. 右侧上颌第一双尖牙 3/4 冠牙体预备完成后，同一平面观察几乎看不出颊侧牙尖的磨除；

B. 从侧面观察，可以发现颊侧牙尖部位实际上取得了足够的修复空间。

（2）在制备殆面分支沟时，要注意不要磨除颊侧牙尖边缘嵴处的牙体组织，否则会增加金属部分的暴露。

（3）3/4 冠的固位力有限，必要时邻面还可增加固位沟数目，以尽可能增加修复体的固位力（图 9-10）。

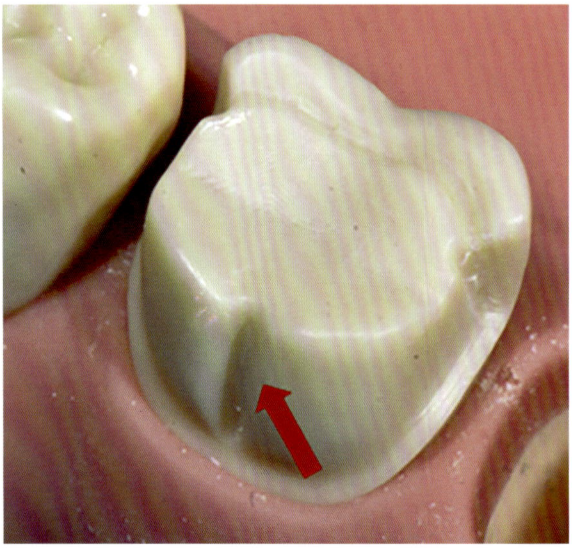

图 9-10　除颊侧邻轴沟外，在舌侧制备额外的固位沟（红色箭头所示）

（三）上颌后牙瓷 3/4 冠标准牙体预备

临床制作瓷 3/4 冠的情况非常少见，与金属 3/4 冠牙体预备相比有以下不同：

1. 𬌗面预备与瓷全冠相似，整个𬌗面均匀磨除 1.5 ~ 2.0 mm。
2. 边缘线为宽 0.75 ~ 1.0 mm 的深凹槽或直角肩台。
3. 不需要制备固位沟，瓷修复体的固位力主要依靠粘接剂的粘接力。

二、7/8 冠

（一）7/8 冠的特点

1. 7/8 冠主要用于上颌磨牙，其近中颊侧牙尖完好，但远中颊侧牙尖有龋坏、缺损、折断等情况。

2. 患牙近中颊侧部分仍保留原来的牙体组织，由于牙弓的形态和牙齿颊侧外形凸出，可完全或部分遮挡修复牙齿的远中部分，提供可以接受的美学效果。

3. 7/8 冠的固位力和抗力较 3/4 冠略大。当 3/4 冠提供的固位力不足时，可以考虑改为制作 7/8 冠，以提高修复体的固位力和抗力。

4. 较全冠保留更多的牙体组织，比金属全冠更加美观。

5. 修复体戴入较容易，临床也更方便检查和确认修复体是否完全就位。

6. 因为牙冠仍然保留少许原来的牙体组织，使患牙的牙髓活力测试成为可能。

（二）上颌磨牙金属 7/8 冠标准牙体预备

以上颌第一磨牙金属 7/8 冠标准牙体预备为例。

1. 𬌗面的牙体预备

（1）牙体预备要求：在功能尖（舌侧）部位取得 1.5 mm 的𬌗间隙；非功能尖（颊侧）的近中牙尖取得约 1.0 mm 的𬌗间隙，远中牙尖与功能尖一样，取得 1.5 mm 的𬌗间隙。

（2）操作步骤

①沿磨牙𬌗面的沟嵴，用 57-010 号钻针制作颊舌向深度指示沟，功能尖为 1.5 mm，钻针角度应与牙尖的斜面相平行，维持牙齿原有的𬌗面形态。非功能尖的远中牙尖预备方法和要求与功能尖一致；而非功能尖的近中牙尖预备则有所不同，在颊侧牙尖边缘嵴部位仅磨除约 0.5 mm，而在𬌗面中央沟部位磨除约 1.5 mm，可参考 3/4 冠非功能尖的𬌗面预备。

②更换为 877-009 号钻针，以定位先导沟为参考，均匀磨除𬌗面牙体组织。

③在功能尖的外侧制作斜面，斜面与𬌗平面大约成 45°。

④确认在功能尖及非功能尖的远中部位取得 1.5 mm 左右的𬌗间隙，在非功能尖的近中𬌗间隙约为 1.0 mm。

2. 轴面的牙体预备

（1）牙体预备要求

①去除倒凹，使相对的两个轴面冠向聚合，聚合度为 6° ~ 10°。

②在龈缘上方 0.5 ~ 1.0 mm 处制备宽为 0.3 ~ 0.7 mm 的凹槽边缘线，边缘线与邻牙的间隙为 0.5 ~ 0.75 mm。

（2）操作步骤

①首先使用尖端较细的 850-014 号钻针，去除与邻牙的接触区；再换用 877-009 号钻针，使其与患牙长轴平行，略往内倾斜 3° ~ 5°，去除轴面倒凹，使相对的两个轴面冠向聚合，聚合度为 6° ~ 10°。

②在龈缘上方 0.5 ~ 1.0 mm 处，将钻针直径的大约 1/2 切入到牙体组织内部，制备宽 0.3 ~ 0.7 mm 的凹槽边缘线。边缘线从颊侧的颊沟附近，到远中邻面、舌侧面，再到近中邻面，止于近中邻轴壁位置附近（图 9-11）。

③边缘线与邻牙保持 0.5 ~ 0.75 mm 的间隙。

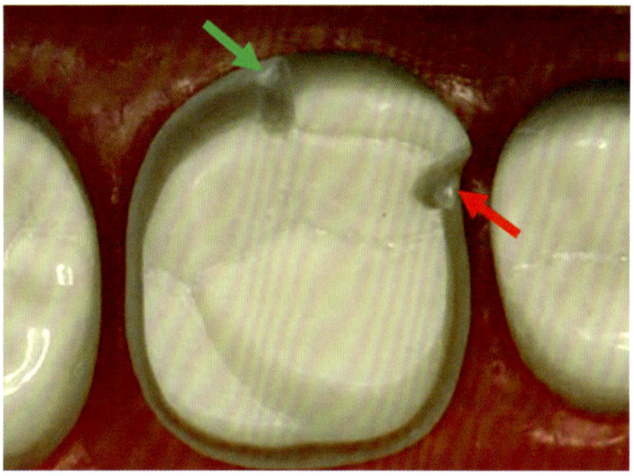

图 9-11　边缘线始于颊侧固位沟（绿色箭头），止于近中竖斜面（红色箭头）

3. 近中邻面竖斜面的预备

（1）牙体预备要求：与确定 3/4 冠竖斜面位置和走向的方法一致。

（2）操作步骤：与 3/4 冠近中竖斜面制备方法相同。

4. 邻轴沟与颊侧固位沟的制备　颊侧固位沟的制备位置大约在上颌磨牙颊沟的附近（图 9-12）；邻轴沟与颊侧固位沟的牙体预备要求和操作步骤同 3/4 冠的近中邻轴壁。

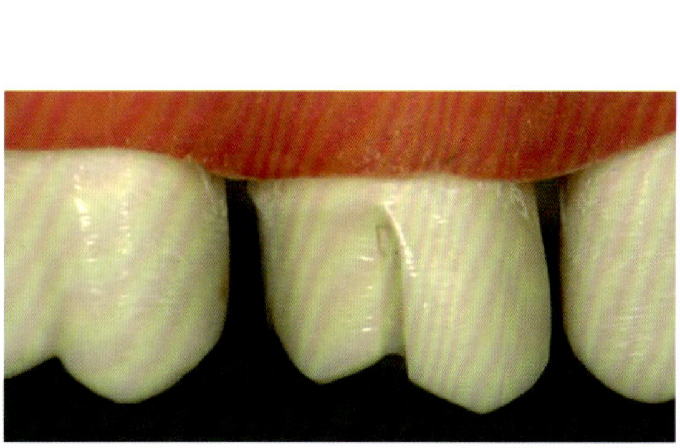

图 9-12　颊侧固位沟

5. 殆面分支沟的预备

（1）牙体预备要求

①两端连接近中邻轴沟与颊侧固位沟。

②沟宽约 1.5 mm，深 0.5 mm。

③注意不要磨除颊侧牙尖边缘嵴的牙体组织。

（2）操作步骤：同 3/4 冠。

6. 非功能尖斜面　为尽可能减少金属边缘的暴露，近中牙尖斜面宽度为 0.2 ~ 0.3 mm，远中牙尖斜面宽度为 0.5 mm。

7. 精修磨光　使用 8877-009 号钻针精修凹槽边缘线及去除可能存在的尖锐牙尖（图 9-13）。

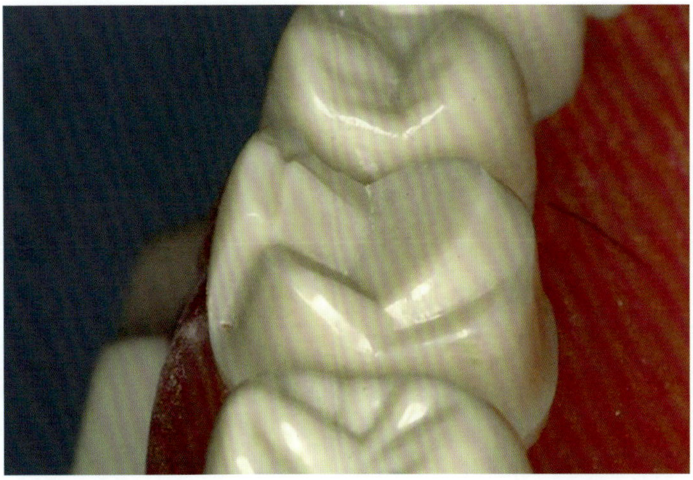

图 9-13　金属 7/8 冠标准牙体预备完成后殆面预备情况

（张旭光　俞波）

第十章

固定义齿修复的牙体预备

固定义齿，又称固定桥修复，是一种传统的修复口腔牙列缺损的固定修复方式。它不仅能够恢复缺失牙齿的解剖形态和生理功能，具有舒适、自然、美观等优点，同时还可以防止缺牙区附近牙齿发生倾斜移动和对䄠牙齿伸长过长。

固定义齿由基牙、固位体、桥体和连接体四部分组成。固位体是在基牙上制作的修复体（嵌体或冠），它分别连接基牙和桥体，桥体所承受的䄠力通过它传导至基牙，而被基牙的牙根和牙周组织所支持。

固定义齿修复需要预备缺牙部位相邻的一侧或两侧的多个牙齿。很多用于固位的基牙没有任何龋坏病损及牙周问题，对这些健康的牙齿进行破坏性磨除之前，应该仔细权衡利弊。而且修复治疗完成以后，一旦固定义齿的一个部分发生问题，就会影响到整个桥体甚至基牙的健康。因此，选择固定义齿修复一定要慎重，尤其在目前种植牙修复技术越来越成熟和可靠的情况下。

第一节　固定义齿修复的临床应用

一、固定义齿修复的基本原则

1. 尽可能保留原有的牙体组织。在临床工作中根据患者口腔的实际情况，本着尽量少磨除牙体组织的原则，灵活选择合适的固位体类型。

2. 取得足够的固位力和抗力，以使得修复体持久耐用。由于固定义齿的基牙在口腔功能活动时承受的各种力量较单牙更大，因此对固位力和抗力的要求更高。

3. 固定义齿所有基牙必须能够取得共同的就位道。

4. 所有修复体边缘位于健康的牙体组织之上，边缘完好密合，防止基牙发生继发龋而影响固定义齿的长期效果。

5. 保持牙周组织健康，基牙固位体的边缘尽可能放置于龈缘以上；如果必须置于龈缘以下，注意不要侵犯牙周的生物学宽度。

二、固定义齿修复的适应证

一般来说，口腔牙列的任何部位牙齿缺失，只要缺牙数目不多，基牙条件符合要求，都可以考虑选用固定义齿修复。但固定义齿修复需要对相邻的基牙进行牙体预备，而且种植牙正逐渐成为修复缺失牙的更好方法，口腔医生必须严格掌握固定义齿修复的适应证。

三、固定义齿修复的禁忌证

1. 不适用于青少年患者。固定义齿修复需要将多个牙齿固定在一起，可能会影响青少年患者颌骨甚至面部的生长发育；此外，年轻恒牙的牙髓腔较大，牙体预备更容易造成牙髓的损伤。

2. 缺牙区两侧的牙齿不符合作为基牙的条件（详见本章第三节）。

3. 患者有磨牙症，牙齿𬌗面有过度磨耗；或患者有严重的深覆𬌗、反𬌗等，不能通过调磨来协调咬合关系。

4. 缺牙区牙槽嵴缺损过大，尤其是前牙区缺损和高笑线患者。因为这种情况使桥体排列制作困难，难以完全遮盖缺损空间，严重影响美观。

5. 口腔卫生情况差，口腔致龋因素高。

6. 患者全口有严重的、没有得到控制的牙周疾病，牙槽骨吸收超过根长1/3或牙槽骨有进行性垂直向吸收。

7. 后牙末端游离缺失，且对𬌗为天然牙列者。

第二节　固定义齿修复的术前考量

一、全口牙齿总体情况的考量

包括口腔卫生情况、龋病发生情况、牙周健康情况、上下颌咬合情况、口内是否有活动义齿或固定义齿修复等。此外，要明确患者是否需要正畸治疗，固定义齿修复原则上要等正畸治疗结束以后进行，否则要在征得正畸医生同意后方可实施。

二、固定桥基牙共同就位道的考量

在选择基牙和固位体时必须考虑相互之间应能够取得共同就位道。各个基牙牙体长轴应大致平行，或相互之间的夹角不应超过30°[1]。固定义齿的桥体越长，对基牙相互之间的平行程度要求越高。如果基牙有严重倾斜，应考虑用正畸方法改变基牙的长轴方向，或使用改良的固位体设计，以解决取得共同就位道的问题。

三、固定桥的生物物理学考量

研究表明：固定桥桥体长度增加 1 倍，在咬合力作用下，其上下活动度增加 8 倍；如果桥体长度增加 2 倍，则活动度增加 27 倍。同样，如果固定桥桥体的厚度减少一半，在咬合力作用下，桥体的上下活动度增加 8 倍[1]。

固定桥活动度增大，会对基牙的牙周组织造成伤害，长时间如此还会引起位于基牙上的固位体发生松动，导致继发龋，影响固定桥的使用寿命。尤其是在固位体覆盖区域以内的部位发生继发龋，医生和患者均不易察觉，发现时常常已到晚期。

四、固位体种类选择的考量

固定义齿修复固位体的种类主要包括冠内固位体（如嵌体）、冠外固位体（如全冠）和根内固位体（如桩核冠），可以根据临床的实际需要灵活选择合适的固位体类型。但固位体及桥体内核部分使用的材料必须一致，否则固位体与桥体根本无法连接。

五、符合 Ante 法则的考量

Ante 法则于 1926 年由 Irwin H. Ante 医生提出。Ante 法则的具体描述为：固定桥基牙牙根牙周膜的面积总和应大于或等于被修复缺牙牙根牙周膜的面积总和[2]。如果选择基牙时违反了 Ante 法则，则固定义齿在使用过程中所受的𬌗力会对基牙造成不同程度的损伤，患者会有疼痛不适；固定义齿的桥体发生折裂、折断的风险也会加大。尽管 Ante 法则早在近一个世纪之前提出，但直到今天，口腔医生在设计固定义齿修复时仍严格遵循这一法则。

（一）不同牙齿牙根牙周膜面积与相互之间的比例

人类从 19 世纪 40 年代开始就使用各种方法，对牙齿牙周膜的面积进行测量，测量结果不尽相同，有的甚至差异非常大，但各个牙齿牙根牙周膜面积的大小排序则几乎是完全一致的[3-5]。在所有牙齿中，第一磨牙的牙周膜面积最大，切牙的牙周膜面积相对较小，其中上颌侧切牙的牙周膜面积在上颌牙齿中最小，下颌中切牙的牙周膜面积在所有下颌牙齿中最小。Tylman 根据牙齿的牙周膜面积、能够承受𬌗力的大小以及牙根的形态等条件，按作为固定义齿修复基牙的适合程度，对各个牙齿进行了排序，排序为 1 的为最适合作为基牙，排序为 8 的则相对最不适合（表 10-1）。

以下使用通用记录法对牙位进行标记，其中数字 1 代表中切牙，数字 8 代表第三磨牙，其余牙齿编号以此类推。

表 10-1　各个牙齿牙周膜面积（mm^2）及排序

牙位	上颌		下颌	
	牙周膜面积	排序	牙周膜面积	排序
1	139	7	103	8
2	112	8	124	7
3	204	3	159	4
4	149	5	130	6
5	140	6	135	5
6	335	1	352	1
7	272	2	282	2
8	194	4	190	3

大致上看，上颌切牙和双尖牙牙根牙周膜面积约为磨牙的 1/2，尖牙牙根牙周膜面积约为磨牙的 2/3；下颌切牙和双尖牙牙根牙周膜面积约为磨牙的 1/3，尖牙牙根牙周膜面积约为磨牙的 1/2。

（二）牙周膜面积值简易计算方法

为方便记忆和计算，我们将上下颌磨牙牙根牙周膜面积值均设定为 6，则上颌切牙和双尖牙牙根牙周膜面积值为 3，上颌尖牙牙根牙周膜面积值为 4；下颌切牙和双尖牙牙根牙周膜面积值为 2，下颌尖牙牙根牙周膜面积值为 3（表 10-2）。

表 10-2　不同牙齿的牙根牙周膜面积值

牙位	上颌牙根牙周膜面积值	下颌牙根牙周膜面积值
1、2、4、5	3	2
3、8	4	3
6、7	6	6

注：设上下颌磨牙牙根牙周膜面积值为 6。

因此，Ante 法则就是固定桥基牙牙根牙周膜面积值之和应大于或等于缺牙牙根牙周膜面积值之和。

【例 10-1】 上颌第二磨牙至同侧第一双尖牙的固定桥，其中上颌第二磨牙和第一双尖牙为基牙，第一磨牙和第二双尖牙缺失。

计算方法：

第二磨牙牙根牙周膜面积值（6）+ 上颌第一双尖牙牙根牙周膜面积值（3）= 基牙牙根牙周膜面积值总和（9）

第一磨牙牙根牙周膜面积值（6）+ 上颌第二双尖牙牙根牙周膜面积值（3）=

缺牙牙根牙周膜面积值总和（9）

基牙牙根牙周膜面积等于缺牙牙根牙周膜面积，符合 Ante 法则。

【例 10-2】 上颌第二磨牙至同侧尖牙的固定桥，缺失牙为第一磨牙及第一、二双尖牙，拟将第二磨牙与同侧尖牙作为固定桥的基牙。

经过计算，基牙牙根牙周膜面积值之和为 10（6 + 4 = 10），而缺牙牙根牙周膜面积值之和为 12（6 + 3 + 3 = 12），基牙牙根牙周膜面积小于缺牙牙根牙周膜面积，不符合 Ante 法则。因此，应更改原先的治疗方案，采用种植牙或活动义齿修复方法。如果仍需使用固定桥，则应重新考虑基牙的数量和分布。

六、固定义齿两端固位力平衡的考量

进行基牙的选择和设计时，除了要满足 Ante 法则，还要注意固定桥两侧基牙固位体的固位力应基本平衡。如果两端固位体的固位力相差悬殊，则固位力差的一端固位体容易松动，而固位力强的一端固位体又暂时没有脱落，患者往往不易察觉，长时间如此容易造成松动端基牙发生继发龋，而固定端基牙发生类似单端固定桥的杠杆撬动，可能导致牙周组织和牙根的损伤。

当缺失牙齿数量较多、固定义齿桥体较长或基牙条件较差（如冠根比较大）时，需要在桥体的两端增加基牙的数量。我们将靠近缺牙区的基牙称为第一基牙，将远离缺牙区的基牙称为第二基牙（图 10-1）。

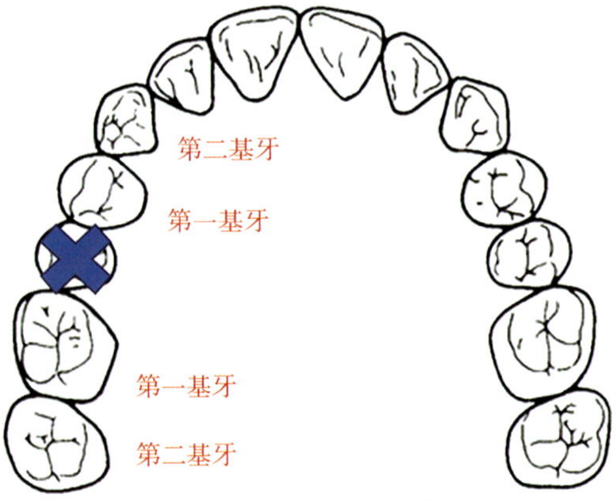

图 10-1　第一基牙与第二基牙定义示意图

（一）选择第二基牙的原则[1]

1. 第二基牙牙根牙周膜面积要大于或等于第一基牙牙根牙周膜面积。
2. 第二基牙冠根比也要与第一基牙冠根比相似。

（二）设计举例

假设患者全口牙齿条件基本一致，各个牙齿冠根比相似。

【例 10-3】 上颌第二双尖牙缺失，需要进行固定义齿修复。因为第一双尖牙条件不佳，需要增加第二基牙。与第一双尖牙相邻的尖牙符合作为第二基牙的要求。

【例 10-4】 上颌第一双尖牙缺失，并且因为某些原因，除尖牙外，还要在缺牙区的近中增加基牙。但因为上颌侧切牙牙根牙周膜面积远小于尖牙，侧切牙就不符合作为此病例第二基牙的条件。

第三节　固定义齿基牙的术前评估

选择数量足够的健康基牙是固定义齿修复成功的关键。研究显示，固定义齿修复失败主要由于基牙选择错误，包括冠根长度比大于 1∶1，基牙松动度过大，以及使用切牙作为固定义齿的基牙等[6]。因此，对固定义齿基牙进行认真、仔细的术前评估非常重要。

一、牙周健康状况

牙周组织健康是牙齿作为固定义齿修复基牙的首要条件，是固定义齿修复取得长期良好效果的保证和基础。基牙的牙周组织必须没有进行性炎症，根尖周无病变；牙槽骨结构正常，牙槽骨没有吸收，或吸收不超过根长的 1/3，并为停滞性水平吸收。如果设计作为固定义齿修复基牙的牙齿存在牙周健康问题，应对该牙进行系统、彻底的牙周治疗，待病情得到有效控制后再考虑下一步的修复治疗；必要时要取得牙周专科医生的会诊意见。

二、牙齿的牙体健康情况和牙髓活力情况

主要包括基牙是否有龋坏、龋坏的大小和深浅、牙髓活力情况等。如果有龋坏，是否需要根管治疗；如果经过了根管治疗，治疗效果如何；根管是否适合制作固位钉等。

（一）无症状的牙齿

包括健康的活髓牙和成功根管治疗后的牙齿。根管治疗后的牙齿牙体组织失去韧性，这一点在选择基牙时要予以考虑。

（二）有症状和（或）有病变的牙齿

1. 进行认真评估。如果有龋坏，应彻底去除病变的牙体组织，用充填材料完成充填治疗后再进行牙体预备；如果需要根管治疗，根管治疗也必须在牙体预备

前完成。

2. 患者有一定的临床症状，但经评估不需要根管治疗，可考虑进行固定义齿制作，但仅予以临时粘接，经过一段时间的观察，在临床症状消失后再换成永久粘接。

3. 如症状长期持续，需请专科医生介入或更改既定的治疗计划。

三、冠根比

基牙周围有足够的骨组织支持，这对于固定牙桥的长期良好预后是非常重要的。临床基牙冠根比的计算主要根据 X 线片。由于临床患者牙齿大多有不同程度的牙槽骨吸收，所谓冠根比不是牙冠与牙根的长度之比，实际上它是没有被牙槽骨包绕的部分牙齿（牙冠和牙根）的长度与被牙槽骨包绕的部分牙齿（牙根）的长度之比。评估冠根比应该使用根尖 X 线片，而不要使用曲面体层片，因为根尖 X 线片能够更好地显示牙周骨组织的情况[7]。

原则上讲，固定桥基牙的冠根比应小于 1∶1，理想情况为 2∶3。如果对𬌗牙齿为部分活动义齿或全口活动义齿，由于其𬌗力较正常牙齿小，固定桥基牙的冠根比可适当增加[8]。

四、牙齿的稳固程度

如果牙齿有 I 度以内的松动，但牙周健康状况良好，冠根比也符合要求，可以考虑作为固定义齿的基牙，但在设计时要根据临床的实际情况和需要，相应增加基牙的数目。增加基牙的目的是为了分散𬌗力，以减轻松动基牙所承受的功能负荷。在增加固定桥基牙时，应当在相对比较薄弱的一侧加添基牙，才能达到分散𬌗力的目的，使两端基牙所承受的𬌗力接近平衡[9]。

五、牙齿外伤史

牙齿如果因为外伤等原因，有过脱位或脱出牙槽窝的历史，其后发生牙根吸收的可能性将大大增加[10]，将其作为基牙也增加了固定义齿修复失败的风险。

六、牙根的形状

1. 单根牙　牙根形状不规则的基牙较具规则圆形牙根的基牙能够更好地支持固定桥，牙根颊舌向宽度较近远中向宽度大的基牙能够更好地支持固定桥。

2. 多根牙　牙根分叉大的基牙较牙根相对聚合的基牙能够为固定桥提供更好的支持。

七、基牙在牙弓上的位置

基牙在牙弓上的位置要基本正常。如果基牙有过度的倾斜或扭转错位，会影响固位体的制备和基牙之间共同就位道的建立。

八、牙冠的殆龈高度

由于固定义齿基牙承受的殆力较大，固定体需要具备良好的固位力，而预备体的高度是影响固位力最重要的因素之一。基牙临床冠需要有一定的高度，能够保证牙齿预备后磨牙牙冠的殆龈高度达到 4 mm 以上，其他牙齿则不要低于 3mm。

九、对殆牙齿情况

后牙固定桥一般最长不超过 4 个单位，即 2 颗基牙、2 颗替代牙；前牙固定桥则不超过 6 个单位，即 2 颗基牙、4 颗替代牙。根据临床需要，对单颗牙缺失病例可以考虑单端固定桥修复，最常见的临床应用是上颌侧切牙缺失，以相邻的尖牙作为基牙的单端固定桥；单端固定桥一般不建议应用在后牙区。

Klaffenbach 的研究显示：天然牙齿之间的咬合力可达 68 kg，全口活动义齿与天然牙齿之间的咬合力为 24.7 kg，而局部活动义齿与天然牙齿之间的咬合力则仅为 9kg 左右[1]。如果固定桥的对殆牙齿为部分活动义齿或全口活动义齿，由于活动义齿在功能活动中的咬合力较正常牙齿小，在基牙条件相同的情况下，固定桥桥体的长度可酌情增加；如果有游离端后牙缺失，也可以考虑在有足够基牙支持的情况下，选用单端固定桥进行修复。

第四节　固定义齿修复的牙体预备

固定义齿各个基牙的牙体预备要求与单个牙齿的牙体预备基本相同，但由于固定义齿通过桥体和连接体将所有基牙连接成一个整体，牙体预备有一些特殊要求。

一、共同就位道

为使固定义齿能够顺利戴入就位，各基牙预备体之间必须建立共同就位道，即所有基牙的就位道必须相互平行（图 10-2）。

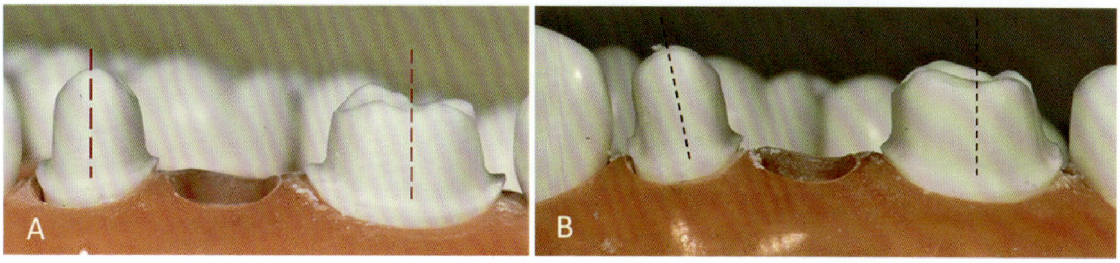

图 10-2　固定义齿牙体预备基牙之间取得共同就位道

A. 固定义齿牙体预备后，预备体长轴基本平行，两侧基牙具有共同就位道；
B. 固定义齿牙体预备后，预备体长轴不相互平行，两侧基牙没有共同就位道。

（一）共同就位道的获得

在大多数情况下，口腔临床固定义齿牙体预备时，口腔医生仅仅通过肉眼观察，将两个或两个以上的基牙制备成相互平行的预备体，这需要一定的临床经验积累和大量的实践操作练习。

在牙体预备之前，观察确定基牙之间的共同就位道，以此就位道预备第一颗基牙；然后将其作为标准，水平移动手机，保持钻针的角度不变，分别预备剩余的基牙。在预备过程中反复在各个基牙间检查确认，保证它们之间相互平行，在共同就位道方向没有倒凹存在。

临床操作注意事项：

1. 牙体预备使用的钻针要有一定的锥度，否则就要注意将钻针略向牙体的中心倾斜，以避免出现倒凹。

2. 牙体预备应首先进行殆面和切缘的磨除。

3. 制备轴面深度定位沟时，要注意与设计的共同就位道方向一致。

4. 牙体预备首先由进入路径最难的牙齿和轴面开始，最后再完成进入路径最容易的牙齿和轴面。

5. 后牙要特别注意基牙近、远中面之间的平行度，前牙要特别注意唇面之间的平行度。

6. 在牙体预备基本完成后，仔细检查是否取得共同就位道以及是否有倒凹存在。必要时，可以提取印模、制作模型，进行进一步的检查确认，并据此进行最终的精修更改。

（二）共同就位道的检查

固定义齿牙体预备完成以后，要对所有基牙是否具有共同就位道进行检查确认，再提取最终的技工印模。

1. 在前牙区一般可以通过直视观察到牙齿的长轴和就位道。要注意从尽可能远的距离用单眼进行观察，因为从较近的距离或用双眼观察，比较容易漏过一些倒凹。

2. 在后牙区往往需要辅助使用口镜进行间接观察。建议使用较大的前表面反射口镜，因为大的口镜在不移动镜体位置的情况下可以同时观察到多个基牙。

3. 如果没有大的口镜或大口镜无法在一个位置观察到所有基牙，则持口镜的手首先找到良好的支撑，调整角度，将第一颗牙齿置于口镜的中心进行观察；然后保持原有的支撑，仅让持口镜的三个手指水平移动，不改变口镜的角度，直至将第二颗观察的牙齿影像置入口镜的中央。一般情况下，观察从最远端基牙开始，口镜由后往前移动。

4. 借助用于口内摄影的全牙弓反射镜，同时对所有基牙进行观察。

5. 辅助使用牙周探针，在各个基牙之间水平移动，检查预备后各个基牙的长轴之间是否平行。

6. 如果是较长的固定桥、有多个基牙或基牙位于牙弓的两侧，比较准确的检查方法是提取印模，用快速固化石膏灌制模型后在体外进行检查确认。

二、固位体种类的选择

固定义齿的基牙不一定选择一样的固位体，不同的固位体设计需要不同的基牙预备量，以及不同的预备体边缘预备形式。口腔医生应该根据患者口腔的实际情况、对固定桥的美观要求、固定桥的长度及其对基牙固位力的要求，本着尽可能保存牙体组织的原则，合理选择基牙固位体的种类。

当基牙各项条件均相同时，全冠的固位力明显大于部分冠，增加额外的固位设计也可以增加修复体的固位力。Potts 等的研究显示，全冠的固位力可以达到部分冠的 2 倍以上，添加固位设计对于加强修复体抵御水平向脱位的能力更加显著[11]。但固定桥的脱位力与单牙的固定修复不同，单牙固定修复的脱位力主要集中在颊舌向，而固定桥的脱位力则在近远中向，因此在添加固位设计时，应考虑放置在基牙的颊、舌侧[1]。

三、边缘线的设计

固位体边缘线的正确选择和设计对于固定义齿修复，尤其是高笑线患者在美学区的牙体修复，能否达到理想的功能和美学效果至关重要。

如果没有特殊情况，后牙区固定义齿的边缘线均应放置在龈缘以上，以保持牙龈组织的健康，便于取模，进行修复体的粘接以及多余粘接剂的清除。因为美学方面的原因，一些前牙区固定义齿需要选择龈下边缘，同样需要注意不可以在龈缘下方过多，防止侵犯生物学宽度的情况发生，给患者带来医源性牙周问题，而影响固定义齿修复的治疗效果和长期预后。

四、固定义齿连接体位置要足够

固定义齿的固位体与桥体是由连接体连接的，因而在固位体预备时，必须根据连接方式的不同及材料使用的要求留出一定的连接体空间，尤其是在美学区。

第五节　单端固定桥与双端固定桥

固定义齿修复的种类很多，根据固定桥的结构和基牙的分布不同，可以分成双端固定桥、单端固定桥、半固定桥、复合固定桥、弹簧式固定桥等。随着种植技术的发展和普及，以及普通民众口腔健康状况的改善，一些传统的固定义齿修复方法逐渐被淘汰。

一、双端固定桥

双端固定桥是在缺牙区的两端均有基牙固位，固位体与桥体之间为固定连接，使基牙、固位体、桥体三者成为一个整体。口腔功能性𬌗力由两侧的基牙共同承担，因此它能承受的𬌗力最大。它是目前口腔临床最常采用的固定义齿修复方式。

二、单端固定桥

单端固定桥则是缺牙区仅有一端有一个或多个基牙和固位体，桥体与固位体之间为固定连接，但另外一侧没有支持的基牙。这种修复方法由于只有单侧固位，固定桥在受力后会产生杠杆作用，使一侧的基牙受到倾斜、脱出、扭转的杠杆力。如果设计不良，会不同程度损害基牙牙周组织的健康，甚至造成基牙牙冠或牙根的折断。另外，单端固定桥修复后，与桥体游离端相邻的牙齿患龋的概率也明显增加[12]。尽管有这些问题，由于单端固定桥需要预备的基牙数较双端固定桥少，而且制作相对简单、就位容易、花费较少，仍然得到不少口腔临床医生的青睐。

成功的单端固定桥修复取决于严格的适应证选择，对基牙（牙槽骨、冠根比、临床牙冠的长度等）及上下颌牙齿咬合关系的要求较高。单端固定桥基牙的选择和牙体预备必须更加严格，基牙能够给牙桥提供的支持要比双端固定桥基牙来的更强，同时基牙牙体预备应该能够使固位体得到更大的固位力。一般情况下，单端固定桥要求至少有两个基牙固定。

（一）前牙的单端固定桥修复

传统的单端固定桥设计是当上颌侧切牙缺失时，以相邻的上颌尖牙作为固位基牙进行修复[13]。由于前牙所承受的𬌗力较小，前牙单端固定桥修复的成功率要大于后牙，尤其在前牙有正常的覆𬌗、覆盖甚至开𬌗的情况下，能够保证桥体在正中𬌗及侧方咬合时与对𬌗牙没有接触。由于下颌在进行前方及侧方移动时容易对上颌前牙产生较大的𬌗力，对于前牙严重深覆𬌗及Ⅲ类错𬌗的患者，应视为前牙单端固定桥修复的禁忌证[14]。

（二）后牙的单端固定桥修复

由于后牙承受的𬌗力较前牙明显加大，使用单端固定桥要更加慎重，适应证要掌握得更加严格。建议考虑增加固位基牙的数量及缩小单端桥体的大小【缩短桥体近远中长度和（或）颊舌向宽度】[12]。单端固定桥更加适合后牙区有牙齿缺失，但对𬌗为活动义齿的患者[15]。

1. 第一双尖牙缺失的单端固定桥修复 应以第一磨牙和第二双尖牙作为固定桥的基牙，并让咬合接触限定在替代牙的远中窝。

2. 磨牙缺失的单端固定桥修复 磨牙缺失的单端固定桥修复用于磨牙区游离端缺失，临床常用来修复第二磨牙缺失，而其对𬌗牙齿为活动义齿；当对𬌗牙齿为天然牙齿时，这种修复方法的主要目的则不是为了恢复功能，而是为了提供一定的支抗，防止对𬌗牙过长。制作的桥体要尽可能窄而短，以减少单端桥体在功能活动时向远中的撬动力；另外，缺牙部位要有适当的颌间隙，以保证桥体有足够的强度。

第六节 固定义齿修复与种植牙修复

口腔医生在临床经常会遇到牙列有一到两颗牙齿缺失，到底是用种植方法还是用固定义齿方法进行修复的问题。随着种植修复的普及，越来越多的缺失牙可以通过牙齿种植的方法进行修复，牙齿种植可以有效保存牙槽骨，有长期可靠的美学和功能修复效果。但目前固定义齿修复方法仍然具有它的独特性、适用范围和使用价值。在选择治疗方法之前，要向患者清楚解释、仔细沟通，让患者充分了解不同修复方法的利与弊，尊重并听取患者的意见和要求，根据患者的临床实际状况和经济条件等，做出最符合患者各方面利益的治疗选择。

一、固定义齿修复

固定义齿修复最大的缺点是要对基牙进行程度不等的牙体组织磨除；此外，修复的部位在美学区时，往往需要将固位体的边缘置于龈下，而导致牙周组织发生炎症的可能性增加。据研究统计：固定义齿的平均使用寿命为 10 年左右[16]，普遍被接受的观点为固定义齿 10 年的成功率大约为 87%；而到 15 年，其成功率则快速降低到 69%[3]。因此，对于较年轻的患者，在其有生之年有很大概率需要对固定义齿进行一次或多次更换。

相对于种植牙，固定义齿修复最明显的优势为可以在很短的时间内完成缺失牙齿的修复，尤其是随着椅旁数字化修复技术的成熟与普及，最快可以当天完成。

二、种植牙修复

相较于固定义齿修复，种植牙修复最大的优点是不需要对缺牙区两侧的牙齿进行程度不等的机械预备；对于年轻患者的单颗牙齿缺失，种植牙修复更是有着无可取代的优势。

Naert 等对种植牙及其周围牙槽骨水平进行了长达 12 年的追踪研究，发现种植牙累积成功率为 93%，种植支持的修复体戴入后的最初 6 个月牙槽骨吸收平均为 0.71 mm，其后 10 年的年平均骨吸收仅为 0.036 mm[17]。Goodacr 等对 1981—1997 年发表的文献进行总结发现，相对于其他修复方式，种植牙修复单颗牙齿缺失的失败率仅为 2.7%[18]。Moraschini 等对发表的有关种植牙成功率的文献进行总结，共收录了 7711 例种植牙，术后追踪时间平均为 13.4 年，种植牙的累积平均存有率为 94.6%[19]。

随着牙齿种植系统的不断改良和口腔软硬组织增量技术的不断进步，几乎所有情况的牙齿缺失均可以利用种植的方法予以修复。种植牙的禁忌证包括因为身体健康原因不适合手术的患者，生长发育尚未停止的青少年患者，没有得到控制的全口牙周病患者，种植区邻牙有根尖病变的患者以及对种植手术排斥的患者等。另外，种植牙修复相对用时较长，对种植区牙龈组织和牙槽骨的质量和数量要求均比较高，很多情况下需要进行软组织和（或）骨组织的增量，则需要的时间更长，经济支出更多。

三、选择固定义齿修复还是种植牙修复

如果各项条件允许，尤其是年轻、单颗牙齿缺失的患者，种植牙修复应该是目前口腔临床的首选。如果存在以下情况，则可以考虑进行固定义齿修复。

1. 患者因身体健康情况，进行植骨或种植手术存在一定风险。

2. 患者因为某些原因需要尽快完成修复治疗。

3. 缺牙区软硬组织条件较差，需要进行额外的手术，患者因为惧怕手术或较高的手术费用而拒绝选择种植牙。

4. 缺牙区两侧恰好有一颗或多颗牙齿因为美学或牙体缺损等原因，需要或已经进行了牙体的固定义齿修复治疗。

5. 缺牙区间隙过小，无法满足种植牙的空间要求。

（张旭光）

参考文献

[1] Chansoria S, Chansoria H. Abutment selection in fixed partial denture. Journal of Dental and Medical Sciences, 2018,17(3):4-12.

[2] Ante IH. The fundamental principles of abutments. Michigan State Dental Society Bulletin, 1926,8:14-23.

[3] Salinas TJ, Block MS, Sadan A. Fixed partial denture or single-tooth implant restoration? Statistical considerations for sequencing and treatment. Journal of Oral Maxillofacial Surgery, 2004,62:2-16.

[4] Crabby JJ, Wilson HJ. A method of measuring root areas of extracted teeth. Journal of Dentistry, 1974,2(4):171-174.

[5] Tylman SD, Tylman SG. Theory and Practice of Crown and Bridge Prosthodontics. 4th ed. St. Louis: C. V. Mosby Co, 1960:161-162.

[6] Lakhani K, Vashishth V, Gugnani N. Root surface area measurement of permanent dentition in Indian population: CBCT analysis. Informatics in Medicine Unlocked, 2017,9:1-5.

[7] Rohlin M, Akesson L, Hakansson J, et al. Comparison between panoramic and periapical radiography in the diagnosis of periodontal bone loss. Dentomaxillofacial Radiology, 1989,18:72-76.

[8] Dykema RW. Johnston's modern practice in fixed prosthodontics. 4th ed. Philadelphia: W.B. Saunders, 1986.

[9] 朱希涛. 口腔修复学. 2 版. 北京：人民卫生出版社，1987.

[10] Majorana A, Bardellini E, Conti G, et al. Root resorption in dental trauma: 45 cases followed for 5 years. Dental Traumatology, 2003,19:262-265.

[11] Potts RG, Shillingburg HT, Duncanson MG. Retention and resistance of preparations for cast restorations. Journal of Prosthetic Dentistry, 1980,43(3):303-308.

［12］Sharma A, Rahul GR, Poduval ST, et al. Assessment of various factors for feasibility of fixed cantilever bridge: a review study. ISRN Dentistry, 2012,3:1.

［13］Himmel R, Pilo R, Assif D, et al. The cantilever fixed partial dentur: a literature review. Journal of Prosthetic Dentistry, 1992, 67(4):484-487.

［14］Hochman N, Ginio I, Ehrlich J. The cantilever fixed partial denture: a 10-year follow-up. Journal of Prosthetic Dentistry, 1987, 58(5):542-545.

［15］Antonoff SJ. The status of cantilever bridges. Oral Health, 1973, 63(1):8-11, 14.

［16］Walton JN, Gardner FM, Agar JR. A survey of crown and fixed partial denture failures: length of service and reasons for replacement. Journal of Prosthetic Dentistry, 1986,56:416-421.

［17］Naert I, Koutsikakis G, Duyck J, et al. Biologic outcome of single-implant restorations as tooth replacements: a long-term follow-up study. Clinical Implant Dentistry and Related Research, 2000,2(4):209-218.

［18］Goodacre CJ, Kan JY, Rungcharassaeng K, et al. Clinical complications of osseointegrated implants. Journal of Prosthetic Dentistry, 1999,81(5):537-552.

［19］Moraschini V, Poubel LA, Ferreira VF, et al. Evaluation of survival and success rates of dental implants reported in longitudinal studies with a follow-up period of at least 10 years: a systematic review. International Journal of Oral and Maxillofacial Surgery, 2015,44(3):377-388.

第十一章

牙体预备术中和术后的常见问题

第一节　近髓或牙髓腔暴露

一、发生原因

1. 术前对牙髓腔的大小、形态和是否有变异等情况不了解　年轻恒牙一般髓腔宽大，髓角较高。个别患者的个别牙齿也会有髓腔大小、形态的特殊变异。

2. 过度牙体预备或操作不当　牙体预备时，术者操作不当或器械使用不正确均可导致牙体组织磨除过多，甚至意外穿髓。此外，以下均是发生近髓或牙髓腔暴露意外的可能原因：年轻口腔医生由于技术不熟练，操作时精神紧张；患者的体位及个人的椅位调整不当；治疗牙齿的牙位特殊，导致操作空间受限；以及需要使用口镜间接观察等。

3. 没有掌握牙体预备的标准磨除量　根据不同患者的具体情况、不同临床条件等，临床医生可以对牙体磨除量进行适当增减，但一般不能与标准值相差太多。

二、过度牙体预备对牙髓组织的影响

人体的牙髓组织内含有丰富的血管、淋巴管和神经，它可以传导疼痛、冷热等感觉，并对外界的不良刺激产生保护性反应，其中最重要的就是通过位于其最外层的成牙本质细胞，形成修复性牙本质，阻止细菌及其产物进入牙髓，从而限制毒性产物的进一步扩散。微生物的侵入、物理性（如温度、不良的外力、电流等）和化学性刺激等均会对正常的牙髓组织造成不良影响。牙体预备是导致医源性牙髓炎最重要的原因，操作过程中钻针与牙体组织高速摩擦产生的高温和震动，以及牙釉质磨除后牙本质层暴露于干燥环境，都会对牙髓产生不同程度的损害。有统计发现，有 8% ~ 15.6% 的牙齿在修复体戴入后的 10 年内发生了牙髓病变，需要进行根管治疗[1]。

牙体预备后，存留牙本质的厚度与术后牙髓组织能否保持健康密切相关。牙体

磨除时进入牙本质层越深，即存留牙本质厚度越薄，牙体表面牙本质小管的数目越多、管径越宽大，牙髓就越容易受到外界细菌及其他因素的影响。一般要求牙体预备后存留牙本质的厚度要超过 2 mm。有研究发现，如果存留牙本质的厚度小于 0.5 mm，牙髓组织内造牙本质细胞的数量减少约 33.7%，提示牙髓组织发生不可复性损伤的可能性很高[2]。

如果临床发生过度预备，要根据存留牙本质的厚度采取不同的补救措施，对暴露的牙本质或牙髓进行封闭覆盖，以促进牙本质的修复，减轻对牙髓组织的损害。

三、预防措施

1. 术前要对治疗牙齿进行认真、仔细的检查，必要的时候需要选择不同方法进行口内 X 线检查，包括变换 X 线的投照角度，尤其是对于年轻恒牙或外观提示可能有髓腔结构变异的牙齿，比如有畸形中央尖的牙齿。

2. 应遵循循序渐进、从简单到复杂的原则，尤其是临床经验不足的口腔医生。术前要和患者进行良好沟通，并做好充分准备；术中要精力集中、认真仔细，随时调整牙椅和患者头部的位置，尽量在眼睛能够直视的情况下工作。对于较为复杂、困难的病例，可以分次完成。

3. 要养成预备操作、检查，再预备操作、再检查的工作习惯，不要等牙体预备全部完成后再进行检查，并适当利用术前制作的牙齿模型和指示阴模等其他辅助手段。

4. 术中如果发现异常或有操作失误，要立刻停止正在进行的牙体预备，对可能的问题进行检查确认，必要的时候进行 X 线检查或寻求上级医生的指导和协助。

四、牙髓意外暴露的即刻处理

1. 牙髓组织暴露的临床即刻处理 如果在术中发现有牙髓暴露的情况发生，应立刻停止牙体预备操作，使用无菌注射器吸取 0.12% 氯己定（洗必泰）溶液或 2% 次氯酸钠溶液，对露髓局部进行冲洗。在暴露的牙髓组织经过适当处理前，预备的牙体应避免继续接触没有经过消毒的冷却水。

2. 牙髓出血 意外穿髓往往伴随不同程度的牙髓出血，而彻底的牙髓止血将直接影响后续对牙髓进行保护处理的效果。如果无法彻底止血，因为潮湿及周围牙本质受到血液的污染，利用盖髓药物很难在穿髓部位有效地封闭而阻止微生物的侵入。

常用的牙髓止血剂包括：2% ~ 6% 次氯酸钠、2% 氯己定、30% 过氧化氢、硫酸铁、肾上腺素等。次氯酸钠是临床最常用的安全、有效且经济的牙髓止血剂。但次氯酸钠溶液（尤其是高浓度溶液）对局部软组织有刺激作用，且有不良的气味和味道，必须在放置橡皮障的情况下使用。

五、牙髓保护的方法和使用材料

（一）牙髓的保存方法

1. 间接盖髓术 将盖髓剂覆盖在邻近牙髓的牙本质表面，以阻挡微生物的侵入和冷热、化学药物等不良刺激，以保存牙髓的活力。间接盖髓术适用于因为牙体过度预备或个别牙齿的特殊情况（深龋、牙髓腔过大等），导致存留牙本质厚度过薄，但牙髓组织尚未暴露的病例。在间接盖髓术中使用的盖髓剂统称为间接盖髓材料。

2. 直接盖髓术 将盖髓剂直接覆盖在暴露的牙髓组织表面，以达到保护牙髓、保存牙髓活力目的的方法。牙髓细胞在受到盖髓剂的直接刺激后，可以分化为成牙本质细胞样细胞，促进受损的牙髓组织发生愈合。因为盖髓剂与牙髓直接发生接触，要求直接盖髓剂有良好的生物相容性，对牙髓有保护和安抚作用，具有较强的杀菌或抑菌作用，药效稳定持久，能够很好地促进牙髓组织的修复。直接盖髓术适用于因为牙体预备、外伤及深龋等原因，牙髓组织损伤并暴露的病例。用于直接盖髓术的牙科材料统称为直接盖髓材料。

（二）盖髓材料

1. 盖髓材料的作用分类 根据盖髓材料不同的临床作用，可以将其分为封闭剂（sealer）、垫衬剂（liner）和垫底剂（base）3 种（表 11-1）。

（1）封闭剂：覆盖层极薄，仅不到 100 μm。其主要作用为封闭牙本质小管，防止微渗漏，阻挡微生物的侵入通道。良好的封闭可以减轻牙本质过敏症状，对牙髓组织起到一定保护作用。

（2）垫衬剂：覆盖层厚度为 1 mm 左右。在牙本质表面进行垫衬可以起到屏障作用，减轻温度及化学性刺激对牙髓组织的不良影响；具有一定杀菌、抑菌作用，并可促进修复性牙本质的形成。

（3）垫底剂：覆盖层较厚，大于 1 mm。垫底剂通常在牙本质损失较多的情况下使用，它可以代替失去的牙本质以保护牙髓组织，并修复可能存在的倒凹，还可以为后续的牙体修复提供一定的抗力。

表 11-1　盖髓材料的作用分类

种类	厚度	临床作用	代表产品
封闭剂	＜ 100 μm	封闭牙本质小管，防止发生微渗漏	通用型树脂粘接剂
垫衬剂	≈1 mm	保护牙髓组织，具有一定抗菌、抑菌作用，刺激牙本质再生	氢氧化钙糊剂
垫底剂	＞ 1 mm	起到保护牙髓的屏障作用，修复缺失的牙本质，消除可能存在的倒凹	氧化锌丁香酚水门汀

2. 常用间接盖髓材料

（1）复合树脂粘接剂：是一种封闭材料，它可以与牙本质小管及其中的胶原纤维直接结合粘连。

（2）树脂改良性玻璃离子：是一种垫衬材料，应用过程中它可以释放氟离子，具有一定的生物相容性，但不能用于直接盖髓。目前临床常用的树脂改良性玻璃离子的代表产品为 Fuji Liner，与普通玻璃离子材料相比，它具有以下特点：

①由两种糊剂混合后使用，混合效果稳定、一致。

②使用过程中很少会产生气泡。

③能够产生非常好的封闭效果。

④术后敏感的发生率低。

（3）氧化锌丁香酚水门汀：可以用于垫衬或垫底，对牙髓组织具有一定的抗炎、安抚作用。但其物理强度一般，经常需要在其上方添加更大强度的基底材料；而且它与充填材料直接接触会影响复合树脂的固化。

3. 常用直接盖髓材料

（1）氢氧化钙：是一种垫衬材料，在口腔临床长期作为活髓保存治疗的标准材料。它具有良好的生物相容性，可以有效促进修复性牙本质的生成，其 pH 值偏碱性（pH 值 9 ～ 12），有较强的抗酸抑菌功能，有利于消除炎症和减轻疼痛，并且价格低廉。但氢氧化钙诱导形成的牙本质桥不完整，存在一定的管状缺陷和微渗漏，且黏附性差；其溶解性也高，并随应用时间延长而发生降解，因此不能长期发挥作用。随着高科技新型材料的推出，氢氧化钙已不作为盖髓材料的首选。

（2）生物陶瓷材料 MTA：是一种垫衬材料。MTA 由多种亲水氧化矿物质混合形成，主要成分为硅酸二钙、硅酸三钙、铝酸三钙、铝酸四钙以及其他少量的氧化物等。它具有与氢氧化钙类似的强碱性及一定的抑菌功能，还具有非常好的密闭性、生物相容性、X 线阻射性和诱导成骨性。 其诱导形成的牙本质桥更加完整、量更多，管状缺陷较少，临床应用成功率更高[3]。研究发现：与氢氧化钙相比，MTA 应用于牙髓保护，治疗后发生慢性牙髓炎的比例较低，牙髓愈合的速度更快[4]。

（3）新型纳米生物陶瓷材料：是一种垫衬材料。其中 iRoot 具有良好的生物相容性、抗菌性、流动性和亲水性，能有效诱导形成羟磷灰石，促进牙髓细胞的增殖。另外一种新型纳米生物陶瓷材料 Biodentine 则具有与 MTA 相似的生物学性能，可以促进牙髓干细胞的增生、迁移和黏附；同时，它还可以渗入到牙本质小管内，与牙本质表面间形成一层致密的钙化浸润层，达到良好的密封效果。新型纳米生物陶瓷材料越来越受到口腔临床医生的青睐[5]。

（4）氧化锌丁香酚水门汀：可以用于垫衬或垫底。它是一种传统的直接盖髓材料，能够有效阻隔温度及化学性刺激对牙髓组织的不良影响，同时具有一定杀菌、抑菌功能。目前，它逐渐被新型的玻璃离子材料所代替。

（5）玻璃离子：用作垫衬材料。临床常用的玻璃离子材料为 Fuji Ⅱ和 Fuji Ⅸ。它具有很强的物理强度，热膨胀系数与牙齿非常相似。它可以与牙釉质或牙本质直接粘连，也可以与复合树脂直接发生化学性粘连；在使用期间可以释放氟离子。但它可能导致术后牙髓敏感，而且在使用时对局部干燥条件要求较高。

4. 临床各种常用盖髓材料的特点（表 11-2）

表 11-2 临床各种常用盖髓材料的特点

产品	临床应用	优点	缺点
氢氧化钙糊剂	垫衬	可以用于直接盖髓，使用历史悠久，价格低廉	强度和黏附性差
MTA	垫衬	可以用于直接盖髓，促进牙本质形成的作用可靠	价格昂贵
树脂改良性玻璃离子（Fiji Liner）	垫衬	封闭效果好，可以在潮湿环境工作	不能与牙髓组织直接接触
氧化锌丁香酚水门汀	垫衬 / 垫底	对牙髓有良好的安抚作用，有较强的抗菌性	抗压能力差，影响复合树脂的固化
玻璃离子（Fuji Ⅱ、Ⅸ）	垫底	可以与牙本质组织直接粘连，强度高，并可以释放氟离子	无法在潮湿环境工作

六、临床应对

（一）过度预备

1. 直接修复治疗

（1）存留牙本质厚度≥ 2 mm（图 11-1A）：如果洞底最深处与牙髓腔的距离为 2 mm 或以上，可以直接完成充填治疗；如果不是十分确定或对于特定患者，可以考虑在过度预备区域用间接盖髓剂进行垫衬后，再进行充填。告知患者术后可能会有持续时间不等的冷热敏感情况。

（2）存留牙本质厚度< 2 mm，但尚未露髓（图 11-1B）：如果洞底最深处距牙髓腔的距离不足 2 mm，必须进行间接盖髓后再行充填。患者术后发生牙齿敏感的可能性更大，如果发生持续性疼痛，应及时复诊。

（3）牙髓暴露（图 11-1C）

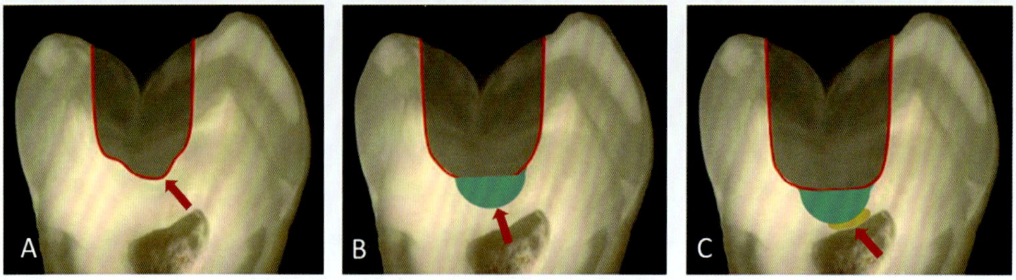

图 11-1 牙体预备后不同厚度存留牙本质的临床处理示意图

A. 箭头所指示处为缺损最深处，与牙髓距离≥ 2 mm，可直接进行充填处理；
B. 箭头所指示处为缺损最深处，与牙髓距离< 2 mm，需要在底部进行垫衬，再行充填治疗；
C. 箭头所指示处为露髓处，用直接盖髓剂紧密覆盖，其上方添加垫衬，再完成充填治疗。

① 牙髓点状暴露，局部没有或仅有少量出血：氯己定或次氯酸钠溶液冲洗后，露髓部分用直接盖髓剂完全覆盖，再使用玻璃离子进行垫衬，最后进行牙体的充填。

② 牙髓暴露，且有明显出血：使用牙髓止血剂完全止血后，用直接盖髓剂对露髓部分进行完全覆盖。具体操作方法：局部用无菌棉球干燥，将直接盖髓材料覆盖在暴露的牙髓组织及其周围的牙本质，厚度要超过 1.0 mm。要确保盖髓材料与牙髓组织和露髓区域四周的牙本质直接紧密接触，不要留有空腔。盖髓完成后，再使用玻璃离子进行垫衬，最后进行牙体的充填（图 11-2）。

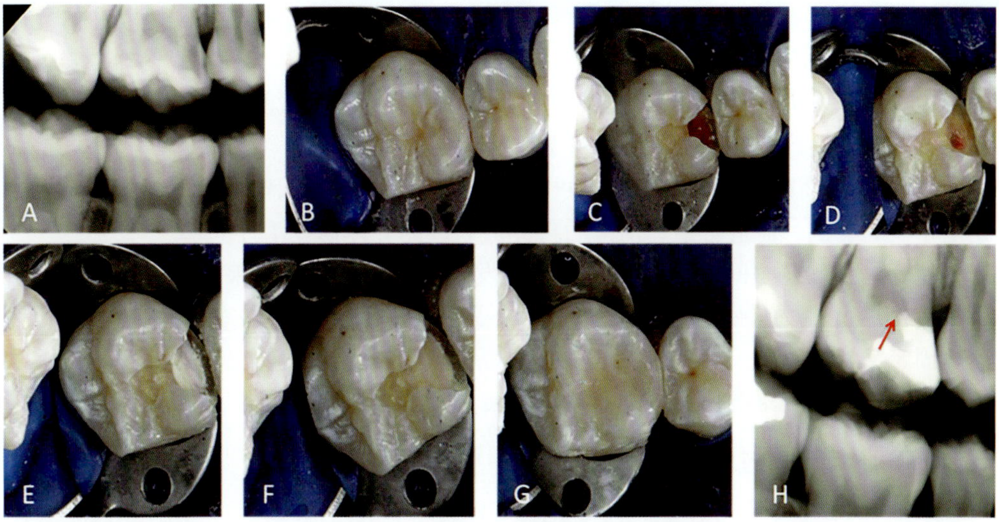

图 11-2　牙髓暴露临床应对实例

A. 术前 X 线片显示右侧上颌第一磨牙近中面深龋；B. 术前患牙临床情况；
C. 去除龋病腐质后，牙髓腔暴露，牙髓出血；D. 经止血处理，牙髓出血停止；E. 露髓处用直接盖髓剂覆盖；
F. 使用玻璃离子（Fuji Ⅱ）完整遮盖盖髓剂；G. 复合树脂充填修复；H. 术后即刻患牙 X 线片。

如果经过不同尝试，仍然无法完全止血，且牙髓暴露面积较大，可尝试进行牙髓部分切除术，止血后再如上述步骤进行直接盖髓。给予患者详细的口头和书面术后医嘱。

③ 牙髓暴露范围大，出血多，止血困难：对于穿髓面积较大、出血量多、无法完全止血的牙齿，需要进行根管治疗。

2. 间接修复治疗

（1）近髓：临床进行活髓牙的牙体预备时，如果因为过度预备等原因造成存留牙本质层厚度不足，但尚未发生牙髓暴露，可以使用牙本质粘接剂对近髓区域进行牙本质封闭，以有效减少或消除术后牙髓敏感症状，降低牙髓炎发生的可能。注意在涂布牙本质粘接剂时应重点涂布在近髓区域，而避开预备体的边缘部位，以免影响最终修复体边缘的密合。对近髓区域进行牙本质粘接剂涂布处理最好在提取印模之后，否则要用 70% 的乙醇棉球擦拭涂布的粘接剂层，以去除粘接剂表面的氧化阻聚层，避免影响硅橡胶印模材料的聚合。

（2）牙髓暴露

① 牙髓点状暴露，局部没有或仅有少量出血：氯己定或次氯酸钠溶液冲洗后，露髓部分用直接盖髓剂完全覆盖，再使用玻璃离子（Fuji Ⅱ、Ⅸ）或复合树脂遮盖盖髓剂，遮盖的区域应超过直接盖髓剂外缘 1 mm 以上，并恢复过度磨除部分，使预备体接近标准预备，避免倒凹，最后提取修复体印模。

② 牙髓暴露，且有明显出血：使用牙髓止血剂完全止血后，露髓部分用直接盖髓剂完全覆盖。盖髓完成后，再使用玻璃离子（Fuji Ⅱ、Ⅸ）或复合树脂完整遮盖盖髓剂。尽量恢复过度磨除部分，使预备体接近标准预备，避免倒凹。一般建议让患者佩戴临时修复体，观察 2 ~ 4 周，没有特殊症状再进行印模的提取和修复体的制作。

如果经过不同尝试，仍然无法完全止血，且牙髓暴露面积较大，则应考虑对该牙齿实施根管治疗。

③ 牙髓暴露范围大，出血多，止血困难：对于穿髓面积较大、出血量多、无法完全止血的病例，需进行根管治疗后再完成后续的牙体修复治疗。

无论是直接还是间接修复牙体预备时发生的意外穿髓，如果患者年龄较大，由于其牙髓修复能力差，盖髓治疗往往得不到良好效果，一般主张直接进行根管治疗。固定义齿或活动义齿的基牙在牙体预备时发生意外露髓，也不建议尝试保留活髓。对于特殊或疑难的病例，则需将患者转诊到牙体牙髓专科医生处进行处理。

（二）牙髓腔过大或结构异常

术前通过 X 线片（必要时需要拍摄 CBCT）详细了解基牙的牙髓腔大小及结构。一旦发现牙髓腔过大或存在结构异常等情况，应尽量首先考虑选择牙体磨除量较小的修复方法（如金属全冠）；对于预测牙髓暴露确实无法避免的牙齿，应在牙体预备之前进行根管治疗。注意事先与患者充分沟通，取得他们的理解和支持。

第二节 邻牙损伤

牙体预备需要使用高速旋转的器械，在非常有限的空间对形态各异的牙齿进行十分精细的操作具有很大的挑战性。而且很多时候，口腔医生需要通过口镜反射进行间接观察；另外，由于基牙牙位特殊、患者开口受限等问题，易发生损伤基牙邻近牙齿的意外。邻牙牙体损伤是最常见的医源性牙体损害。Long 和 Smith 所做的一项研究发现，即使让口腔医生在离体牙上进行牙体预备，也几乎 100% 发生了邻牙牙面的损伤[6]，肉眼可以直接观察到的明显损伤达 49.2%[7]。如果基牙的位置利于操作，并可以直视观察，邻牙损伤的发生率会明显降低。相对而言，预备上颌牙齿时，其邻牙更易受到损伤；损伤可以发生在邻牙牙面的任何部位，但大多位于其近远中面的中 1/3 部位[8]。

尽管不是所有的邻牙损伤都会造成不良后果，而且大部分的牙体破坏不会被患者注意，有的甚至不会被口腔医生发现，但牙体的损伤破坏了牙齿的完整性，增加了术后发生龋齿的可能性。牙釉质表层损伤后，局部牙菌斑聚集情况明显加重[9]；较深层的牙釉质与表层的牙釉质相比，更不耐受酸的侵蚀，更容易发生脱钙而致龋[10]；恒牙邻面损伤后，5 年内需要进行修复治疗的概率比没有邻面损伤的恒牙高出 4 倍[11]。另外，意外还会给患者带来食物嵌塞和牙齿敏感等问题，严重的甚至会导致邻牙牙髓的损伤。因此，口腔医生需要特别加以注意，避免给患者带来不必要的医源性伤害。

一、发生原因

1. 多数情况是由于操作者技术不熟练或操作时注意力不够集中所引起。

2. 手机或钻针有问题。手机轴芯有损害或松动，钻针有轻微弯折，导致钻针在高速转动时不在中心线而发生轻微抖动。

3. 在去除牙齿邻面接触时使用过粗的钻针。

二、预防措施

1. 操作过程中要聚精会神，认真仔细。

2. 全程使用放大设备，术者佩戴适当放大倍数的放大目镜。

3. 在预备邻面部分时，提前在基牙及其邻牙之间放置金属成形片，对邻牙进行保护性隔离。

4. 在基牙与邻牙之间的牙间隙中塞入楔子（wedge），略微分开两个邻牙，以减少损伤邻牙的可能。

5. 去除邻面接触时，换用较细的钻针。最好在颊舌向打通后，在邻面接触区留有一薄薄的牙釉质片，然后用手动器械去除这层薄片，以最大程度地减少邻牙损伤的可能。

三、临床应对

根据牙体结构损伤的严重程度，处理方法有所不同。

1. 轻微，损伤仅限于牙釉质的表层　用 Sof-Lex 抛光盘（图 11-3）对损伤区域进行抛光，恢复局部的光洁，以减少菌斑聚集；还可以用含氟制剂对局部进行进一步处理，减少术后发生龋齿的可能。

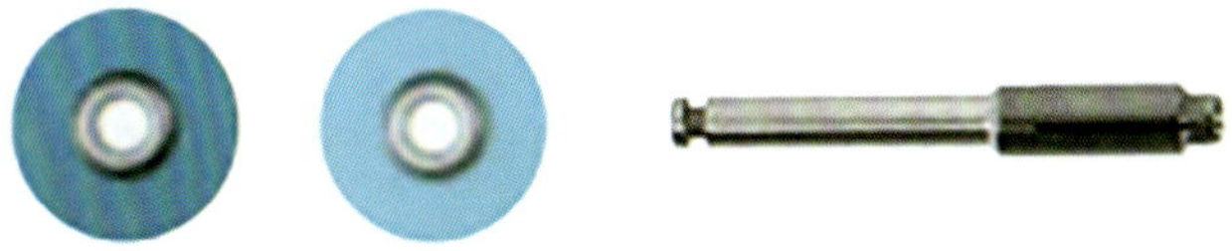

图 11-3　Sof-Lex 针柄和抛光盘
蓝色为细，浅蓝色为极细。

2. 明显，但损伤仍在牙釉质范围 对损伤局部进行抛光处理，尽量恢复其正常的外形，局部应用复合树脂粘接剂，常取得比较良好的效果。还有学者建议应用含氟的牙齿光洁面封闭剂（di-methacrylate sealants with incorporated fluoride），对局部进行处理[12]。

3. 非常明显，已到达牙本质 需要对缺损部位进行简单预备，用复合树脂进行充填修复。因为损伤部位的特殊性以及难以取得良好的固位形，一般不选择银汞材料进行修复。

4. 牙体损伤情况非常严重，牙髓组织暴露 这种情况非常罕见。根据具体情况，可以进行直接盖髓或根管治疗。

5. 邻牙充填体或修复体损伤 如果邻牙的邻面正好为充填体或修复体，损伤情况轻微者可以进行局部抛光处理，损伤情况严重者则应考虑更换充填体或修复体。

邻牙损伤的临床处理均应在基牙牙体修复治疗完成前进行，即直接修复病例应该在使用充填材料进行窝洞充填前进行，而间接修复病例应该在最终修复印模提取前进行。

术后要求患者常规使用牙线，以及含氟的牙膏或漱口水；需要每 6 个月进行一次复查，一旦发现有深达釉牙本质界的龋齿，应及时进行充填治疗。

第三节　口腔软组织损伤

口腔软组织损伤最常发生在牙体预备过程中，其次才是拔牙、根管治疗[13]。医源性口腔软组织损伤最常发生在局部牙龈和黏膜，其次易发生在舌、腭及唇等部位。口腔软组织损伤后会造成患者局部出血、疼痛，继而会引起患者精神紧张、心情不悦，容易对诊所的服务及医生的医疗水平产生质疑和抱怨。因此，一旦这类意外发生，会给口腔医生本人及所在的口腔医疗机构带来非常负面的影响，若处理不好，非常容易引起医患矛盾甚至冲突，值得我们警惕。

一、发生原因

1. 口腔医生粗心大意，工作时注意力不集中。

2. 因为患者的口腔条件或患者体位、牙椅的位置问题，造成术者视野受限或操作路径不佳。

3. 患者因为精神紧张或突然的疼痛、不适，没有预警地进行身体移动。

4. 因为局部麻醉的缘故，患者对最初的损伤没有感觉，如果医生没有及时警觉，等发现时已经太晚。

5. 由于术者常规佩戴手套，对温度不太敏感，手术器械操作过程中温度升高，可能造成患者口腔软组织灼伤。

6. 牙体预备几乎需要全程使用高速涡轮机及锋利的钻针，操作时很容易触碰到周围的软组织；而且即使放松控制踏板，旋转的钻针也不能立刻停止，虽然力量有所减弱，但仍然可能造成软组织的严重伤害。

7. 在进行排龈操作时，器械选择或使用不当，动作粗暴。

8. 在需要将预备体终止线置于龈下时，排龈效果不佳；或使用不恰当的钻针，导致牙龈损伤。

二、预防措施

1. 术前与患者良好沟通，交代相关的注意事项，尽量减轻患者的紧张焦虑。

2. 进行良好的局部麻醉，防止患者术中突然感到疼痛不适。

3. 常规使用橡皮障，可以避免绝大多数的口腔软组织损伤。对于无法使用橡皮障的病例，椅旁助手的良好配合以及使用棉卷、吸引器辅助隔离舌、颊等术区周围软组织就变得非常重要。

4. 术者小心谨慎操作，时刻保持警惕，对可能发生的意外要有一定的预判能力，随时准备将脚从控制踏板上移开，并迅速将牙科手机从患者口腔中取出。

5. 操作器械不要长时间连续使用，使用一段时间要停下来让其冷却，避免器械温度升高引起患者局部软组织灼伤。

6. 进行排龈操作时，选择合适的排龈器械，动作要轻柔，不要使用太大力量，尤其在前牙区以及对于薄龈型患者。否则，除造成牙龈软组织损伤外，还容易引起牙龈退缩。

7. 在进行接近龈缘或龈下预备时，要事先采取排龈等保护牙龈的措施。另外，可以选用末端带斜面的牙龈保护钻针进行平龈及龈下边缘的制备。

三、临床应对

1. 向患者进行解释，说明意外发生的情况，诚恳道歉，取得患者的理解和原谅。必要时可以考虑通过其他方式，给予患者一定的补偿。

2. 如果损伤范围很小，可以用灭菌纱布压迫止血；嘱患者保持口腔清洁，每天用温盐水漱口 4 ～ 6 次，待伤口自行痊愈。

3. 如果伤口较大或较深，则需要进行局部麻醉，用较细（4-0/5-0）的缝线进行外科缝合，并酌情给予抗生素。

4. 如果情况较为复杂，患者出血严重，应进行局部止血，迅速将患者转诊到大的口腔医疗机构处理，必要时可以寻求紧急医疗救助。各种出血的止血方法具体如下。

（1）小血管出血

① 局部压迫止血：因为口腔周围有上下颌骨支持，可以承受较大的压力。口腔临床最简单、有效的止血方法是局部加压，处理时先将软组织复位或适当缝合，创面上覆盖纱布敷料，嘱患者用力咬住。如果创伤下方没有骨组织支持，可以用手指加压或缝合加压。如果在口外，也可以考虑用绷带加压。

创口局部的缝合能够对局部产生持续的压力，也属于局部压迫止血，是非常有效、可靠的止血方法。缝合时要使用 3-0 的不可吸收丝线或缓吸收的 Vicryl 缝线。缝合方式以垂直或水平褥式缝合为主，这种缝合方式可以在创口附近提供很好的压力，从而达到有效止血的目的。

② 局部填塞止血：如果创口呈开放性或洞穿性，可以用纱布敷料填塞在创口内，外面再加以压力。如果填塞敷料较多，应注意保持患者呼吸道通畅。

（2）大血管出血：对于较大血管出血，可以首先尝试局部复位缝合并压迫止血；如果没有效果，但局部可以找到活动出血点，可以使用结扎止血法。结扎止血法是比较常用而可靠的局部止血方法，找出创口内活动性出血的血管断端，用止血钳夹住，用 3-0 或 4-0 缝线直接结扎血管进行止血。

5. 处理软组织灼伤。临床口唇处灼伤较为常见，可以先用冷水冲洗局部，然后涂抹含表面麻药的软膏，待其自愈。

第四节　预备体聚合度问题

预备体聚合度是影响修复体的抗力、固位力和边缘密合度非常重要的因素，大部分文献和教科书建议预备体相对的两个轴面的冠向聚合度（夹角）为 10° ~ 14°，可以根据临床实际情况（如牙齿在口内的位置、牙冠的高度以及直径大小等）做相应的调整。一项对口腔医学生、口腔全科医生和口腔修复专科医生的调查发现：在实际的临床操作中，预备牙体的冠向聚合度平均为 14.3° ~ 20.1°，有的甚至达到 30° ~ 50°[14-15]。由于视野的清晰程度及操作进路难易不一，牙齿的牙位及解剖形态各异，以及操作过程中观察的方法不同（直视或通过口镜，单眼或双眼），下颌牙齿牙体预备后的平均聚合度常大于上颌牙，磨牙的平均聚合度较前牙更大，颊舌面的冠向聚合度较近远中面大；进行固定义齿修复时，因为可能较多考虑共同就位道的问题，聚合度常大于单冠预备；相较于双眼观察，用单眼观察更容易造成聚合度偏大[16-17]。

一、发生原因

预备体聚合度问题的发生是由于在牙体预备操作过程中钻针的角度不正确（图 11-3），导致这一问题的主要原因有：

1. 口腔医生临床经验不足、技术不熟练，过于担心预备牙体聚合度的大小。
2. 操作空间过小，不能自由移动手机。
3. 由于体位、经验等问题，导致观察错误。

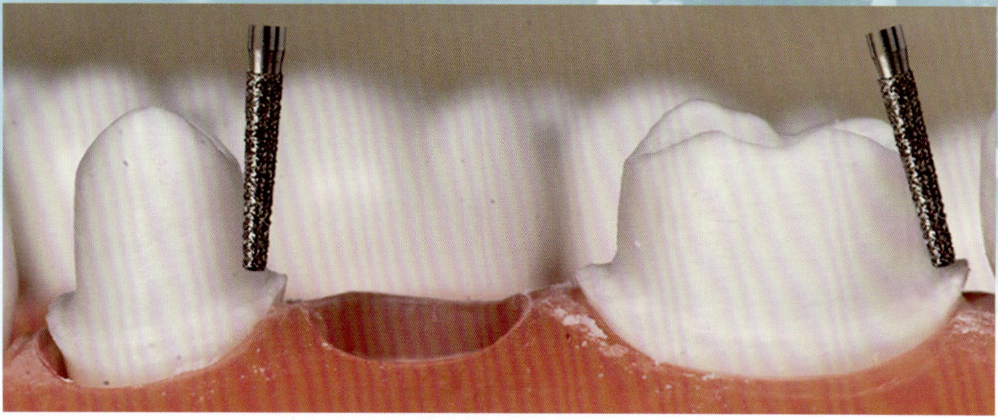

图 11-4　钻针的角度问题导致预备体聚合度错误

二、预防措施

1. 常规使用放大设备。

2. 选用头部较小的手机和针柄较短的钻针，尤其在预备后牙时。

3. 在牙体预备过程中注意经常检查聚合度、就位道，尤其是初学者。在使用口镜进行间接观察时，具体方法为：将口镜放置在预备体上方 1 ~ 2 cm 处，并变换角度，用单眼进行观察。

4. 必要时可以借助口内摄像头进行辅助观察。

三、临床应对

（一）冠向聚合度过大

1. 酌情适当增加边缘线的宽度，以减少相对两个牙轴面的聚合度。但当预备体聚合度过大时，在此基础上将轴壁之间的聚合度减小，势必需要进一步磨除颈缘部分的牙体组织，造成边缘线增宽及牙体组织的更多破坏，甚至影响牙髓组织的健康。因此，对于边缘线预备已经足够的病例，这种补救方法并不适用。

2. 添加辅助固位形。如果预备体牙体组织剩余足够，可以在轴壁上（一般建议在近远中邻面壁）制作沟状或箱状辅助结构；如果制作多个固位沟，应注意相互之间的共同就位道，以弥补聚合度过大而导致的固位力下降的问题。

3. 用复合树脂修复材料恢复过度预备的部分，重新制备合适的聚合度。

（二）冠向聚合度过小

冠向聚合度过小容易造成修复体戴入困难，尤其是对于固定义齿。补救方法相对简单，只需对预备体进行修改，增加冠向聚合度，去除可能存在的倒凹。

第五节　预备体高度问题

对临床牙冠过短的牙齿进行固定修复时，试图在美学和生物学等方面均取得良好效果十分困难。本节着重讨论的是基牙临床牙冠高度正常，但由于牙体预备过度或不足，而造成的预备体过短或与对㓥牙之间的㓥间隙过小等医源性问题。

预备体的高度是影响修复体固位力和抗力最主要的因素之一。预备体必须有一定高度，才能够有效防止修复体在口腔行使正常功能时，以其对侧边缘为轴线发生的旋转。如果对㓥没有牙齿或其他修复体进行阻挡，在过短牙体上的修复体容易发生脱位。很多研究认为预备体的高度要至少达到 3 mm[18]。

另外，对于临床牙冠较高的牙齿，在牙体预备时注意不要因为牙体高度充足而过度预备。尽管预备完成后预备体的高度大于 4 mm，但因为最终修复体要和对㓥牙接触，修复体冠部实体部分过厚会造成头重脚轻，基牙在进行功能活动时，因为杠杆作用产生的侧向切力较大，修复体容易发生撬动而脱落（图 11-5）。因此，掌握标准预备量非常重要，无论基牙的高度如何，㓥面牙体组织磨除到标准预备量、能够为修复体提供足够的抗力即可。

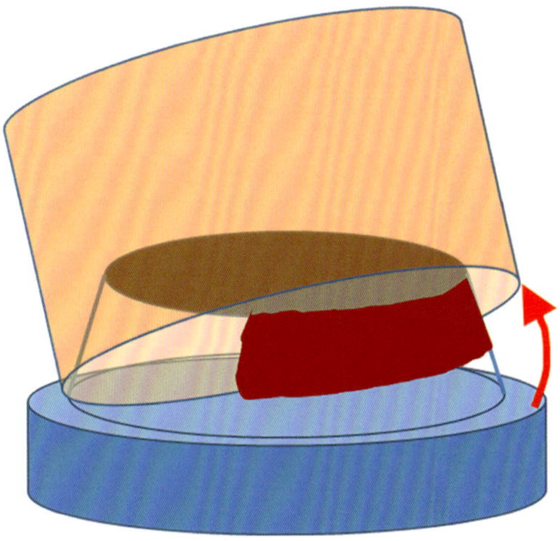

图 11-5　㓥面磨除过多造成修复体过厚，修复体容易发生撬动而脱落

一、发生原因

1. 临床经验不足或操作时注意力不集中。

2. 在检查㓥面磨除量时，患者上下颌牙齿咬合错误，没有在正中㓥位咬紧，造成预备量不足。

3. 没有在牙体预备过程中经常性检查磨除量。

二、预防措施

1. 了解使用钻针的形状和最大直径，选用合适的钻针，首先在𬌗面制备深度引导沟。

2. 循序渐进，开始制备的深度引导沟的深度可以比标准量略小，然后再逐渐少量磨除直至达到标准磨除量。例如，𬌗面标准磨除量为 1.5 mm，可以将深度定位在 1.0 ~ 1.2 mm；这一步完成后，经检查确认，再进行少量磨除，达到标准磨除量 1.5 mm。

3. 在预备过程中要经常进行检查，确认患者在正中𬌗位置上下颌牙齿咬紧；必要时，可以让患者咬咬合蜡片或用硅胶提取𬌗面印模进行确认。

4. 在提取最终技工印模后，还要再次确认。将印模对着亮光观察，如果在基牙部位可以看到隐约透光，往往提示预备不足。

三、临床应对

（一）过度预备导致预备体高度不足

1. 用修复材料增加预备体的高度。如果是活髓牙，可以用牙本质粘接剂加复合树脂进行基牙牙体增高；如果是死髓牙，则可以通过使用树脂核材料或制作桩核增加预备体的高度。

2. 适当减少相对轴面之间的聚合度，尽可能保留基牙原有的牙尖形态，以增加阻挡作用。

3. 考虑增加额外的固位设计。注意这些固位设计只适合金属冠或有金属内核的烤瓷冠。全瓷修复体在这部分非常薄弱，由于就位道受到限制，在戴入过程中此处瓷层容易发生碎裂。

4. 尽可能将边缘线向龈向推移，必要时可以酌情考虑将边缘线置于龈下。如果以上措施均无法有效解决问题，且基牙的冠根比例良好，符合牙冠延长术适应证，则应考虑实施牙冠延长术。

5. 对于预备体高度严重不足，且患者不适合或不愿意接受牙冠延长术的情况，可利用正畸手段将基牙向冠方牵引。一般情况下，利用正畸力量 1 ~ 2 周可以将牙齿拉出 1 mm 左右。

（二）预备不足导致预备体与对𬌗牙𬌗间距离过小

继续磨除𬌗面的牙体组织直至达到标准要求。

第六节　牙颈部边缘线预备问题

基牙颈部边缘线的制作对于修复体能否达到理想的修复效果至关重要。

一、边缘线预备错误导致的后果

（一）预备过度

1. 髓向牙体预备过度，即边缘线制作过宽

（1）在牙颈部附近，牙齿表面与牙髓腔的距离较近，如果在边缘线位置过度预备，很容易导致术后牙齿敏感的发生；此外，基牙发生牙髓病变的概率很高。

（2）导致牙齿的抗力减弱，尤其在牙颈部，最终修复体戴入后发生牙齿折断的风险增加。

2. 龈向牙体预备过度，即边缘线制作过深

（1）导致基牙牙龈组织损伤。

（2）侵犯牙周生物学宽度的风险大大增加，导致医源性牙周疾病。

（二）预备不足

1. 髓向牙体预备不足，即边缘线制作过窄

（1）由于预备量不足，在牙颈部预留给最终修复体的修复空间不够，导致修复体颈部轮廓过于突起，改变了牙齿本来的自然美学特征，同时也会影响牙齿本身的自洁功能。

（2）如果边缘线位于龈下，则可能会改变牙齿本来的颈部穿龈轮廓，而诱发牙龈的炎症。

（3）如果最终修复体保持了原来牙颈部的正常外形，则修复体颈部边缘的抗力受到影响，行使正常的咀嚼功能时，边缘部分容易发生折裂。

（4）由于修复空间不足，制作修复体的瓷材料厚度不够，修复体难以呈现出正常牙齿的天然色泽和半透明度，从而影响最终的美学效果。

2. 龈向牙体预备不足，即边缘线制作过浅 修复体与牙体组织之间的交界面暴露，影响修复治疗的美学效果。

二、发生原因

1. 牙体预备操作前没有进行适当排龈。
2. 临床经验不足或操作时注意力不集中。
3. 没有在牙体预备过程中经常性检查边缘线的位置和磨除量。

三、预防措施

1. 术前用排龈线或其他排龈器械进行适当排龈，暴露龈下的牙体组织。
2. 术中经常检查钻针的角度和方向，确认边缘线的牙体预备量符合相应牙体修复的要求标准。
3. 术前制作基牙的热塑片导板或硅橡胶指示阴模，术中利用导板和阴模检查边缘线的牙体预备情况。

四、临床应对

（一）髓向牙体预备过度

1. 参考本章第一节。

2. 嘱患者修复后避免用此牙大力咬硬物，尤其注意侧方力量。

（二）髓向牙体预备不足

继续适当磨除直至达到标准要求。

（三）龈向牙体预备过度

1. 术后密切随访。

2. 嘱患者保持口腔卫生，注意局部清洁。

3. 如果确认基牙的生物学宽度受到侵犯，可以实施牙冠延长术，用外科方法适当去除边缘线下方的牙槽骨组织，恢复正常的生物学宽度；或者用正畸的方法将整个牙体冠向拉出。但利用正畸的方法往往耗时较长，修复体也要重新制作。

（四）龈向牙体预备不足

正确排龈处理后，将预备体牙颈部边缘向龈向适当延长。

第七节　牙髓炎与牙髓坏死

牙髓炎可以分为可复性和不可复性两种。对于患有可复性牙髓炎的牙齿，如果可以有效去除作用于患牙上的病原性刺激因素，同时给予适当治疗，患牙的牙髓可以恢复到正常状态；否则将转化为不可复性牙髓炎。

牙髓坏死可以由各型牙髓炎发展而来，也可以由修复治疗进行牙体预备时的过度手术切割产热、化学性刺激等原因直接引起[19]。牙髓坏死通常发生在修复体戴入的 6 个月以后。Valderhaug 对 291 例活髓牙全冠及牙桥修复病例进行了长达 25 年的追踪研究，发现 10 年后 8% 的牙齿发生了根尖病变，20 及 25 年后根尖病变的发生率分别为 13% 和 17%[20]。

术前对治疗牙齿行 X 线检查和牙髓活力测试应作为常规，以确定牙齿的活力情况；另外，还应该让患者清楚了解修复治疗后发生牙髓病变的可能性。

一、发生原因

1. 在牙体预备过程中，基牙釉质的完整性受到不同程度的破坏；牙本质内含有大量的牙本质小管，细菌可以通过暴露的牙本质小管侵入到牙髓组织，引发牙髓感染。

2. 在牙体预备过程中，由于操作不当，引起牙髓腔内短时间或较长时间温度升高，导致牙髓组织的变性和局部坏死。

3. 牙体预备后剩余牙本质组织的厚度过薄。一般是由于牙体预备时过度磨除牙体组织，或由于基牙的牙髓腔较大等原因引起。

4. 牙体预备过程中牙面长时间干燥。新鲜暴露的没有牙釉质保护的牙面会发生脱水，引起牙本质小管内的液体快速外流，导致造牙本质细胞及周围的神经元吸入到牙本质小管，严重的可发生牙髓炎症甚至坏死[21]。

二、预防措施

1. 术前常规行X线检查。除在X线片上注意基牙牙周组织、根尖周情况外，还要注意牙齿牙髓腔的大小、形状，检查牙髓腔是否宽大、髓角是否过高等。术前要做好计划和准备，对于牙髓腔较宽大的基牙，尽量选择牙体预备量较小的修复方法；对于无法避免牙髓暴露的情况，应提前对基牙进行根管治疗。

2. 术中常规使用橡皮障，将预备的牙体组织与口腔有菌环境进行有效隔离，减少致病菌对预备牙面的污染。

3. 器械严格消毒灭菌，减少致病菌通过使用的口腔器械对预备牙面造成污染的可能。

4. 使用良好的临时修复体。对于新鲜暴露的牙本质小管，牙髓组织尚未有效启动防御修复机制。边缘不密合或部分暴露已预备牙面的不良临时修复体，使暴露的牙本质小管在正式修复体戴入前的数天或数周，直接暴露在有菌的口腔环境中。

5. 谨慎对待年轻恒牙的牙体预备。一般不建议对有活髓的年轻恒牙进行牙体预备量较大的修复治疗，禁止对生长发育尚未停止的青少年进行固定义齿修复。另外，年轻恒牙的牙本质小管也相对宽大，更容易受到细菌的侵入。很多研究也发现，在修复体戴入后，年轻恒牙需要进行根管治疗的可能性明显高于成年人的恒牙[22]。

6. 操作过程中要保证始终采用冷却措施，并保持足够的水流量；控制高速手机的转速，在钻针与牙体组织接触时遵循轻压、间断的原则[23]。

7. 尽量保持预备牙面的湿润，不建议对其长时间吹干。有研究发现，牙体预备后牙面干燥时间少于1分钟，一般不会引起牙本质过敏，但组织学上可以观察到神经元被吸入到牙本质小管的现象[24-25]。

8. 可以考虑在提取最终修复印模前对预备后的牙面用牙本质粘接剂进行涂布处理。

三、临床应对

（一）可复性和不可复性牙髓炎

1. 可复性和不可复性牙髓炎的临床鉴别[19]

（1）临床症状：可复性牙髓炎是当患牙受到冷、热温度刺激或酸、甜、化学刺激时，出现瞬间疼痛反应，尤其对冷刺激更为敏感，刺激一旦去除，则疼痛立刻消失；而且没有自发性疼痛。而不可复性牙髓炎则具有自发性、阵发性痛和夜间痛，温度变化可加剧疼痛，且疼痛往往不能自行定位。如果牙髓已有化脓或部分坏死的情况发生，则疼痛特点为热刺激加重疼痛，而冷刺激可以缓解疼痛。

（2）临床检查：可复性牙髓炎的患牙对冷测表现为一过性敏感，刺激去除后症状很快缓解；患牙没有叩痛。而不可复性牙髓炎的患牙对温度测验反应极其敏感或有激发痛，刺激去除后，疼痛症状会持续一段时间；在不可复性牙髓炎的早期，患牙可对叩诊无不适反应，后期可出现垂直方向的叩诊不适。

2. 牙体预备术后发生牙髓炎的处理

（1）可复性牙髓炎

①根据患者的自觉症状与临床检查确定诊断。

②检查临时修复体，如果发现有预备牙面暴露或边缘不密合的情况，应重新制作临时修复体。

③如果患者症状较重，可以在局部麻醉的情况下取下临时修复体，用牙本质粘接剂处理预备体表面，注意避免涂布在预备体的边缘部分。提取新的最终修复体印模后，检查确认临时修复体的完好性，并将其重新戴入。

④给予详细的术后医嘱，交代患者保持良好的口腔卫生，近期避免口腔冷热刺激。

⑤密切观察，等患者自觉症状得到明显减轻或消失后，再戴入最终修复体。

（2）不可复性牙髓炎：根据患者的自觉症状与临床检查明确诊断后，及时进行根管治疗。

（二）牙髓坏死

临床上，牙髓坏死一般没有自觉症状，患者大多因为发现牙冠变色而就诊。主要依据患牙无自觉症状、牙冠变色、牙髓测试无反应、叩诊偶有不适感以及 X 线片表现等进行诊断。

基牙发生牙髓坏死时，患者大多没有自觉症状。此外，由于其临床牙冠部分或全部被修复体覆盖，患者很难或根本无法发现牙冠发生变色；对于全冠修复的牙齿，临床也无法进行牙髓活力测试。所以，修复治疗后牙齿牙髓坏死的诊断主要依靠 X 线检查。因此，牙体修复后的定期观察随访十分重要。

基牙一旦发生牙髓坏死，则需尽快进行根管治疗。

（张旭光　俞波）

参考文献

［1］Cheung GS, Lai SC, Ng RP. Fate of vital pulps beneath a metal-ceramic crown or a bridge retainer. International Endodontic Journal,2005,38(8):521-530.

［2］Murray PE, Smith AJ, Windsor LJ, et al. Remaining dentine thickness and human pulp responses. International Endodontic Journal，2003,36（1）：33-43.

［3］Aguila P, Linsuwanont P. Vital pulp therapy in vital permanent teeth with cariously exposed pulp: a systemic review. Journal of Endodontics,2011,37(5):581-587.

［4］Nairobi PN，Duncan HF, Pitt Ford TR, et al. Histological, ultrastructural and quantitative investigations on the response of healthy human pulps to experimental capping with mineral trioxide aggregate: a randomized controlled trial. International Endodontic Journal, 2008,41(2):128-150.

［5］周学东，黄定明，刘建国，等．牙髓损伤的活髓保存治疗．华西口腔医学杂志，2017, 35（4）：339-347.

［6］Long TD, Smith BG. The effect of contact area morphology on operative dental procedures. Journal of Oral Rehabilitation, 1988,15:593-598.

［7］Moopnar M, Faulkner KD. Accidental damage to teeth adjacent to crown-prepared abutment teeth. Australian Dental Journal,1991,36:136-140.

［8］Abdulwahhab B, AlHati M, AlEnzi M, et al. Assessment of iatrogenic damage to proximal surfaces of adjacent teeth following crown preparation by final year dental students in Saudi Arabia. Saudi Journal of Oral Sciences, 2014,1:37-40.

［9］Radlanski RJ, Jäger A, Schwestka R, et al. Plaque accumulations caused by interdental stripping. American Journal of Orthodontics and Dentofacial Orthopedics, 1988,94:416-420.

［10］Twesme DA, Firestone AR, Haeven TJ, et al. Air-rotor stripping and enamel demineralization in vitro. American Journal of Orthodontics and Dentofacial Orthopedics, 1994,105: 142-152.

［11］Qvist V, Johannessen L, Bruun M. Progression of approximal caries in relation to iatrogenic preparation damage. Journal of Dental Research,1992,71:1370-1373.

［12］Schmidlin PR, Zehnder M, Zimmermann MA, et al. Sealing smooth enamel surfaces with a newly devised adhesive patch: a radiochemical in vitro analysis. Dental Materials, 2005,21:545–550.

［13］Madhavan S, Herald S. Iatrogenic soft tissue injuries in patients undergoing various dental procedures: a survey among the dental practionners. International Journal of Current Research, 2016,8(9):38815-38819.

［14］Ayad MF, Maghrabi AA, Rosenstiel SF. Assessment of convergence angles of tooth preparations for complete crowns among dental students. Journal of Dentistry, 2005,33(8):633-638.

［15］Annerstedt A, Engström U, Hansson A, et al. Axial wall convergence of full veneer crown preparations: documented for dental students and general practitioners. Acta Odontologica Scandinavica,1996, 54(2):109-112.

［16］Goodacre CR, Campagni WV, Aquilino SA. Tooth preparations for complete crowns: an art form based on scientific principles. Journal of Prosthetic Dentistry, 2001,85:363-376.

［17］Jeffery N, Dennis W, Warren S, et al. The taper of clinical preparations for fixed prosthodontics. Journal of Prosthetic Dentistry,1988, 60(2):148-151.

［18］Blair FW, Wassell RW, Steele JG. Crowns and other extra-coronal restorations: preparations for full veneer crowns. British Dental Journal,2002,192(10):561-564,567-571.

［19］樊明文 . 牙体牙髓病学 . 4 版 . 北京：人民卫生出版社，2018.

［20］Valderhaug J, Jokstad A, Ambjørnsen E, et al. Assessment of the periapical and clinical status of crowned teeth over 25 years. Journal of Dentistry, 1997,25(2):97-105.

［21］Brännström M. The effect of dentin desiccation and aspirated odontoblasts on the pulp. Journal of Prosthetic Dentistry, 1968,20(2):165-171.

[22] Goodacre CJ, Bernal G, Rungcharassaeng K, et al. Clinical complications in fixed prosthodontics. Journal of Prosthetic Dentistry, 2003,90(1):31-41.

[23] Stanley HR, Swerdlow H. Reaction of the human pulp to cavity preparation: results produced by eight different operative grinding technics. Journal of the American Dental Association,1959,58(5):49-59.

[24] Andrew D, Matthews B. Displacement of the contents of dentinal tubules and sensory transduction in intradental nerves of the cat. Journal of Physiology, 2000,529:791-802.

[25] Lilja J, Nordenvall KJ, Brännström M. Dentin sensitivity, odontoblasts and nerves under desiccated or infected experimental cavities: a clinical, light microscopic and ultrastructural investigation. Swedish Dental Journal, 1982,6(3):93-103.

第十二章

口腔临床常见问题与牙体预备

在口腔临床的实际工作中，除了个别特殊病例，大多数需要进行牙体修复的牙齿都会有这样或那样的问题。标准预备是牙体预备的基础，但掌握口腔临床常见问题对设计修复方案的影响，以及其牙体预备的特殊性是非常必要的。

第一节　致龋因素分析与牙体修复

在口腔修复治疗开始之前，就对患者口腔内龋病的发生和发展进行有效控制，对修复治疗的预后至关重要。龋病是一种多因素性口腔疾病，致龋的多种因素主要包括细菌和牙菌斑、饮食习惯不良、牙齿所处的口腔内部环境不佳等。除这些致龋性因素外，人体还有防御龋病发生的抗龋性因素，包括牙齿发育和钙化良好、唾液分泌质量和数量正常、口腔卫生习惯良好、使用氟化物等。当致龋性因素和抗龋性因素达到平衡或抗龋性因素占优势时，龋病就不会发生、发展；反之，当致龋性因素主导时，龋病则会发生、发展（图 12-1）。

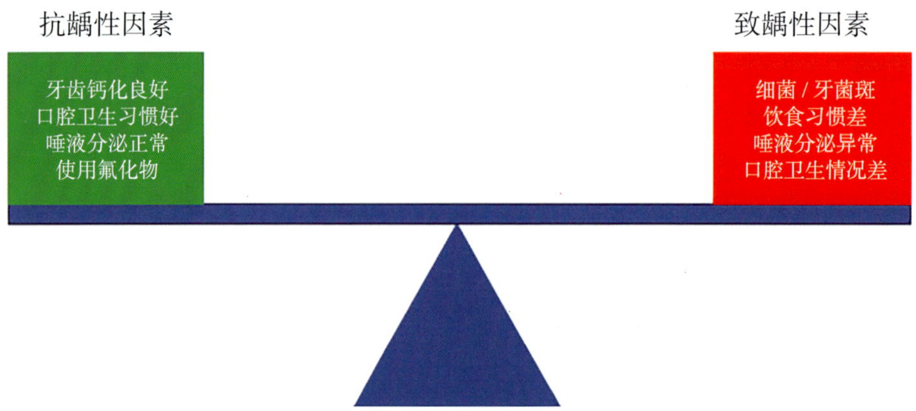

抗龋性因素
牙齿钙化良好
口腔卫生习惯好
唾液分泌正常
使用氟化物
致龋性因素
细菌 / 牙菌斑
饮食习惯差
唾液分泌异常
口腔卫生情况差

图 12-1　致龋因素分析示意图

牙体修复治疗只是对有龋损牙齿进行局部的修复，不具有防止新的龋病发生和发展的作用。因此，龋病的预防和控制决定了牙齿修复治疗的长期疗效，它是医患双方的共同责任。

一、临床龋病的风险指标

既往和目前龋病的患病情况以及口腔卫生状况，是临床判断患者龋病风险最简单、最直观的指标。既往患龋情况主要通过患者口内龋损、充填体 / 修复体的数量和范围大小等进行判断了解。当然，既往患龋情况仅作为参考指标，不完全代表目前患者的龋病风险。患者目前的龋病风险主要通过对患者的年龄、性别、身体健康情况、口腔卫生状况、饮食习惯、氟化物的使用情况等进行综合分析来判断。

二、临床龋病的风险评估

世界各国、各卫生组织对龋病的风险有不同的评估标准，但它们关注的几项重要因素都是基本一致的。举例来说，根据美国加州牙科学会对 6 岁以上人群的龋病风险评估，主要针对龋病的指征、致病因素及保护因素三个方面进行分析[1]；其他机构或组织的龋病风险评估也主要集中在这几个方面。

（一）龋病指征

1. 患者口内有肉眼可见的龋坏，或 X 线检查有累及牙本质的龋坏。
2. X 线检查有牙齿邻面的牙釉质龋坏。
3. 牙齿表面可见白色斑块。
4. 患者在过去的 3 年有龋齿治疗历史。

（二）龋病致病因素

1. 牙齿表面有明显、较厚的牙菌斑。
2. 患者平时有经常吃零食的习惯（每天多于 3 次）。
3. 患者牙齿表面的窝沟、点隙等解剖形态较深。
4. 患者使用毒品。
5. 患者唾液分泌量不足，临床观察和测量有口干表现。
6. 患者有导致唾液减少的因素，如有系统性自身免疫性疾病、头颈部放射治疗、服用特定药物等。
7. 患者有牙龈退缩、牙根暴露的情况。
8. 患者正在接受固定正畸治疗。
9. 患者有错聆畸形，牙齿有明显的拥挤、错位。
10. 患者口内有不良修复体或充填体，存在悬突、微漏，或导致牙齿形态、轴面凸度不正常。
11. 患者口腔致龋微生物〔如血链球菌（*streptococcus sanguis*）、嗜酸乳杆菌

（*L.acidophilus*）〕检测数量增加。

（三）龋病保护因素

1. 使用含氟化物的饮用水源。

2. 每天至少使用含氟（5000 ppm）牙膏刷牙 1 次。人们日常使用的牙膏，如中华牙膏、高露洁牙膏，其含有的游离氟浓度只有约 1400 ppm。

3. 每天使用含氟（0.05%NaF）漱口水漱口。

4. 过去 6 个月曾经接受氟化钠涂层治疗。

5. 过去 6 个月曾经在口腔医院或诊所接受牙齿涂氟治疗。

6. 过去 6 个月的每个月都使用 0.12% 氯己定溶液，以每天 1 次的频率漱口 1 周；或每 3 个月，以每天 1 次的频率漱口 2 周[2]。

7. 过去 6 个月每天嚼木糖醇口香糖 4 片。

8. 唾液流量正常，一般要求在有刺激的情况下，唾液分泌量＞ 1 ml/min。

（四）龋病风险分级

1. 高或超高风险 当患者的龋病致病因素较保护因素明显严重时，则患者罹患龋病的风险高。如果患者在前述的 4 项龋病指征中有其中 1 项或以上，则可以判定该患者为高龋病风险；如果再有唾液分泌异常，则判定为超高风险。

2. 低风险 患者没有龋病指征，而且其龋病致病因素与保护因素基本保持平衡，或龋病保护因素占优。随着人们口腔卫生保健意识的提高和知识的普及，这一分级在人群中所占比例会越来越高。

3. 中度风险 介于高、超过风险及低风险之间，即患者明显不属于高风险分级，但划入低风险分级存有疑义。

第二节 龋病的非手术治疗

一、概述

龋病的非手术治疗是采用化学药物或再矿化等技术，终止或消除龋病的治疗方法，主要包括药物治疗、再矿化治疗和预防性树脂充填术等[3]。治疗所常用的药物有氟化物和硝酸银。但这些传统的龋病非手术治疗主要针对局限于牙釉质的早期浅龋或静止龋，有很大的局限性；有些时候治疗的效果也不是特别肯定，不能很好地满足医生和患者的需要。口腔临床一直试图寻找效果更加肯定的非手术治疗方法。

目前保守和微创已经成为国际口腔临床治疗的新趋势，虽然传统的龋病非手术治疗有很多不足和局限性，但随着对龋病与牙齿再矿化研究的进一步深入和发展，以及新的化学药物和口腔材料的不断研发和推出，我们相信龋病的非手术治疗一定会有更大的发展空间。

二、氟化氨银在龋病非手术治疗中的应用

氟化氨银（silver diamine fluoride, SDF）最早在20世纪70年代就被用于临床治疗牙本质过敏和防龋、抑龋，我国最早开展氟化氨银溶液的口腔临床和实验研究也可以追溯到20世纪80年代[4]；而直到2014年，美国食品药品监督管理局才批准SDF用于治疗成人的牙齿敏感。

2018年10月，美国牙科学会（ADA）发布了针对儿童和成人龋齿非修复性治疗的临床指导[5]。在该临床指导中，ADA向口腔医务人员推荐使用氟化氨银溶液这一非侵袭性治疗方法，这种方法可以有效地使成人牙冠和牙根部的龋损病变停止或发生再矿化（图12-2）。

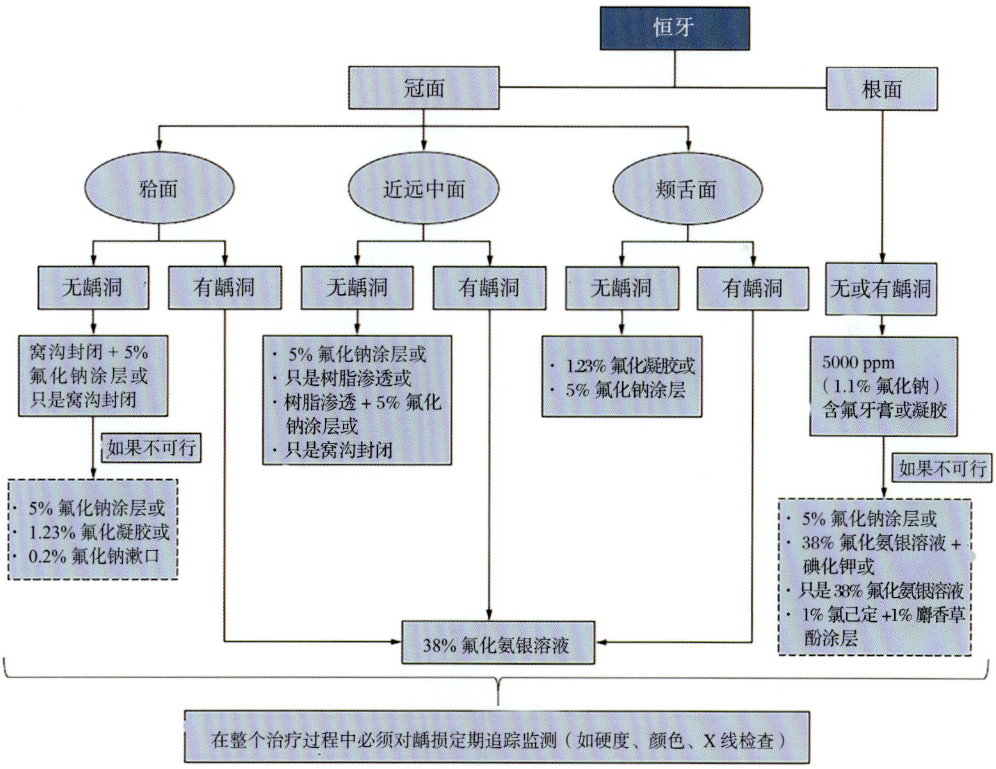

图12-2　美国牙科学会推荐的恒牙龋损非修复性临床治疗方案

氟化氨银溶液是一种非常安全、可以用于临床治疗的产品。系统性回顾研究显示，没有发现氟化氨银溶液在临床应用过程中对人体有显著的副作用[6]。氟化氨银治疗是一种无痛、无创、性价比高、临床操作简单的非修复性龋齿治疗方法，是对目前常规口腔龋齿治疗手段的有效补充[7-8]。

（一）氟化氨银的作用原理

氟化氨银溶液是含银和氟化物的透明液体，呈淡蓝色，有氨水气味，其中含

29% ~ 32% 的氟化银和 8% ~ 10% 的氨。银离子起到杀菌作用，氟离子则可以促进牙体组织的再矿化，而氨可以使这两者在高浓度液体中保持稳定[9]。

研究表明，氟化氨银溶液在牙釉质中可以渗透 25 μm，在牙本质中渗透达 200 ~ 300 μm。氟化氨银溶液中的银离子可以形成蛋白银，对牙本质小管产生封闭作用，可以有效隔离外界的物理和化学性刺激，从而达到牙本质脱敏的效果；牙本质小管的封闭也阻塞了细菌和酸性产物的通道。

氟化氨银溶液中的氟离子还可以与牙齿中的主要成分羟基磷灰石结合形成氟化磷灰石，这种结构更加耐酸难溶，大大提高了牙齿组织的抗酸性能，阻止龋坏的进一步发生和发展。在氟离子和羟基磷灰石反应过程中，形成的副产物为磷酸银，磷酸银可以和硫基反应，并将其取代与氨基酸和核酸结合，使细菌失去代谢和繁殖能力，从而起到杀灭细菌的作用（图 12-3）。

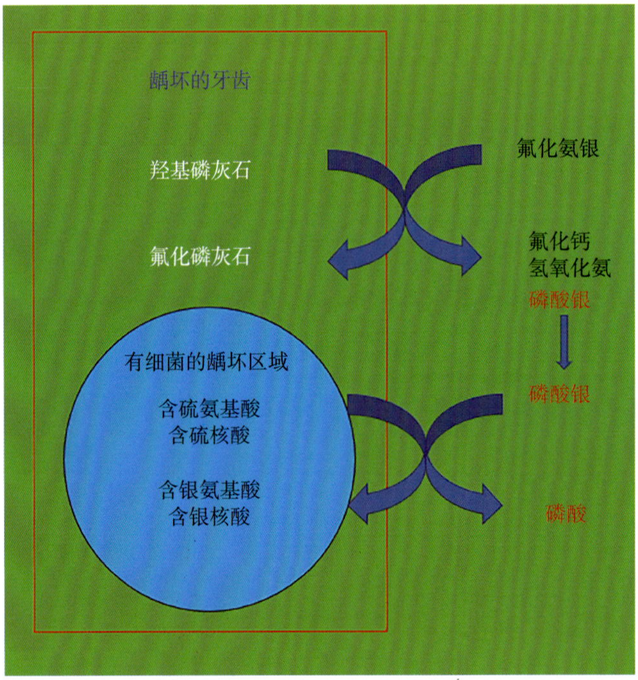

图 12-3　氟化氨银作用示意图

非常有意思的是，研究发现进入细菌体内的银离子还具有僵尸效应（zombie effect）。细菌在死亡的过程中会不断吸收银离子，死去的细菌就像海绵一样，内部积聚了大量的银离子。细菌死亡分解后，其体内储存的银离子会重新渗出到环境中，继续作用于周围的细菌[10]。

总之，氟化氨银溶液通过其杀菌作用、牙本质小管封闭作用、离子替换作用等，抑制牙齿硬组织的脱矿和胶原组织的降解，促进牙齿组织再矿化过程，有效达到牙本质脱敏以及阻止牙齿龋损发生和发展的目的，具有降低牙齿敏感、阻止龋坏进一步发展以及防止新龋坏形成等作用[11]。

（二）适应证

1. 成年患者发生的各种牙齿敏感。
2. 因为经济、时间等原因不能立刻进行牙齿龋损治疗的儿童和成年患者。
3. 临床无法配合的儿童和成年患者，却又不愿或无法施行静脉或全身麻醉。
4. 患者龋患风险高，口腔牙齿龋坏数量太多，短时间内无法完成全部治疗。
5. 因为龋坏部位等特殊原因，或因为患者开口度过小而无法实施治疗的患者。

（三）禁忌证

1. 患牙有疼痛历史。
2. 龋坏较深，需要牙髓治疗。
3. 对金属银过敏的患者。
4. 口腔溃疡、口腔炎患者。

（四）临床操作步骤

1. 做好患者和操作者的个人防护，操作台用塑料布遮盖隔离。

2. 吸除口腔内多余的唾液和水，操作部位用橡皮障或纱布、棉卷进行隔离。如果治疗的部位邻近牙龈，可以在附近的牙龈部位涂抹一层凡士林予以保护。

3. 去除可能覆盖在治疗牙面上的软垢或食物残渣。

4. 在小的深器皿中滴入一滴氟化氨银溶液，将小片海绵浸入液体，并在器皿的侧壁轻轻挤压除去多余液体。

5. 用吹气枪吹干牙齿表面，将海绵放置在需要治疗的部位大约 1 分钟。

6. 用棉卷或纱布擦去牙齿表面可能残留的氟化氨银溶液，让患者漱口。

7. 将用过的手套等一次性材料放入塑料袋，扎紧丢弃。

（五）注意事项

1. 术前一定注意向患者交代氟化氨银溶液治疗的有关事项，回答患者的问题，并让患者签署同意书。

2. 将氟化氨银溶液涂布在正常牙齿表面，健康的牙体将不会染色，龋损部位病变被阻止后，牙齿局部颜色会变成深棕色或黑色（图 12-4），这一点要在术前和患者特别强调说明。人工制作的充填物或修复体表面有可能被染色，染色可以通过抛光去除，但充填体或修复体与天然牙齿的交界部位仍可能有颜色残留[12]。

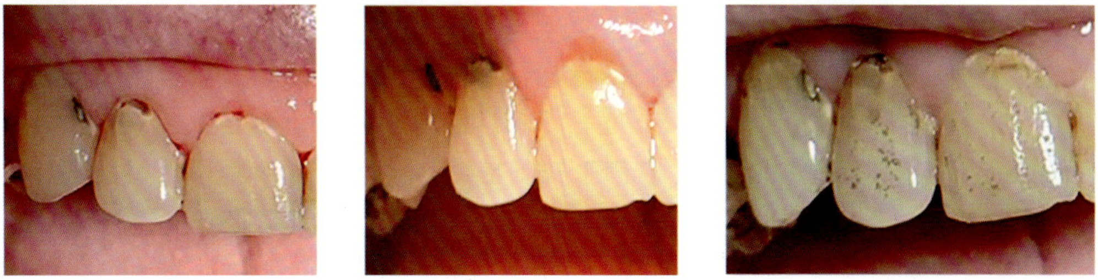

图 12-4　氟化氨银治疗术前、术中及术后 3 周临床效果图

3. 氟化氨银溶液会使操作台和衣物染色且无法去除，术前注意做好防护工作。另外，一旦沾染，溶液也会使周围皮肤或黏膜染色，一般需 2 周左右才可以消失。

4. 术后患者口内可能会感觉有金属味道，但这种感觉持续时间较短。

5. 氟化氨银治疗不能保证一次成功，患者必须能够按时复诊。治疗应每 6 个月重复一次，直至龋坏病变完全停止，或患处正式开始修复治疗，或患牙脱落。

6. 如果中途出现患牙疼痛，需及时就诊并可能需要根管治疗。

7. 避免在软组织开放伤口或溃疡附近的牙齿上应用氟化氨银溶液。

8. 每次治疗每 10 kg 体重使用不超过两滴。一滴氟化氨银溶液一般足够使用于 4 ~ 5 颗牙齿。

9. 在龋坏牙齿上应用氟化氨银后，要等 3 ~ 4 周或更长时间以后才能进行充填修复；充填前进行牙体预备时，要注意完全去除被染色的牙体组织。如果过早使用复合树脂或玻璃离子对经氟化氨银处理的龋坏部位进行充填，氟化氨银尚未在龋坏组织中作用完全，有可能导致充填物发生染色。

三、牙体修复与龋病的非手术治疗

传统的龋病非手术治疗主要适用于局限于牙釉质的浅龋或静止龋，但临床上经常会遇到一些特殊情况，例如患者由于经济或其他原因，暂时无法对有龋损的牙齿进行永久性的修复治疗，或口腔内有龋坏的牙齿较多，无法在短时间内对所有牙齿完成治疗，但希望对现有的龋病进行有效控制，防止其进一步发展。氟化氨银的应用为这一目的的实现提供了可能，它可以用于治疗深入到牙本质的深龋，有效降低牙齿敏感和阻止龋坏的进一步发展，为患者后续的牙体治疗提供了时间和保障。

第三节　固定修复适应证的确定

随着现代口腔修复技术和应用材料的不断进步，口腔医生进行牙体固定修复的选项越来越多。尽可能保留患者的天然牙齿和牙体组织仍是口腔医学界的普遍共识。但由于一些原因，很多利用传统治疗手段可以保留的牙齿被错误地拔除，而改用种植牙或固定义齿进行修复。尽管人工种植牙和固定修复技术可以完全恢复因为牙齿缺失而丧失的功能，但仍难以取代或恢复患者天然牙齿和牙根对咀嚼压力的感觉功能。因此，尽可能保留患者自己的天然牙齿仍旧是口腔医生的第一选择。

但如果过分强调对自身天然牙体组织的保存意识，对没有保留价值的牙齿强行进行修复治疗，可能给患者带来额外的经济负担和身体伤害，也是对医疗资源的浪费。因此，临床医生必须具备能够正确分析、判断牙齿是否具有保留价值、是否适合进行牙体修复的能力。

判定患牙是否适合进行牙体固定修复治疗不能仅仅根据一两个指标，而要从牙体牙髓、牙周、口腔修复以及其他因素等方面进行综合考量。

一、牙体牙髓方面的考量

进行牙体预备前，根据患牙的牙髓健康状况，对固定修复治疗的预后进行判断、预测。健康活髓牙的牙体修复治疗预后最为良好，其次为经过根管治疗且根管治疗临床效果满意的牙齿；对于需要进行根管治疗，且因为根管系统过于复杂等原因，导致根管治疗复杂且困难的牙齿，在决定是否对其进行固定修复治疗时要特别慎重（图 12-5）。

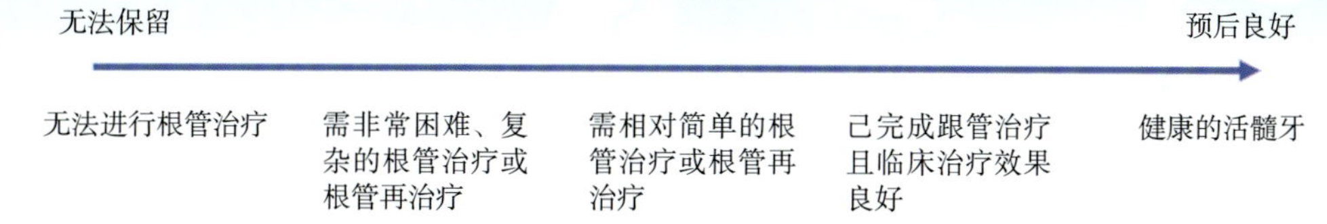

图 12-5　固定修复牙体牙髓因素考量

二、牙周方面的考量

牙体预备前对患牙牙周方面的考量主要集中在牙齿的松动度、是否有进行性牙周病、牙齿是否有根分叉区病变、冠根长度的比例以及是否有足够的生物学宽度等（图 12-6）。

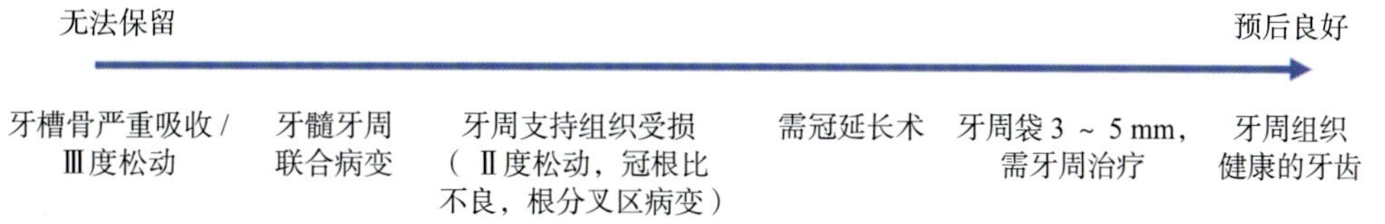

图 12-6　固定修复牙周因素考量

（一）基牙的松动度

正常牙齿都有一定的生理动度，影响牙齿松动的原因有很多，但松动度增大往往提示牙齿周围支持组织有不同程度受损。牙齿松动度越大，其修复后的预后就越差。

（二）进行性牙周病

如果患者有进行性牙周病，牙体修复治疗应在牙周系统治疗、牙周病得到有效控制后再进行。在牙体预备前，最好与牙周专科医生进行会诊咨询，确认患者的牙周状况适合拟进行的牙体修复治疗。

（三）根分叉区病变

根分叉区病变是牙周炎发展到较重的程度后，病变累及多根牙的根分叉区。根分叉区病变一旦形成而暴露于牙周袋内，该处的菌斑控制和牙石清除将变得十分困难；另外，根分叉区是对船力比较敏感的部位，当炎症累及这一区域时，病变会加速、加重发展。

Hamp根据水平探诊根间骨破坏的程度，将根分叉区病变分为3度（表12-1）。度数越大表示病变越严重，治疗越困难，预后越差[13]。在决定进行牙体修复治疗时，如果基牙存在根分叉区病变，Hamp分类对判断预后同样具有指导意义。临床研究显示，根分叉区病变超过Ⅱ度的牙齿生存预后往往较差[14]。

表12-1 牙齿根分叉区病变Hamp分级

分级	分级标准
Ⅰ度	根分叉区有水平向的附着丧失，但< 3 mm
Ⅱ度	根分叉区水平向的附着丧失> 3 mm，但尚未与对侧贯通
Ⅲ度	根分叉区牙周组织已有贯通性的破坏，探针已能从一侧穿通到对侧

（四）冠根比

冠根比是评估基牙是否适合进行固定修复或作为固定义齿基牙的一项重要指标。进行固定修复的牙齿，其冠根比应大致为1∶1；如果基牙的牙周健康情况良好，这个比值可略微放大。固定义齿基牙的理想冠根比为1∶1.5，最大则不应该超过1∶1；但如果对船牙为活动义齿，因其所承受的船力较小，基牙的冠根比也可稍大于1∶1[15]。

（五）牙周生物学宽度

牙周生物学宽度是人体牙周组织对抗细菌侵袭的天然屏障，被侵犯破坏后，会发生牙周组织的慢性炎症，引发其下方牙槽骨的吸收。一旦牙体修复导致生物学宽度被侵犯，即修复体边缘与牙槽骨嵴顶的距离< 2 mm，基牙就会发生骨吸收和牙龈退缩，直至重新建立正常的生物学宽度。对于厚型牙龈，生物学宽度受到侵犯后，临床也有可能发生牙龈组织的增生。当需要将修复体的边缘放置于牙龈缘以下时，基牙牙周生物学宽度是最主要的考量因素。

（六）牙冠延长

牙冠延长可以通过外科手术或正畸治疗两种方法实现。两种方法各有利弊，应根据临床的具体情况进行选择。基牙的冠根长度之比是选择牙冠延长方法最主要的考量，其他的考量因素包括患者对手术的承受能力以及等待的时间长短等。

1. 牙龈切除术 只有当因为增生肥大等原因，造成基牙周围牙龈组织过多，而牙周生物学宽度正常时，可以通过这种方法去除多余的牙龈组织，降低牙周袋的深度，同时可以增加临床牙冠的长度。这种方法不能被用来恢复被侵犯的生物学宽度。

2. 牙冠延长术　牙冠延长术（crown lengthening surgery）的目的是在符合牙周生物学宽度的原则下，暴露更多的健康牙体组织。它通过牙龈切除、修整以及牙槽骨切除等手段，去除一定的牙龈和牙槽骨，使牙齿的暴露量增加，以进行下一步的修复治疗或改善牙龈、牙齿形态的美观。它亦可以用来恢复被侵犯的生物学宽度。

（1）牙冠延长术的适应证

①由于外伤或龋坏，牙体缺损达牙龈以下，但牙齿尚有保留价值，可通过手术使缺损边缘暴露于龈缘以上，以利于对患牙进行修复治疗。

②修复体边缘置于龈下，破坏了现有的生物学宽度，需重建新的生物学宽度。

③基牙的临床冠过短，需要将修复体的边缘线下移，以增加修复体的固位力。

④临床牙冠过短和（或）有明显的露龈笑，因为美观原因需要增加牙冠的长度。

（2）牙冠延长术的禁忌证

①牙齿由于外伤或龋坏，牙体缺损达牙龈以下过多，暴露缺损边缘需要去除太多的牙槽骨组织。

②牙齿术前的冠根比过大。

③后牙术后有暴露根分叉的风险。

④手术会影响美观。

⑤手术会对邻牙周围的牙槽骨产生不利影响。

（3）牙冠延长术的术前沟通：如果负责牙体修复的医生不亲自进行牙冠延长术的操作，修复医生在术前要和手术医生密切合作沟通，或在手术时亲自在场。修复医生也可以在牙冠延长术前，对患牙进行初步预备，确保让手术医生了解修复医生期望的修复体边缘线的位置。

（4）牙冠延长术的理想结果

①术后牙颈部项圈的高度＞ 1.5 mm。

②术后修复体边缘线与新的牙槽骨上缘的距离约 2.5 mm。

③术后维持或重建 2 mm 的生物学宽度。

④术后新的冠根比＜ 1∶1。

（5）牙冠延长术与冠根比：在进行术前冠根比评估时，要注意如果基牙需要进行牙冠延长术，手术后牙体与牙龈交界部位将向牙根方向移位，将使术后冠根比增大。

3. 使用正畸方法延长牙冠　使用正畸方法延长牙冠亦称为正畸牵引术。它是用正畸方法将牙体组织缺损严重的残冠或残根往冠向牵引，以增加其殆龈向高度或将损坏至龈下的边缘牵拉至龈上[16]。正畸牵引术也可以用来重建被破坏的生物学宽度。

使用正畸方法将牙齿向冠向牵拉，其正畸力量持续、轻微且缓慢，一般为每个月牵拉移动 2 mm 左右，这使得牙周膜有机会进行修复，牙槽骨发生改建。与牙冠延长术相比，正畸牵拉更有利于保留原有的牙周生物学宽度和冠根比例[17]。但是正畸方法需要的时间较长，且有复发的可能性。

（1）适应证

①患者因为某些原因，不适合或拒绝使用手术方法进行牙冠延长。

②患牙位于美学区域，不宜改变其本身和邻牙的牙龈及骨组织外形。

③需要保持患牙原有的冠根比例。

④患牙同时有牙周垂直型骨吸收，正畸牵引术有助于减少其牙周袋的深度。

⑤需要改善患牙周围牙槽骨嵴的形态，为以后可能的种植治疗创造有利条件。

（2）需要注意的问题

①正畸牵引必须有可靠而足够的支抗。

②正畸牵引力必须持续、轻微，力量过大有可能导致牙根的骨粘连、牙根吸收、牙齿松动等。

③治疗时间较长，不适合需要尽快解决问题的病例。

④将患牙牵引到理想位置后，还需要使用保持装置 2 个月甚至更久，以增加稳定性和防止复发。

三、修复方面的考量

修复方面的考量主要针对基牙剩余牙体组织的量。牙体组织缺损较大的病例，一般都需要做根管治疗或已经做过根管治疗。保留牙冠和牙根的完整性，维持牙颈部牙体组织的量，是牙体修复取得良好生物力学结果的关键。本章第四节将对此进行更进一步的讨论。

四、其他方面的考量

（一）患者龋病风险和龋失补指数

龋病风险已经在本章前面部分进行了讨论。龋失补指数（DMF 指数）是目前被广泛使用的反映龋均的指数，它可以提示患者终身的患龋经历，对牙体修复计划的设计和确定具有重要的参考价值。

（二）患者的全身健康状况

由于肥胖、糖尿病、高血压、心脏病等所谓的“富贵病”越来越普遍，以及中老年人在我国人口结构中所占的比例不断增加，口腔医生在临床工作中遇到各种风险和意外的概率比以前任何时候都要高。

口腔医生在制订修复治疗方案时，要考虑患者的全身健康状况，并提前做好预案。有些种类的牙体修复治疗需时较长，对于有全身系统性疾病的患者或老年患者，可以考虑改成较为简单的修复方法或分多次完成。

（三）患者的经济能力

治疗费用也是引发医患矛盾的一个重要原因。在制订修复计划时，要充分考虑患者的经济承受能力。在很多情况下，对于特定患者，最贵的不一定最好，同样的治疗方案不一定适合病情相同的不同患者。

例如某一中年患者，本来就有牙列缺损问题，但已经缺失的几颗牙齿因为经济负担不起而一直没有修复，现又有一颗牙齿发生大面积龋损。经临床评估，牙齿仍可保留，需要进行根管治疗及桩冠修复，但根管治疗的预后不确定。综合考虑该患者的口腔实际情况和经济负担能力，可以建议患者将该患牙拔除，然后用活动义齿方法修复牙列缺损。

（四）患者对修复治疗的结果预期

在进行修复治疗方案的设计和选择时，要充分了解患者对治疗结果的心理预期和美观要求，在恢复牙齿生理功能和美学呈现的基础上，尽可能满足患者的一些特殊期望。口腔医生可以针对治疗计划提出自己的建议，但不能因为自己的喜好、是否擅长或经济利益的大小而强行要求患者同意医生推荐的治疗方案，更不能故意误导。

在修复治疗方案的制订和实施过程中，要给予患者更多的知情和选择权利，要更多地考虑他们的主观意愿，加强他们的参与度。牙体修复治疗在很多情况下与美学直接相关，而审美标准常常因人而异。口腔治疗结果的判定有很多人为因素的考量，常常有很大的偏差，容易导致分歧。因为没有客观、统一的标准，口腔医生往往很难做出准确的评判，这也是口腔治疗的特殊性。而且，一旦发生因为治疗结果不满意而引发的医患矛盾，往往较难解决[18]。

对于对牙体修复的结果期望过高，甚至有不切实际要求的患者，要特别慎重。注意不要给予患者没有把握的承诺，要把各种修复治疗的不足、可能发生的问题等详细向患者交代；同时要对他们进行必要的宣教，告诉他们什么是口腔医学广义上的美和正常的牙齿咬合关系等基本知识，得到患者的理解和支持。要把医患交流的过程在病历中予以记录，并让患者在知情同意书上签字，注意保护医患双方的利益。

特别注意经临床检查表明不适合进行牙体修复的牙齿（图 12-7），不能因为患者请求或自己经济利益的驱使，勉强进行治疗。这有可能给患者带来诸如疼痛、严重感染等问题，也容易引发医患矛盾和冲突。

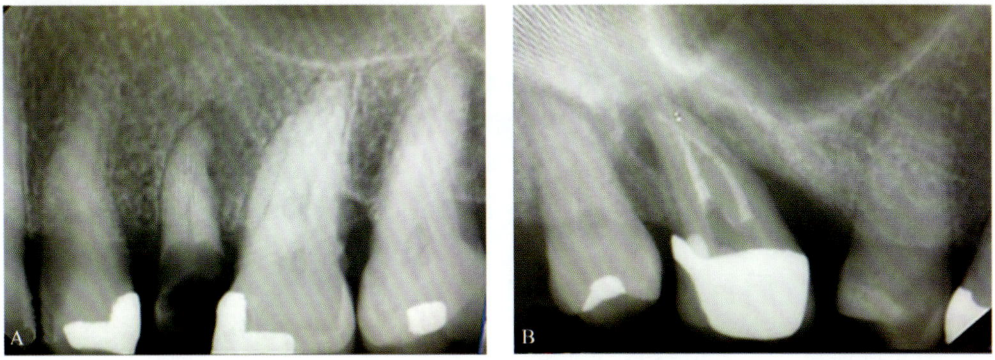

图 12-7　临床常见不适合进行牙体修复的病例

A. 左侧上颌第二双尖牙牙冠严重龋坏伴根尖病变，根管弯曲，根管系统复杂，根管治疗预后差。

B. 右侧上颌第二磨牙前倾移位，牙周 - 牙髓联合病变，牙齿松动明显。

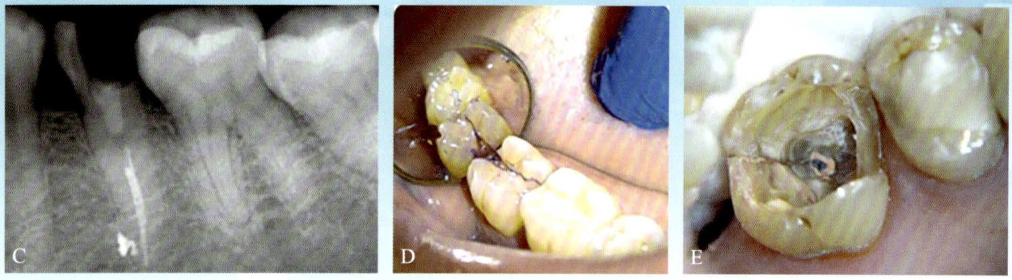

图 12-7 临床常见不适合进行牙体修复的病例（续）

C. 左侧下颌第二双尖牙牙冠部分的牙体组织缺失严重，仅在近中有很薄的牙体组织壁残留，肩领高度不足，需辅助牙冠延长，牙体修复预后不良。而患者牙齿周围软硬组织条件良好，拔除后行种植修复效果更加可靠。D. 右侧下颌第二磨牙牙冠近远中向完全折断至牙根，牙冠舌侧断裂部分明显松动。E. 右侧下颌第一磨牙根管治疗后，牙冠的𬌗面和近中牙体组织大面积缺失，远中壁和髓壁有明显折裂线并延伸至牙根。

第四节 根管治疗牙齿的牙体修复

根管治疗后适当而完善的牙体修复是影响牙齿预后的一项重要因素，可靠的牙体修复也是根管治疗长期疗效的重要保障。根管治疗后牙体修复的方法有银汞合金或复合树脂直接充填、高嵌体、全冠及桩核冠等，其中全冠和桩核冠是口腔临床最为常用的根管治疗后牙齿修复方法。

一、根管治疗术后牙齿的变化

1. 大多数需要进行根管治疗的牙齿都有一定的牙体组织缺损，原因主要有龋损、磨耗、外伤等。而根管治疗制备进入牙髓腔的通道，又需要去除不同量的牙体组织，这些牙体组织的缺失导致牙齿的抗折性明显减弱。

2. 一部分根管治疗的牙齿由于术前牙髓出血、坏死等原因，牙体会有程度不等的变色。

3. 根管治疗后牙齿的牙髓组织被摘除，牙本质的修复功能丧失，牙本质中的含水量也有少量的减少，韧性随时间延长而降低，导致脆性增加，抗折断能力明显减弱[19]。

4. 根管治疗过程中需要使用大量的冲洗液，如使用次氯酸钠溶液对根管进行冲洗。研究发现，经次氯酸钠溶液处理后，牙本质的弹性模量和弯曲强度显著降低[20]。

5. 根管治疗后，牙髓及根尖与口腔有菌环境直接相通，尽管使用了牙胶和根管糊剂对牙髓腔进行了封闭，但这种封闭不是完全可靠的，会有微渗漏存在。

二、根管治疗后行牙体修复的原因

1. 更好地封闭牙冠部位的开髓通路，隔绝髓腔与口腔有菌环境的联系，防止细菌或细菌的代谢产物沿牙胶与根管壁的微小间隙迁移至根尖，以预防根管或根尖区的再次感染。这是根管治疗后行牙体修复最重要的原因。

2. 牙体本来存在的缺损和根管治疗导致的牙体组织缺失需要得到完善的修复，以恢复缺失的牙体组织和牙齿正常的功能与形态，并防止牙体组织发生进一步损坏。

3. 牙齿发生变色会不同程度地影响美观，尤其在前牙美学区，进行适当的牙体修复可以使变色牙齿恢复原有的自然颜色和光泽。

三、根管治疗后牙体修复的术前考量

根管治疗后的牙齿，因为治疗过程中会产生开髓洞形，破坏了牙体结构的完整性；另外，开髓洞形一般位于𬌗面的中心位置，在增加其内部以前没有的应力的同时，也降低了牙齿的抗折断能力。因此，与活髓牙相比，除了修复体的固位力以外，维持牙体组织的抗力对于根管治疗牙齿的修复尤其重要。

（一）牙体组织的剩余量

1. 牙齿颈部肩领作用

（1）肩领作用：对牙齿进行全冠预备后，修复体固位力主要与轴壁的高度密切相关，而轴壁的颈部 1/3 则为抵抗侧方力量提供帮助。根管治疗后牙体组织缺损较多的牙齿，可通过制作桩核等方法恢复牙冠的高度，为全冠提供足够的固位力，而牙体组织的抗力则主要来自牙齿颈部的牙本质肩领。

所谓肩领（ferrule）是指从牙体预备的边缘线向冠向平行延伸的牙本质壁（图 12-8）。如果因为龋损、过去有牙体修复或牙体组织折断等原因，造成一个或多个牙本质壁缺失，则称为不完全肩领。肩领作用（ferrule effect）则是指全冠修复体戴入后，肩领部分被 360° 包绕，减轻了内部的应力，而对牙齿产生的一种保护作用[21]。

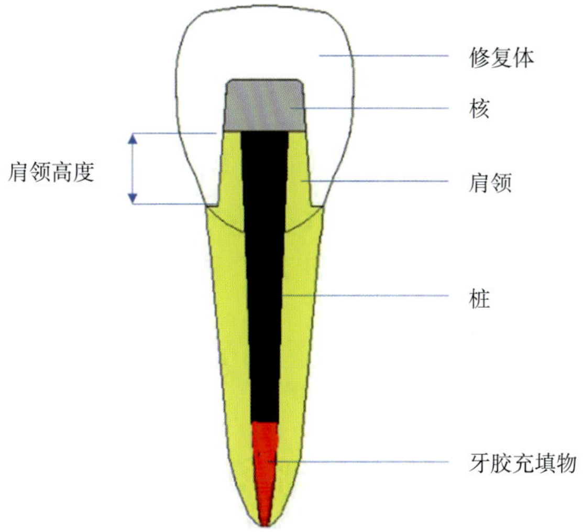

图 12-8　根管治疗牙齿修复示意图

（2）牙齿颈部肩领的高度：很多学者通过大量的体内外实验研究，发现牙齿颈部肩领的高度以及牙齿残留轴壁的位置和数量，对牙体组织的抗折断能力起到关键性的作用。牙体组织抵抗折断的能力随颈部肩领高度增加而明显增强（图 12-9），一般认为肩领的高度达到 1.5 ~ 2.0 mm，可以为牙体组织提供足够的抗力支持[22]。

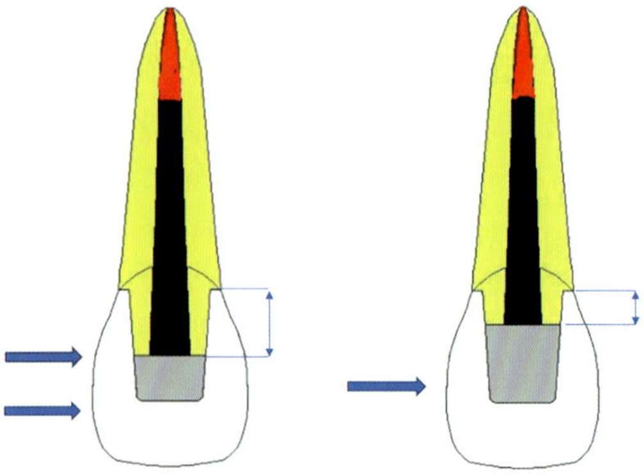

图 12-9 牙齿颈部肩领高度越高，修复体戴入后牙体抗折断能力越强

缺少牙本质肩领或肩领高度过低，也会增加根管内固位桩脱落的发生率。肩领高度应达到 1.5 ~ 2.0 mm，以保证足够的抗力；从修复体边缘到牙槽骨嵴顶的距离应达到 3 mm 左右，以保证牙周组织的健康。因此，从牙齿冠部残留的牙体组织到牙槽骨嵴顶至少要有 4.5 mm 的距离。如果小于 4.5 mm，则需要考虑用手术或正畸的方法增加牙冠的高度。

由于牙体组织损坏的情况不同，临床见到的病例不可能都是肩领四周高度均匀一致的。对高度不均匀肩领（邻面高度 0.5 mm，颊舌面高度 2 mm）与肩领四周高度均为 2 mm 的两组病例进行研究，发现剩余肩领的高度比较均匀的病例，在功能活动时有更低的失败率[23]。

（3）牙齿颈部肩领的厚度：牙齿颈部肩领的厚度直接影响牙体的抗折断能力；同样，无论是个性化铸造桩、预成桩，还是纤维桩，牙颈部肩领的厚度也是决定牙根抗折能力的最重要因素[24]。一般认为牙齿颈部肩领的厚度要大于 1 mm，才可能取得良好的修复效果。

2. 缺损牙齿残留轴壁的数量 根管治疗后剩余牙体组织的量对牙齿修复治疗的远期效果而言至关重要，而根管治疗的开髓洞形与牙齿的抗力也明显相关，𬌗单面洞形要比近𬌗远三面洞形的抗力大 3 倍以上[25]。在口腔功能活动中，牙齿承受的侧向力主要集中在颊舌方向，因此保留颊侧和舌侧轴壁对于增强牙体的抗力非常重要。而即使牙冠只留有一侧轴壁，也会明显降低修复治疗后牙体发生折断的风险[26]。牙齿 4 个轴壁均有保留的修复效果最好，当然 4 个轴壁均缺失的预后最差。其中保留有 3 个轴壁、仅有 1 个近中或远中壁缺失者，修复后效果要优于同样有 3 个轴壁存留、但有 1 个颊侧壁或舌侧壁缺失的情况[27]（图 12-10）。残留轴壁的高度与牙体的抗折断能力成正比，越高的轴壁提供的抗力越强；但无论残留轴壁的数量和高度如何，具有不完全肩领的牙体修复预后都比完全没有肩领者好。

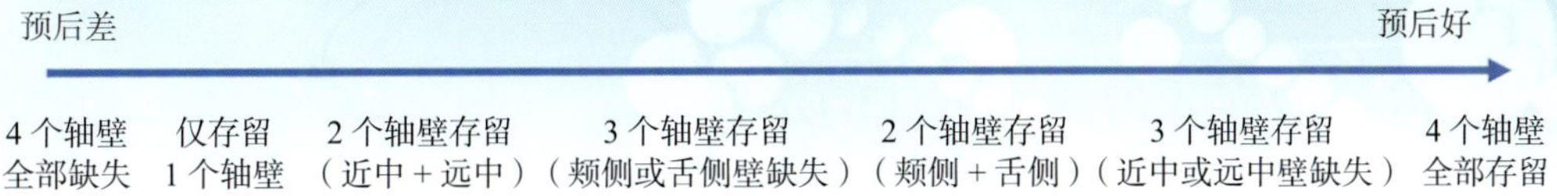

图 12-10　牙冠存留轴壁与修复体预后的关系

3. 残根的保留　临床会遇到牙体组织严重缺损，牙冠部分几乎完全缺失，仅留有牙根，但因为某些特殊原因需要进行修复以保留患牙的情况。为了给修复提供一定的颈部肩领作用，最好利用正畸手段，而不是用手术的方法，将牙齿向外拉出，因为正畸的方法更利于保存牙体结构和保持原有的冠根比例，达到更好的生物物理结果[22]。

（二）尽可能多保留原有的牙体组织

现代牙体修复越来越倾向于微创理念，尽可能多保留原有的牙体组织成为口腔临床医生的共识。过去根管治疗后的牙体修复几乎全部为全冠，但随着修复材料和修复技术的不断推出与发展，根管治疗后的牙体修复方案有了更多的选择。口腔医生应本着微创和循序渐进的原则，根据患牙剩余的牙体组织量，选择不同的修复方式，以最大限度地保存牙体组织及方便日后可能需要的再治疗[28]。

对于咬合力在正常范围且牙体组织缺损较少的病例，应尽可能选择利用银汞合金或复合树脂材料直接充填。直接充填修复不仅符合尽可能多保留原有牙体组织的修复原则，而且临床操作简单快速，减少患者的就诊次数和花费，也为将来万一需要重新进行牙体修复或根管再治疗提供了方便。

（三）患者的咬合力和牙齿咬合特点

根管治疗牙齿牙体修复术前，要将患者口腔咬合情况和牙齿咬合特点作为考量的重点之一。患牙承受𬌗力的大小和方向与其在牙弓的位置有关。后牙承受的𬌗力较大，主要是沿牙长轴方向的垂直压力；而前牙承受的力量相对较小，主要为侧向的切割力。其中口腔行使正常功能时，第二磨牙所承受的𬌗力在所有牙齿中是最大的。制订根管治疗牙齿的修复计划时，要将患者的实际咬合情况考虑进去。

因此，对于有磨牙症等咬合力量过大的患者，在进行后牙根管治疗后的牙体修复时，应尽可能选择全冠或桩核冠。第二磨牙如果没有美观方面的考量，可以考虑使用金属全冠。

（四）根管治疗的牙齿作为活动或固定义齿基牙

有研究表明，根管治疗后单冠修复的成功率为94.8%，而作为固定义齿基牙时成功率为89.2%，作为活动义齿基牙时则成功率进一步降低为77.4%[29]。如果患者有牙列缺损的问题，需要将根管治疗后的牙齿作为固定或活动义齿的基牙，在制订治疗计划时更要严格、谨慎。对于有疑问的病例，应考虑种植修复选项或更改治疗计划。

四、根管治疗牙齿修复方法的选择

1. 前牙

（1）牙体仅有舌侧的开髓孔和（或）牙体组织缺损较少，或患牙承受的𬌗力较小时，可以直接选择复合树脂充填修复。

（2）如果牙齿有变色情况，应首先选择尝试对患牙进行漂白治疗。如果漂白效果无法达到预期，牙体组织缺损较小的病例可选择唇侧贴面，缺损较大者可使用玻璃陶瓷材料进行全冠修复。

（3）当牙体组织缺损范围较大或承受𬌗力较大时，可直接选择全冠修复。

总之，对于牙齿形态基本完好、牙齿颜色没有明显改变的前牙，根管治疗后修复应尽可能选择较为保守的直接充填修复方法；如果有美观或其他特殊功能的需要，则应考虑贴面或全冠修复。

2. 后牙

（1）如果患牙仅有𬌗面开髓洞形或牙体组织缺损较少，可以使用银汞合金或复合树脂直接进行充填修复。

（2）当牙体组织缺损较大时，应根据牙体组织的存留量和修复体固位力、抗力的要求，使用高嵌体或部分冠修复方式。很多情况下，这些修复方法的牙体预备可以合理利用缺损空间，仅仅需要在原来的基础上稍加预备，最大限度保存了牙体组织。

（3）当存留牙体组织较少、功能性应力较大或对修复体固位力要求较高（𬌗力较大或需要作为基牙使用）时，全冠修复是适当的选择。

后牙根管治疗后的牙体修复，由于其承受的𬌗力较大，应选择能够覆盖功能牙尖或全部牙尖的高嵌体、部分冠或全冠，以预防牙冠发生劈裂的风险；而直接充填修复方法要掌握好适应证，只在𬌗面仅有标准开髓洞形及牙体组织缺损较少的病例中使用。

五、桩核在根管治疗后牙体修复中的应用

牙冠和牙根的抗力取决于剩余牙体组织的量，以及牙根周围牙槽骨的支持力度。当根管治疗后牙齿剩余的牙冠高度不足，或有牙本质轴壁缺失时，需要进行核的制作；当核的固位力不够时，就需要在根管内制作桩，为核提供固位并支持最终

的修复体。桩本身并不能为牙齿提供额外的抗力，桩道的预备反而会削弱牙根，增加根折的风险，关于桩在根管治疗牙齿修复中的使用一直存在争议。

1. 制作桩核的缺点

（1）在桩核预备时，需要去除冠部和部分根部的根充材料，增加了冠方渗漏的风险。

（2）桩道预备时，尤其是过粗的桩，需要磨除一定的根组织，削弱了牙根的抗力，增加了根折的危险。

（3）当需要进行根管再治疗时，大大增加了操作难度，取桩过程中非常容易造成牙根侧穿或折断。

2. 制作桩核的要点

（1）在剩余牙体组织足够时，应尽可能选择无桩修复。

（2）磨牙尽可能利用髓腔提供固位，而双尖牙由于髓腔较小，在组牙功能䄂时同时承受轴向力和侧方切力，更需要使用有桩修复[27]。

（3）尽量将桩放置在较直且粗的根管内，如上颌磨牙的腭侧根、下颌磨牙的远中根。

（4）根据根管的解剖形态，适当选择预成桩的直径，注意避免过多地去除牙体组织。

（5）桩的长度应达到根管长度的 2/3，根尖部至少保留 5 mm 左右的根充材料，桩与剩余根充材料之间没有间隙，以保证适当的根管封闭。

（6）前牙需要有桩修复时，由于其承受的侧向切力较大，尽量选择纤维桩，以提供与牙体组织类似的应力及更好的美学效果。

3. 制作根管桩的适应证

（1）根管治疗后的前牙

①如果牙冠仍有 4 个残留轴壁，且高度＞ 1.5 mm，厚度＞ 1 mm，不需要制作根管桩。

②如果牙冠存留 3 个轴壁，残壁高度＞ 1.5 mm，厚度＞ 1 mm；或牙冠有 4 个残留轴壁，但高度、厚度不足，可以考虑制作根管纤维桩。

③如果牙冠存留 2 个轴壁，残壁高度＞ 1.5 mm，厚度＞ 1 mm；或牙冠有 3 个残留轴壁，但高度、厚度不足，可以考虑制作铸造桩。

④如果牙冠存留 1 个轴壁，残壁高度＞ 1.5 mm，厚度＞ 1 mm；或牙冠有 2 个残留轴壁，但高度、厚度不足，必须制作铸造桩以增加固位。

⑤如果牙冠没有轴壁残留，或牙冠有 1 个高度、厚度均不足的残留轴壁，应在进行牙冠延长的基础上，再加铸造桩；如果无法进行牙冠延长或患者自我要求，可以考虑拔牙后进行种植治疗。

（2）根管治疗后的后牙

①如果牙冠仍有 4 个残留轴壁，且高度＞ 1.5 mm，厚度＞ 1 mm，不需要制作根管桩。

②如果牙冠有 3 个残留轴壁，其中包括颊侧和舌侧壁，且高度＞ 1.5 mm，厚度

＞1 mm，一般也不需要制作根管桩。

③如果牙冠有2个残留轴壁，且高度＞1.5 mm，厚度＞1 mm；或有2个以上残壁，但高度和厚度不足，均需要制作根管预成桩或铸造桩。

④如果牙冠有1个残留轴壁，且高度＞1.5 mm，厚度＞1 mm；或有2个高度和厚度不足的残壁，则需要制作铸造桩以试图保留牙齿，但预后往往较差。

⑤如果牙冠没有牙本质壁残留，则患牙基本没有保留的必要。

由于后牙咬合力的关系，一般情况下直接充填不作为后牙根管治疗后长期可靠的修复方法。

第五节 牙根面龋的牙体预备与修复

根面龋是指由于牙龈退缩导致牙根暴露，而牙根表面为牙骨质，抗龋能力差，如果患者致龋因素高，很容易在牙根部位发生龋病。根面龋一般发生在中老年患者，这是因为随着年龄的增大，牙周组织和唾液腺等发生增龄性变化，牙周组织退缩，唾液分泌量减少，牙齿再矿化能力下降，根部龋齿的发生率会随之逐渐增加，病变也会逐渐加重。

牙根面龋发生于釉牙骨质界附近或在釉牙骨质界下方。在G.V. Black分类中，根面龋不属于V类龋。

一、牙根面龋的分类和治疗

1. 根面龋的分类

（1）根面浅龋：病损仅局限于牙骨质层，若发生在釉牙骨质界处，也可涉及牙本质。患者一般没有症状，主要表现为牙色改变，尚未形成龋洞。

（2）根面中龋：病损范围加深，在牙本质的表1/3与中1/3之间。患者主诉对酸、甜、冷、热敏感，冷刺激尤为显著。检查时一般可探及龋洞形成，呈黄褐色或深褐色，探触时有敏感不适。

（3）根面深龋：病损深达牙本质的髓1/3。患者症状较明显，遇冷、热和化学刺激时，产生的疼痛不适更加剧烈。

2. 根面龋的治疗 对于龋坏仅限于牙骨质或釉牙骨质界牙本质的浅龋，可以采用传统的保守治疗方法；根面中龋和深龋则需要进行充填修复治疗。而氟化氨银局部治疗则基本适用于所有类型的根面龋，但经氟化氨银治疗后，牙齿局部发黑是其主要问题，适应证的选择非常重要（详见本章前述）。

二、牙根面龋的牙体预备

（一）牙根面龋损牙体预备的特点

1. 龋损累及龈下部位时，牙体预备前需要使用排龈线或其他排龈器械，进行排龈以完全暴露龋损；若位置过深，必要时考虑行小的翻瓣手术。

2. 由于牙根部牙骨质和牙本质均较薄，与牙冠部位的牙体预备不同，要特别注意牙髓的保护。

3. 根面龋位于牙体的轴面，不直接承受咬合力，对窝洞的抗力形和固位形要求较低，进行牙体预备时，窝洞加深和扩展要适当。

4. 位于釉牙骨质界处的根面龋，由于同时涉及牙釉质、牙本质和牙骨质，具有其特殊性，为与完全位于牙根的根面龋相区别，我们可以称之为冠根联合龋。

5. 当龋损发生在前牙接触点以下牙根面时，可以从颊舌侧方向入手，制备成单面或邻颊（舌）面洞形；若前牙的龋损从根面延续到接触点，可进行特殊的Ⅲ类洞形制备。若为后牙的根面龋损并已破坏接触点，可制备成邻狢面洞形进行修复。

（二）牙根面龋损牙体预备

1. 牙根颊、舌面龋损洞形的预备　Ⅴ类洞形的标准牙体预备为芸豆形或香肠形，近、远中壁分别在轴壁的近远中线角附近，所有洞壁与相邻的牙面成90°。银汞合金充填洞形制作固位沟，复合树脂充填在牙釉质边缘制作斜面。但临床上，预备洞形的大小和形状主要由牙体病损的范围决定。

位于釉牙骨质界处的冠根联合龋，龋坏部分位于牙冠，部分位于牙根。当龋损位于颊、舌面时，牙体预备与Ⅴ类洞形类似，但因为其部位特殊，需要对常规的Ⅴ类洞形进行改进。

（1）复合树脂充填冠根联合洞形牙体预备特点（图 12-11）

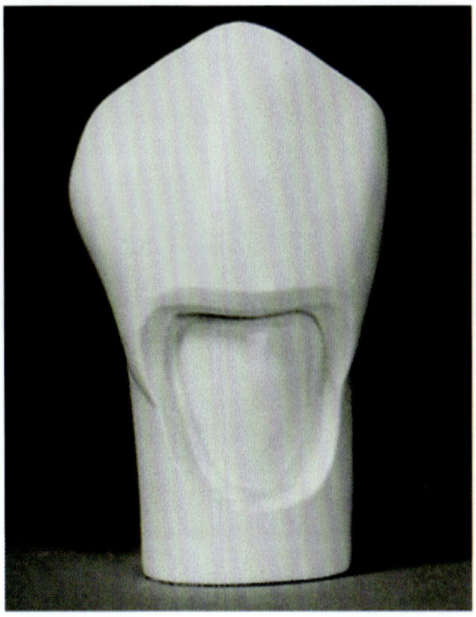

图 12-11　复合树脂充填冠根联合洞形标准预备模型

①根据牙齿冠根面龋损的范围决定预备洞形的大小和形状。

②使预备洞形尽可能接近Ⅴ类标准洞形，洞壁与相邻牙面成直角，洞底髓壁为与牙齿表面一致的凸弧形。

③在位于釉牙骨质界上方的牙釉质洞缘制作宽约 0.5 mm 的 45° 斜面，釉牙骨质界下方的牙骨质洞缘则不需要斜面（图 12-12 B 和 C）。

（2）根面龋复合树脂充填洞形牙体预备特点

①根据牙齿根面龋的范围决定预备洞形的大小和形状。

②使预备洞形尽可能接近标准Ⅴ类洞形，洞壁与相邻牙面成直角，洞底髓壁为与牙根表面一致的凸弧形。

③洞壁边缘均不需要制作斜面（图 12-12D）。

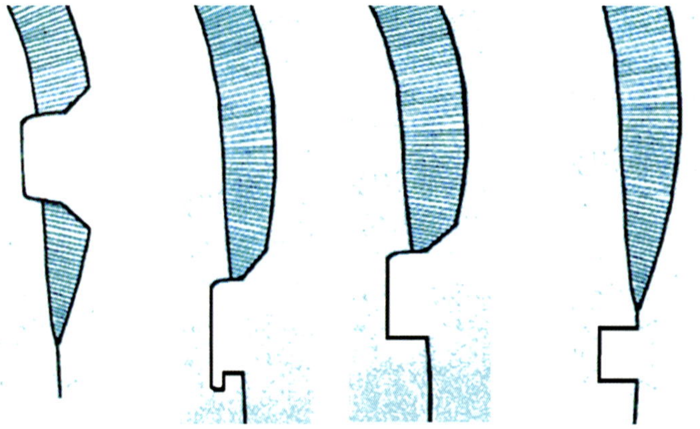

图 12-12　不同类型Ⅴ类龋牙体预备洞形剖面示意图

A. 仅限于牙釉质的Ⅴ类龋损牙体预备洞形剖面示意图；B. 位于釉牙骨质界的Ⅴ类冠根联合龋银汞合金充填牙体预备洞形剖面示意图；C. 位于釉牙骨质界的Ⅴ类冠根联合龋复合树脂充填牙体预备洞形剖面示意图；D. 牙根面龋牙体预备洞形剖面示意图。

（3）Ⅴ类龋与根面龋复合树脂充填洞形牙体预备和充填材料的比较（表 12-2）

表 12-2　Ⅴ类龋与根面龋复合树脂充填洞形牙体预备和充填材料的比较

	Ⅴ类龋	冠根联合龋	根面龋
牙体预备	在所有洞壁边缘制作斜面	只在釉牙骨质界上方的洞壁边缘制作斜面	均不制作斜面
充填材料	复合树脂	开放式三明治方法（复合树脂 + 玻璃离子粘接剂）	玻璃离子粘接剂

（4）冠根联合龋和根面龋银汞合金充填洞形牙体预备特点：冠根联合龋和根面龋银汞合金充填洞形牙体预备与常规Ⅴ类洞形的预备完全一样。即洞壁与相邻牙

面成直角，洞底髓壁为与牙面一致的凸弧形；添加固位沟，而洞壁边缘不需要制作斜面。

2. 牙根近、远中邻面龋损洞形的预备

（1）龋坏位于釉牙骨质界处，但未累及接触点：由于牙根暴露，牙齿之间的邻间隙较大，可以从颊、舌侧入手，制备单面或邻颊（舌）面洞。计划使用复合树脂充填者，在位于牙釉质部位的洞壁边缘可酌情制作斜面。

（2）龋坏位于釉牙骨质界处，且已累及接触点：制备非典型Ⅱ、Ⅲ类洞形，复合树脂充填者在位于牙釉质部位的洞壁边缘制作斜面。

三、牙根面龋的充填治疗

（一）银汞合金充填

银汞合金充填修复牙根面龋损具有物理强度较强、对操作隔湿要求不高等优点，但影响美观是其最大的问题。

（二）三明治充填修复技术

牙根面龋一旦累及牙冠部分，需要使用开放式三明治充填修复技术进行治疗。

1. 复合树脂与玻璃离子粘接　复合树脂具有疏水性，它与牙体组织之间依靠微机械粘接而相互连结；玻璃离子则具有亲水性，它依靠自身的化学键作用实现与牙本质的粘接。从容量比例上看，牙釉质中羟基磷灰石等无机成分占86%，而牙本质中则只占50%；牙釉质中水的容量占12%，而水在牙本质中的容量比达25%[3]。由于大多数根面龋靠近牙龈，甚至位于牙龈缘以下，修复面的隔湿比较困难，而且牙根没有牙釉质存在，因此相对于复合树脂，玻璃离子是牙根面龋修复更好的选择。

2. 三明治充填修复技术（sandwich technique）　牙根面龋牙体预备后，龈壁位于釉牙骨质界或釉牙骨质界以下，这些部位由于缺乏牙釉质结构，复合树脂粘接修复效果往往较差。三明治充填修复技术试图克服这一缺点，它是在牙体预备洞形完成后，先使用玻璃离子作为基底，再覆盖复合树脂的充填方法。顾名思义，三明治充填修复技术包括3种材料：玻璃离子粘接剂、树脂粘接剂和复合树脂。

三明治充填修复技术又分为封闭式和开放式两种。封闭式三明治充填修复技术是指覆盖于预备洞形根面部分的玻璃离子，最终被复合树脂完全封闭覆盖。封闭式三明治充填修复技术主要用在预备洞形的龈壁仍然有釉质存在的病例。而开放式三明治充填修复技术则是玻璃离子部分被复合树脂覆盖，玻璃离子可直接与口腔环境接触（图12-13）。开放式三明治充填修复技术主要用在预备洞形的龈壁没有釉质存在的病例，它对龈壁处的边缘封闭效果显著好于封闭式[30]。

3. 开放式三明治充填修复技术的适应证

（1）牙体预备延伸到牙根面部分的Ⅱ、Ⅲ、Ⅴ类洞。

（2）后牙的邻面预备到达牙龈缘以下，完全无法隔湿。

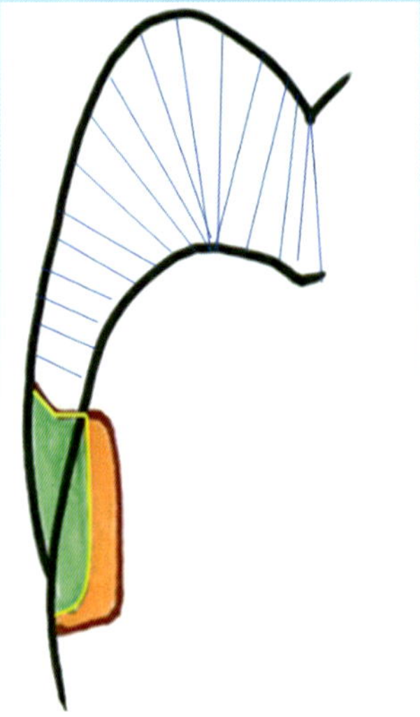

图 12-13 开放式三明治充填修复技术示意图
棕色部分代表玻璃离子，绿色部分代表复合树脂。

（3）由于某些特殊原因，洞形所在的部分牙体有牙釉质结构缺失。

4. 开放式三明治充填修复技术的临床优点

（1）玻璃离子能直接与牙本质和复合树脂粘接，更好地封闭颈部边缘无釉质结构的龈壁。

（2）对牙髓组织起到保护作用，减少术后发生牙齿敏感的可能。

（3）能够持续释放氟离子，预防继发龋的发生。

（4）具有与牙本质相近的弹性模量，可以缓冲复合树脂聚合产生的收缩应力。

（5）放射线阻射，容易在 X 线片上进行观察。

（6）覆盖的复合树脂部分增强了美观效果，也提高了局部的抗磨耗能力。

5. 开放式三明治充填修复临床实例（图 12-14）

（三）玻璃离子充填

用于龋坏完全位于牙根部分的根面龋。

与复合树脂相比，玻璃离子能够释放氟离子，具有抗菌性，可以用于具有高龋病风险的患者，有效预防继发龋的发生；此外，玻璃离子与牙本质的粘接更加紧密、可靠。但由于玻璃离子半透明程度较复合树脂差，修复后的自然美观效果稍有欠缺；另外，玻璃离子的抗压强度仅为复合树脂的大约 1/2，最好在不直接受力的部位使用。

（俞波　张旭光）

参考文献

[1] Featherstone JDB, Domejean-Orliaguet S, Jenson L, et al. Caries risk assessment

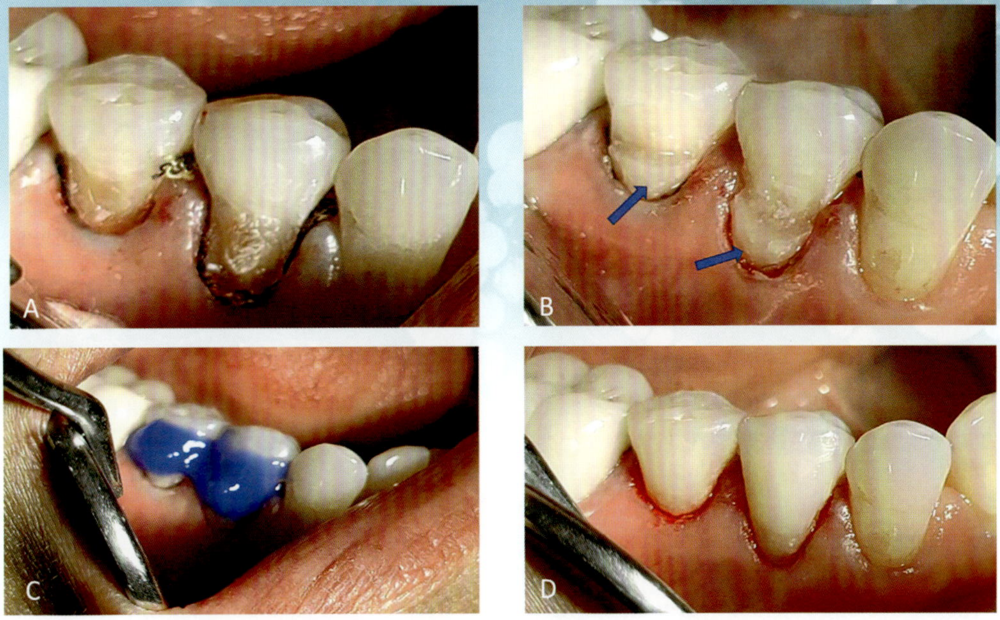

图 12-14　开放式三明治充填修复临床实例

A. 下颌第一、二双尖牙颊侧根面龋，涉及牙釉质、牙骨质，排龈线排龈后制备冠根联合龋复合树脂充填预备洞形；B. 根面部分用玻璃离子（Fuji Ⅱ LC）修复（箭头所示）；C. 根面以上部分使用常规酸蚀、粘接剂，复合树脂充填；D. 术后移除排龈线即刻。

in practice for age 6 through adult. Journal of the California Dental Association, 2007,35(10):703-713.

[2] Featherstone JD, Gansky SA, Hoover CI, et al. A randomized clinical trial of caries management by risk assessment. Caries Research, 2005,39(4):295.

[3] 樊明文 . 牙体牙髓病学 . 4 版 . 北京：人民卫生出版社，2018.

[4] 李玉晶 , 仇新全 , 李建英 . 氟化氨银溶液对牙本质作用的研究 . 首都医科大学学报，1984, 5（4）：274-275.

[5] Slayton RL, Urquhart O, Araujo MWB, et al. Evidence-based clinical practice guideline on nonrestorative treatments for carious lesions. Journal of the American Dental Association, 2018,149(10) : 837-849.

[6] Tan HP, Lo EC, Dyson JE, et al. A randomized trial on root caries prevention in elders. Journal of Dental Research, 2010, 89(10):1086-1090.

[7] Castillo JL, Rivera S, Aparicio T, et al. The short-term effects of diamine silver fluoride on tooth sensitivity. Journal of Dental Research, 2011,90(2):203-208.

[8] Horst JA, Ellenikiotis H, Milgrom PL. UCSF protocol for caries arrest using silver diamine fluoride: rationale, indications and consent. Journal of the California Dental Association,2016,44(1):17-28.

[9] Rosenblatt A, Stamford TCM, Niederman R. Silver diamine fluoride: a caries “silver-fluoride bullet” . Journal of Dental Research,2009,88(2):116-125.

[10] Wakshlak RB, Pedahzur R, Avnir D. Antibacterial activity of silver-killed bacteria: the “zombies” effect. Scientific Report, 2015,23(5): 9555.

[11] Mei ML, Ito L, Cao Y, et al. Inhibitory effect of silver diamine fluoride on dentine demineralization and collagen degradation. Journal of Dentistry, 2013,41(9):809-817.

[12] Li Y, Liu Y, Psoter WJ, et al. Assessment of the silver penetration and distribution in carious lesions of deciduous teeth treated with silver diamine fluoride. Caries Research, 2019,53(4):431-440.

[13] 孟焕新. 牙周病学 . 3 版 . 北京：人民卫生出版社，2008.

[14] Nunn ME, Fan J, Su X, et al. Development of prognostic indicators using classification and regression trees (CART) for survival. Periodontology 2000, 2012,58(1):134-142.

[15] Shillingburg HT. Fundamentals of fixed prosthodontics. 3rd ed. Chicago: Quintessence,1997.

[16] 于海洋 . 口腔固定修复学 . 北京：人民卫生出版社，2016.

[17] Assif D, Pilo R, Marshak B. Restoring teeth following crown lengthening procedures. Journal of Prosthetic Dentistry, 1991,65:62-64.

[18] 张旭光 . 口腔诊所临床和营运的风险及应对 . 北京：人民卫生出版社，2021.

[19] Johnson JK, Schwartz NL, Blackwell RT. Evaluation and restoration of endodontically treated posterior teeth. Journal of American Dental Association, 1976,93:597-605.

[20] Grigoratos D, Knowles J, Ng YL, et al. Effect of exposing dentine to sodium hypochlorite and calcium hydroxide on its flexural strength and elastic modulus. International Endodontic Journal,2001,34(2):113-119.

[21] Tankiewicz N, Wilson P. The ferrule effects. Dental Update, 2008,35:222-224.

[22] Juloski J, Radovic I, Goracci C, et al. Ferrule effect: a literature review. Journal of Endodontics, 2012,38(1):11-19.

[23] Tan PL, Aquilino SA, Gratton DG, et al. In vitro fracture resistance of endodontically treated central incisors with varying ferrule heights and configurations. Journal of Prosthetic Dentistry, 2005,93:331-336.

[24] Bhagat A, Mittal L, Mogla S, et al. Impact of root dentin thickness on the in vitro compressive strength of teeth treated with recent post and core systems. Journal of Contemporary Dental Practice, 2017,18(11):1065-1070.

[25] Reeh ES, Messer HH, Douglas WH. Reduction in tooth stiffness as a result of endodontic and restorative procedures. Journal of Endodontics, 1989,15(11):512-516.

[26] Ferrari1 M, Vichi1 A，Fadda1 GM, et al. A randomized controlled trial of endodontically treated and restored premolars.Journal of Dental Research, 2012,91(7):72S-78S.

[27] Jotkowitz A, Samet N. Rethinking ferrule: a new approach to an old dilemma. British Dental Journal, 2010,209(1):25-33.

[28] 陈智，吴爱华 . 根管治疗后牙体修复的治疗方案选择 . 华西口腔医学杂志，2015,33(2)：115-120.

[29] Goga R，Purton DG. The use of endodontically treated teeth as abutments for crowns, fixed partial dentures, or removable partial dentures: a literature review. Quintessence International, 2007,38(2): e106-e111.

[30] Garg N. Text Book of Operative Dentistry. 3rd ed. New Delhi: Jaypee Brothers Medical Publishers Ltd, 2015.

第十三章
数字化技术在牙体修复中的应用

21 世纪以来，计算机硬件和软件、网络通讯、3D 打印等现代化先进技术得到了迅猛发展和普及，数字化技术被越来越多地引入到口腔医学的各个专科领域中，其中在口腔修复中的应用更加广泛、深入。传统印模的提取、石膏模型的灌制、修复体的手工制作等，逐渐被口内摄影和数字化制造技术所代替。数字化技术的应用使临床操作更加简单、迅速，患者的就诊次数越来越少，修复体的制作成本也越来越低。

一、数字化技术在牙体修复中的应用历史

计算机辅助设计（computer aided design，CAD）和计算机辅助制造（computer aided manufacturing，CAM）最初在 20 世纪 50 年代以数控机床的形式被用于普通制造工业。1971 年 Francois Duret 医生首次将 CAD/CAM 概念引入到口腔医学，但由于当时计算机软件技术的限制和修复材料无法进行研磨铣削等原因，直到 1985 年才由瑞士的 Möremann 和 Brandestini 医生首次将椅旁光学扫描和数控研磨两者结合，制作了第一个非传统技工制作的全冠，开创了口腔临床椅旁数字化修复的历史。随着数字化技术的发展和新型材料的不断出现，越来越多的 CAD/CAM 系统在口腔医学市场推出，更新换代越来越快。数字化技术将逐步替代传统的口腔修复方法，是口腔医学的未来和发展方向（图 13-1）。

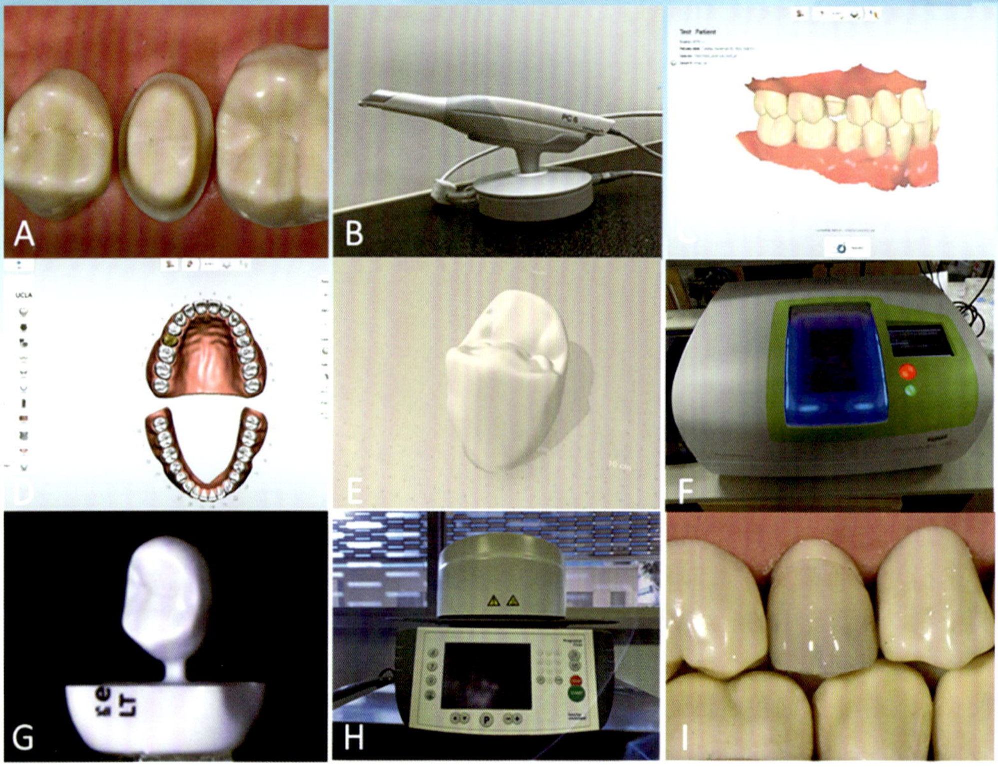

图 13-1 CAD/CAM 制作修复体流程图

A. 完成牙体预备；B. 使用 3D 扫描仪进行数据采集；C. 提取的数字印模；D. 利用计算机辅助设计系统进行修复体设计；E. 设计完成的修复体；F. 将修复体设计数据传输到数控研磨仪；G. 研磨完成的修复体；H. 使用烧结硬化设备进行后期加工处理；I. 在椅旁完成修复体的制作，戴入到患者口内。

二、CAD/CAM 系统的组成

1. 数据采集系统 通过 3D 扫描仪对颌骨、牙齿及周围软组织的三维形态进行扫描，再将这些空间信息通过软件转化为计算机可以处理的数据，这一数字化过程即生成了数字化印模。

2. 软件系统 软件系统主要包括 3 个部分：

（1）通过软件将获取的口腔软硬组织表面或石膏模型表面的三维信息数字化。

（2）通过计算机辅助设计软件将获取的数字化信息进行综合整理，并应用辅助软件完成修复体的设计。

（3）通过计算机辅助制造软件，将设计方案转换成修复体制作所需要的数据包。

3. 加工研磨系统 转换成机器语言的修复体设计方案，最终被输出到数控研磨仪，并精准控制研磨仪进行修复体的制作。

三、CAD/CAM 系统的工作流程

1. 数据的采集　利用 3D 扫描仪直接对口内软硬组织的解剖形态，或由牙殆印模灌制的实体模型进行精准扫描，并将其转换成数字信息。采集的信息包括：牙体的预备情况、预备体的边缘线、邻近组织的解剖形态、戴入角度和上下颌咬合记录等（图 13-2）。

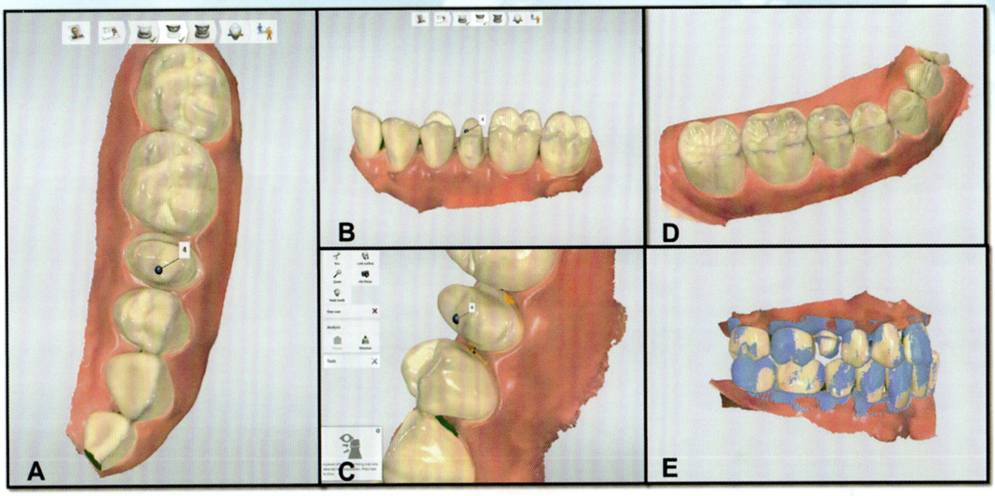

图 13-2　CAD/CAM 系统的数据采集

A、B 和 C. 右侧上颌第二双尖牙牙体预备完成后，提取右上颌牙齿数字印模的殆面、颊侧面和舌侧面观图像；D. 提取对殆（右侧下颌）牙齿数字印模；E. 采集上下颌牙齿咬合记录。

2. 计算机辅助设计与制造　利用计算机辅助设计软件对采集的数据信息进行处理，一步步设计出合适的修复体（图 13-3）。应用计算机设计软件完成修复设计后，再利用计算机辅助制造软件，将图形动态转换为机器语言（G 代码）。它还包括选择修复体类型、选择切削车针、设定研磨仪主轴切割推进的速度和顺序、对加工过程进行模拟和确认等后续处理过程。

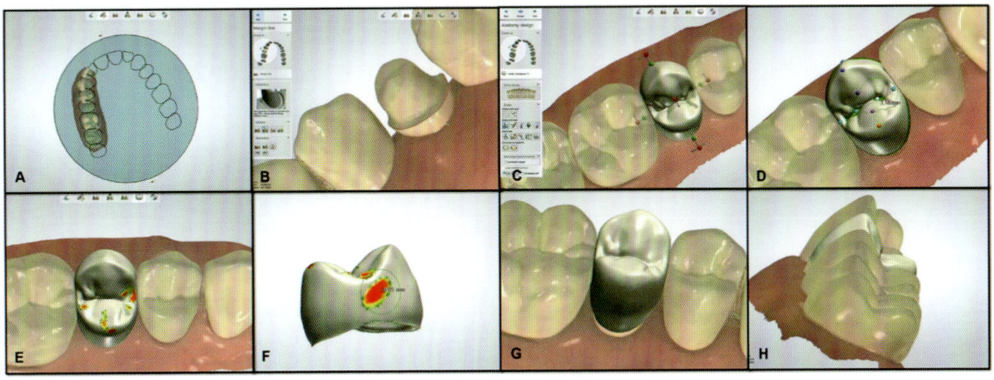

图 13-3　上颌第二双尖牙瓷全冠计算机辅助设计流程

A. 校准殆平面；B. 确认边缘线；C. 选择计算机自动设计牙冠；D. 调整厚度；E. 调整咬合接触；F. 调整邻面接触与轴面凸度；G. 设计完成修复体的殆面观；H. 设计完成修复体的颊侧面观。

计算机辅助制造软件系统生成的机器语言代码，通过网络传输到计算机数控研磨仪，随后数控研磨仪从原材料瓷块研磨加工出原先由计算机辅助设计的修复体（图 13-4）。修复体制作的好坏很大程度上由设计的质量、计算机辅助制造过程中得到的工具路径的有效性，以及数控研磨仪和切削车针的质量所决定。

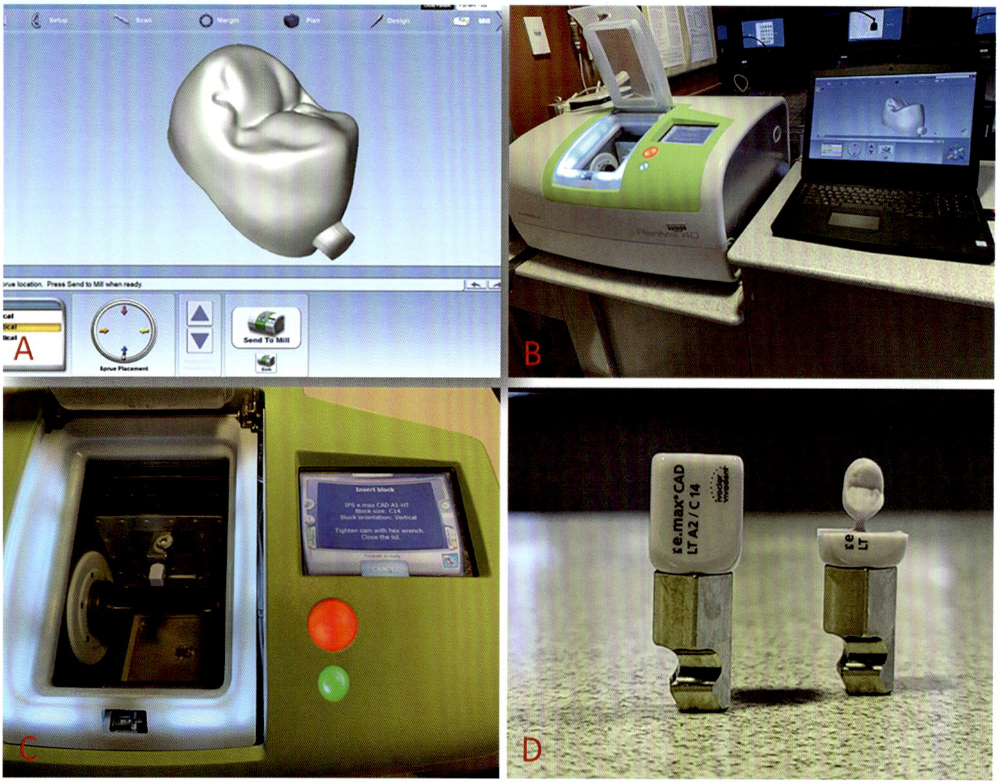

图 13-4　数控研磨仪完成修复体的研磨

A. 计算机软件完成修复体设计；B. 计算机辅助制造软件系统生成的机器语言代码，通过网络传输到计算机数控研磨仪；C. 安置研磨车针和原材料瓷块；D. 研磨仪将瓷块研磨成修复体。

3. 后期的手工操作　为了便于机器研磨，原材料瓷块的硬度一般较差。为了使生坯和预烧结块达到最大的强度，最后还需要进行烧结处理。玻璃陶瓷修复体在最终完成前需要一个结晶过程，以增加其韧性[1]。以 eMax 材料为例，其预成材料的硬度为 130 MPa，经烧结处理后，强度可以提高接近两倍，达到 360 MPa。烧结硬化后，还需要进行饰瓷上釉及其他一些后期的手工工作，以确保修复体的质量（图 13-5）。烧结硬化和饰瓷上釉可以分步进行，亦可同时进行。其他后续工作还包括清理修复体边缘、在代型上进行试戴以及进行初步调𬌗等。

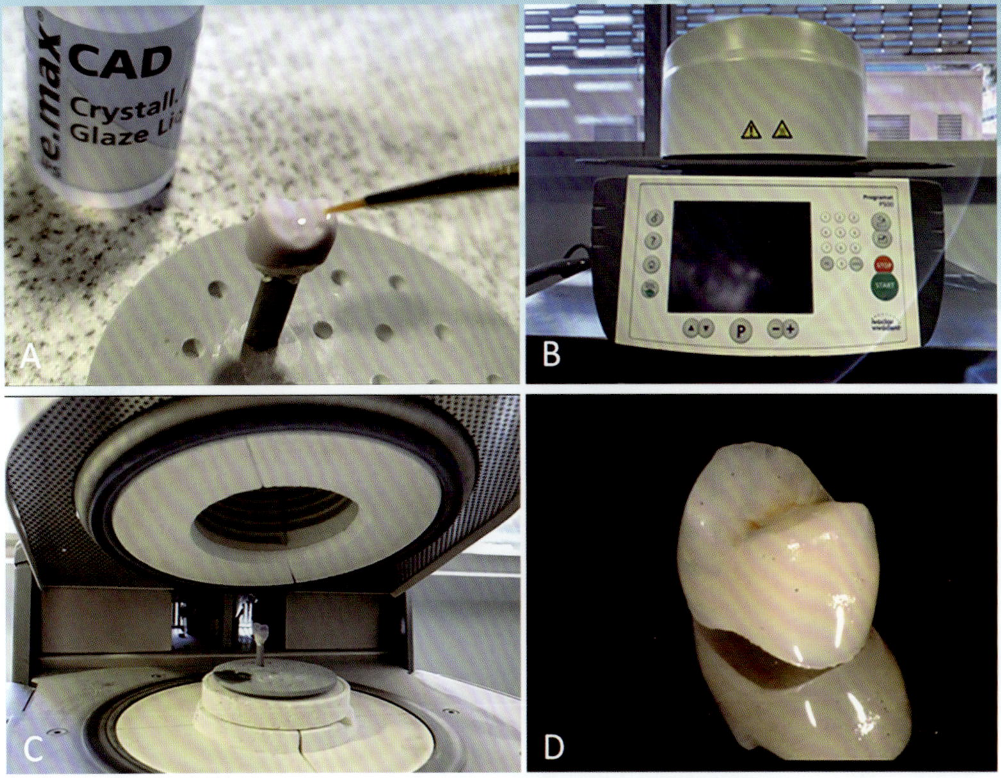

图 13-5　CAD/CAM 修复体研磨完成后的后期制作

A. 研磨完成的修复体进行上釉涂层；B. 玻璃陶瓷烧结硬化炉；
C. 将研磨后的修复体放入烧结硬化炉进行处理；D. 完成烧结及上釉后的修复体。

四、数字化印模和传统印模的比较

1. 数字化印模的优点

（1）数字化印模与传统印模提取所需的椅旁时间基本一样，但由于数字化印模不需要实体模型的灌制和打磨，节省了技工室时间，因此数字化印模完成所花费的总体时间较短，相对更加快速有效。Yuzbasioglu 等在 2014 年报告，临床提取数字化印模平均花费 248.48 ± 23.48 秒，而传统印模提取要花费 605.3 ± 23.66 秒[2]。

（2）省略了传统印模提取所需要的一些材料，节省了这方面的花费。

（3）患者感觉相对更为舒适。

（4）不需要灌制模型，可以对预备体立刻进行评估。例如数字化印模非常容易即刻发现牙体预备不足或倒凹等问题，口腔医生可以立刻进行修改调整；而传统印模方法，如果在模型灌制以后发现问题，常常需要将患者重新召回，去除暂时冠后再进行预备体的修改，给患者造成很大的不便，也浪费了大量的临床时间（图 13-6）。

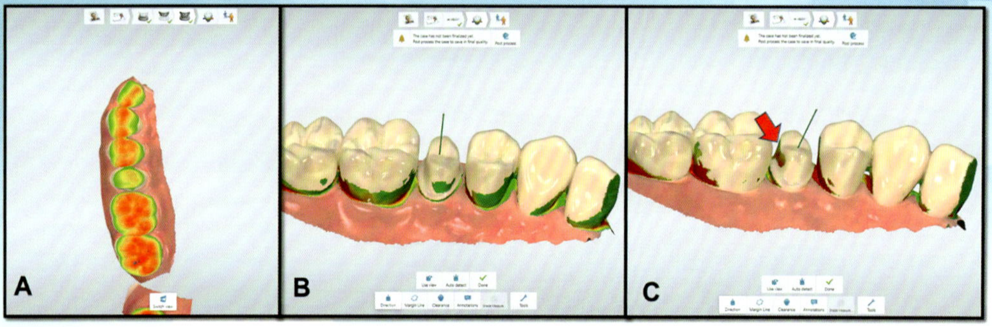

图 13-6 利用数字化印模对牙体预备进行椅旁评估

A. 检查牙体预备量是否足够；B. 显示在设计的就位道方向存在倒凹的情况，绿色表示有可以接受的倒凹存在；C. 显示改变就位道方向，预备体远中的红色区域（箭头所示）表示有明显倒凹，可能影响修复体的制作和戴入。

（5）方便在计算机系统内对某些信息进行修改、删除，必要时可以进行重新扫描。

（6）数字化印模的信息通过计算机存储器保存，节省了保留实体模型所需要的大量储存空间。

（7）需要时可以在任何时间、任何地点使用 3D 打印机打印出牙𬌗模型，可重复性和精确度高。

（8）查询更加精准、快速，相互传输更加迅捷、方便。

2. 数字化印模的缺点

（1）精准掌握提取数字化印模的操作方法需要一定的时间和很多练习。

（2）扫描设备比较昂贵；对机器的依赖性高，需要对信息资料进行可靠、安全的备份。

（3）对跨度较大的范围（如大于 4 个单位的牙桥）进行扫描，其精确度较差。

（4）受患者的一些口腔环境因素的影响，例如唾液、血液等，因为液体表面导致光线折射而影响精确度。因此，在数字化印模的提取过程中，对局部隔湿有更严格的要求。如果患者口内有金属修复体或充填体等，由于金属表面反光，也会对精确度造成不良影响。

（5）对预备体的边缘、倒凹，以及不连续、起伏较大的形状进行扫描测量时，容易产生较大误差。

3. 数字化印模的精确度

（1）对于单颗牙齿或短跨度牙桥（3 ~ 4 个单位），数字化印模的精确度与传统印模的精确度相当或比后者更高[3]。Ahlholm 等对 1987—2015 年发表的文献进行总结，发现所有利用数字化印模制作的全冠修复体，其边缘间隙均小于 120 μm，符合临床对修复体边缘间隙所能接受的范围[4]。

（2）对于多个种植牙或较长跨度的牙桥（大于 4 个单位），数字化印模的精确度也基本可以满足口腔临床的需要[4]。

（3）对于全牙弓或牙弓跨侧的扫描，数字化印模的精确度较传统硅橡胶

（PVS）印模差[4-5]。因此，对于跨度涉及牙弓两侧的多个种植牙或修复体的病例，目前不建议使用数字化印模。

4. 影响数字化印模精确度的原因

（1）单颗牙齿和短牙桥：数字化印模精确度变差主要是因为存在影响反射光路径的区域，常见的发生部位在预备体的边缘线和锐利的线角或点角[3]。

（2）长牙桥和全牙弓：对长跨度牙桥或全牙弓进行数字扫描时，除存在与单颗牙齿和短牙桥中影响精确度一样的原因外，还有其他可能导致精确度变差的原因：

①由于扫描范围加大，计算机提取的信息也相应增加，计算机在进行数据处理、对重叠影像进行相互拼接的过程中误差率升高。

②对全牙弓进行扫描时，牙列的远中存在无牙区，缺乏有效的标记物[6]；另外，由于患者开闭口时无牙区黏膜、肌肉牵拉，软组织发生活动。

③由于扫描范围扩大，隔湿等处理效果相对较差，进而影响扫描的精确度。

5. 数字化印模的可重复性　数字化印模存在一定的重复性差异，即重复扫描提取的数字化印模之间可能会存在变异。

6. 影响数字化印模可重复性的原因

（1）有的扫描装置为降低牙齿表面的反光性，在扫描前需要在牙齿表面喷粉，以形成一个完全不反光的表面。如果两次喷粉形成的不反光层厚度不一致，会影响数字化印模的重复性。

（2）医生或护士在进行扫描时，很难保证两次操作中扫描仪的移动位置完全一致，从而导致扫描的图像在进行三维重建时产生差异[7]。

五、数控研磨仪

目前市场上数控研磨仪的种类越来越多，其功效和精准度也越来越高。数控研磨仪根据其用途，基本分为椅旁数控研磨仪、技工室和远程加工中心数控研磨仪。

1. 椅旁数控研磨仪　体积一般较小，可以放置在诊室环境，主要用于口腔诊所或口腔医疗机构的口腔诊室。它一般有3～4个轴，精确度大约为25 μm，研磨一个修复体大约需要8～25分钟。研磨的修复材料主要有聚甲基丙烯酸甲酯（polymethyl methacrylate，PMMA）、eMax和氧化锆瓷块。

2. 技工室和远程加工中心数控研磨仪　产品种类较多，功能各有侧重，主要用于口腔技工室或大的口腔加工中心。需要连接广域网络，以接收口腔诊所或其他技工单位传送的修复体数字化信息，以便完成整个修复体的制作流程。它一般有5个轴，可以研磨几何形状更加复杂的修复体；精确度可以高达5 μm；研磨的材料为块状或球状；除椅旁数控研磨仪所使用材料外，它还可以研磨切削蜡块、钛及其他金属等。

六、椅旁 CAD/CAM 加工的修复体种类

1. 嵌体或高嵌体。
2. 牙齿贴面和部分冠。
3. 全冠。
4. 固定桥。
5. 种植牙的个性化基台。
6. 手术导板等。

七、3D 打印在口腔医学中的应用

近年来，3D 打印技术在口腔医学领域的应用得到快速发展和普及，并具有非常广阔的前景。据 SmarTech 的分析预测，到 2021 年整个口腔医学 3D 打印应用的市场价值将达到惊人的 37 亿美元，其中金属烤瓷冠的金属内衬、手术导板和牙科模型的打印占了超过 60% 的份额。

3D 打印技术目前在口腔医学中的应用主要包括以下方面：

1. 打印牙殆模型。
2. 打印正畸用的活动矫治器。
3. 打印口腔外科、牙周、牙体牙髓等手术导板。
4. 打印牙桥或金属活动义齿的金属内核或基托。

我们有理由相信，随着 3D 打印技术的不断发展，这项技术在口腔医学领域中的应用会更加广泛而深入。

八、CAD/CAM 对牙体预备的特殊要求

目前 CAD/CAM 系统制作修复体多以切削预成的瓷块为主，与传统的修复体制作方法不同；另外，预备体完成后需要使用机器对其进行扫描识别。除了要遵循传统修复体制作对牙体预备的一些基本要求外，应用 CAD/CAM 系统的牙体预备具有一定的特殊性，口腔医生在实际操作时要加以注意。

1. 预备体的长度 由于研磨仪使用的切削车针工作段最大长度为 10.5 mm（图 13-7），因此预备体轴壁的长度不能超过 10.5 mm，即预备体的最低点到最高点之间不能超过这个距离，否则应改用传统方法制作。但这一问题在临床实际工作中较少出现，偶尔会出现在牙冠较长的前牙。

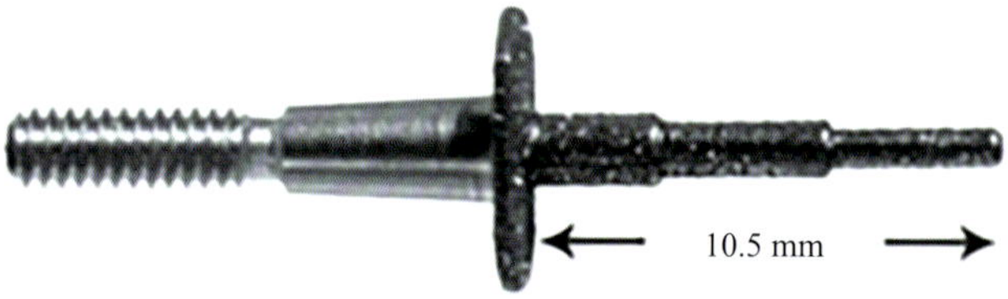

图 13-7 研磨仪切削车针工作段长度为 10.5 mm

2. 前牙预备体切缘厚度和后牙牙尖宽度　研磨仪使用的切削车针工作末端有一定的粗细度，目前常用的用于切削修复体内侧的车针末端直径为 1 mm。因此，在使用 CAD/CAM 系统制作修复体时，牙体预备完成后前牙切缘的厚度及后牙牙尖的宽度均要超过 1 mm。

3. 预备体的边缘　3D 扫描时扫描仪容易受环境光源与被测物体表面反光的影响，对预备体的边缘、倒凹，以及不连续、起伏较大的形状进行测量时，往往会有较大的误差。因此，要特别注意预备体边缘的连续和平缓，肩台的宽度至少为 1 mm。

4. 预备体的线角和表面　由于数字化印模及研磨仪的一些技术缺陷，牙体预备过程中要避免出现线角过于锐利的情况，预备体表面要光滑、圆缓。否则使用 CAD/CAM 系统制作的修复体内部的间隙会比较大，造成修复体某些部位的下方没有牙体组织的支持。如图 13-8 所示，由于预备体非功能尖预备过于锐利、宽度不足，研磨仪车针无法完成相应切削，造成修复体内部出现较大的间隙。一旦较大的间隙出现在修复体的殆面下方，就会对粘接提出较高的要求。如果使用了不适当的粘接材料或粘接效果不良，则有可能影响修复体在殆力作用下的长期使用寿命。

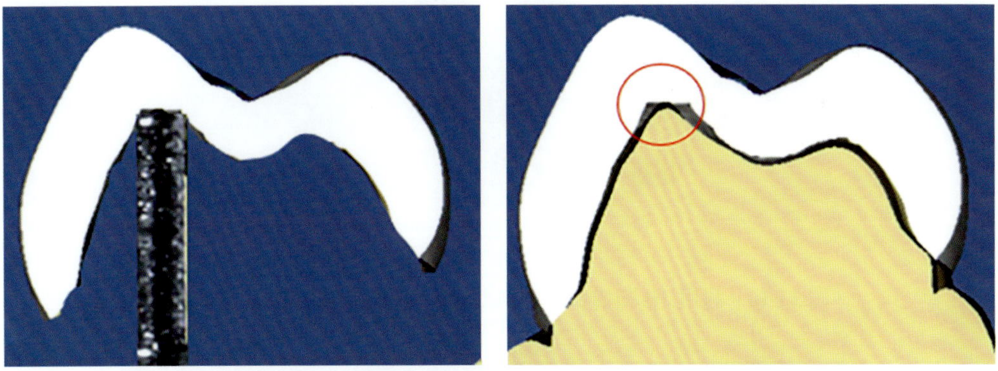

图 13-8　预备体非功能尖过于锐利，研磨仪车针无法精准完成相应切削

九、椅旁 CAD/CAM 临床实例

【例 13-1】 患者男性，45 岁，右侧下颌第一磨牙 8 年前曾行金属烤瓷冠修复，于 2 周前常规口腔检查时发现其近中面有继发深龋，患者否认患牙有任何不适症状。建议拆除现有金属烤瓷冠，去除继发龋后确认是否需要牙髓治疗，再重新进行全冠修复。

临床去除旧的金属烤瓷冠及继发龋后，牙齿尚留有足够的牙体组织，且无牙髓暴露。经与患者讨论协商，决定使用 CAD/CAM 技术进行全瓷冠修复。临床治疗过程见图 13-9 至图 13-17。

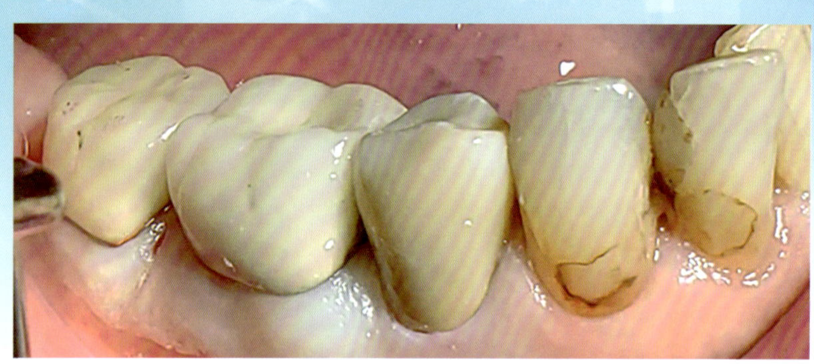

图 13-9 右侧下颌第一磨牙金属烤瓷冠术前照片

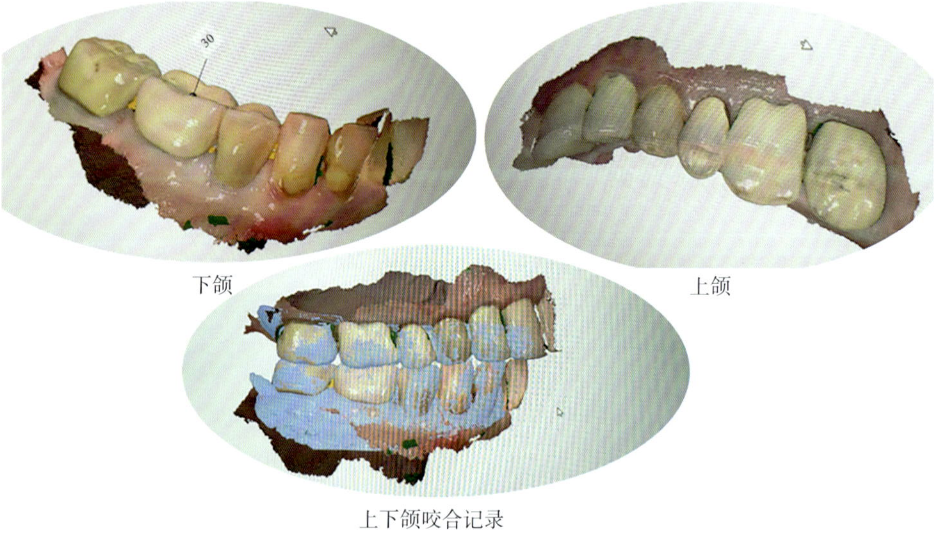

图 13-10 利用 3D 扫描仪对右侧上下颌牙齿进行扫描，采集数据

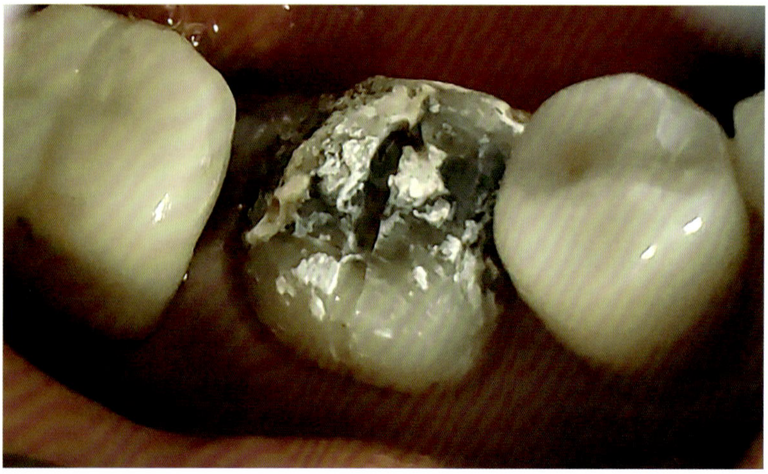

图 13-11 患牙去除金属烤瓷冠后的牙齿情况，近远中面均发现继发龋

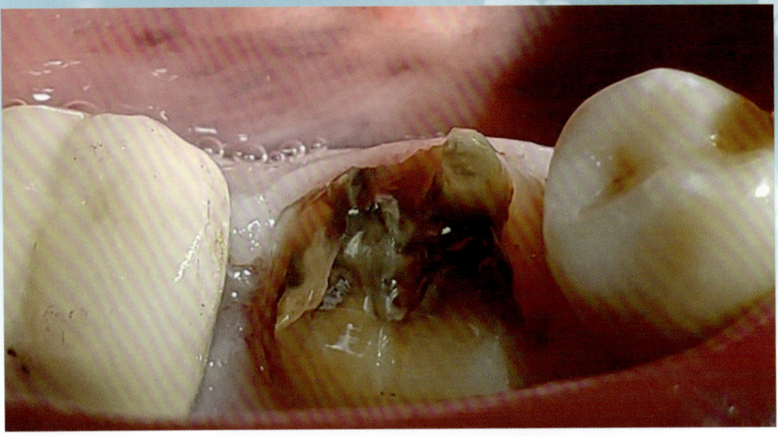

图 13-12　去除近远中面继发龋后的牙齿情况，无牙髓暴露

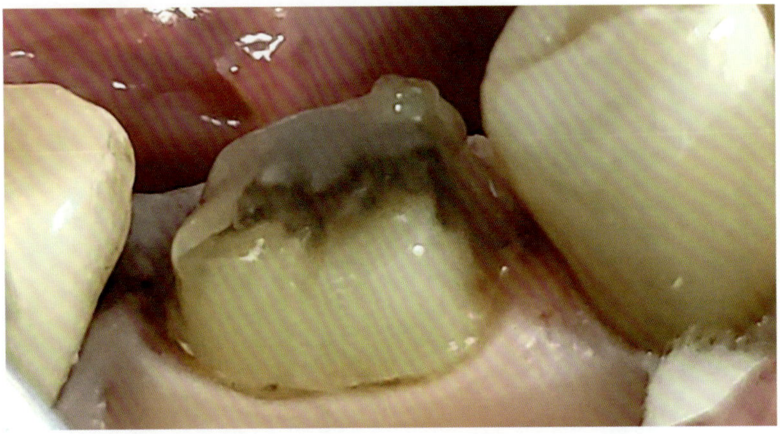

图 13-13　使用 Core-Flo 制备患牙牙冠树脂核

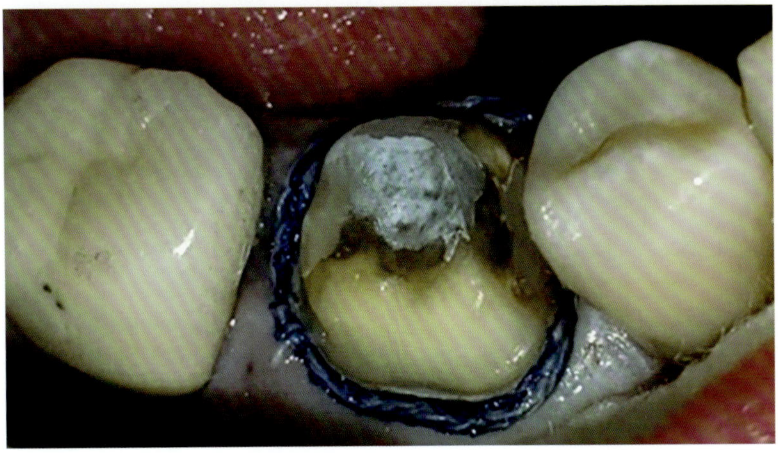

图 13-14　全瓷冠牙体预备完成后，压入排龈线

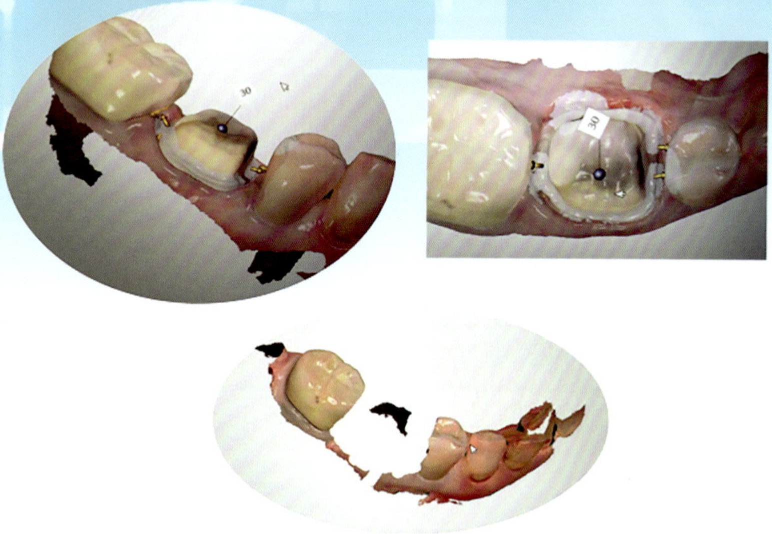

图 13-15　对预备完成后的牙体进行扫描

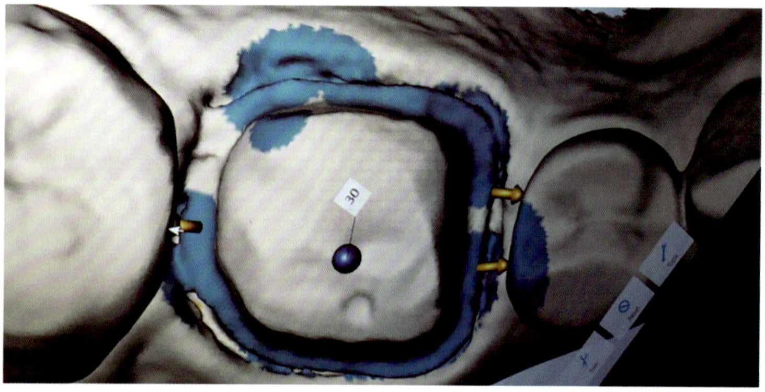

图 13-16　利用 CAD 软件进行处理、设计

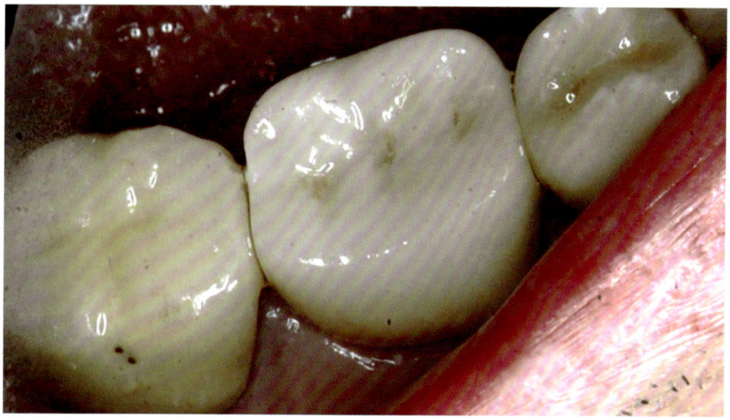

图 13-17　经椅旁 CAM 系统当天制作完成全瓷冠戴入后的情况

【例 13-2】 本例为牙科学院四年级学生临床实习病例，牙体预备术前与术后数字化印模提取、修复体设计和制作、修复体戴入均在治疗当天完成。

患者男性，48 岁，因左侧下颌第一磨牙有冷热刺激不适近一个月，前来就诊治疗。检查发现：左侧下颌第二磨牙缺失，左侧下颌第一磨牙𬌗面有陈旧的银汞合金充填体，充填体的远中面有继发龋，牙齿远中边缘嵴部分缺失，在牙冠的颊侧沟、舌侧沟及中央沟的远中发现明显的裂纹（图 13-18）。患牙牙髓冷热测试稍敏感，叩诊略有不适，牙髓活力测试呈阳性，X 线检查无异常。因为患者第二磨牙缺失，患牙承受较大𬌗力，其远中颊侧牙尖和远中舌侧牙尖很可能在以后的功能活动中发生折断。但患牙牙体缺损有限，治疗计划确定为：去除患牙原有的银汞合金充填体，进行颊舌𬌗远中（BLOD）eMax 高嵌体修复。临床治疗过程见图 13-19 至图 13-22。

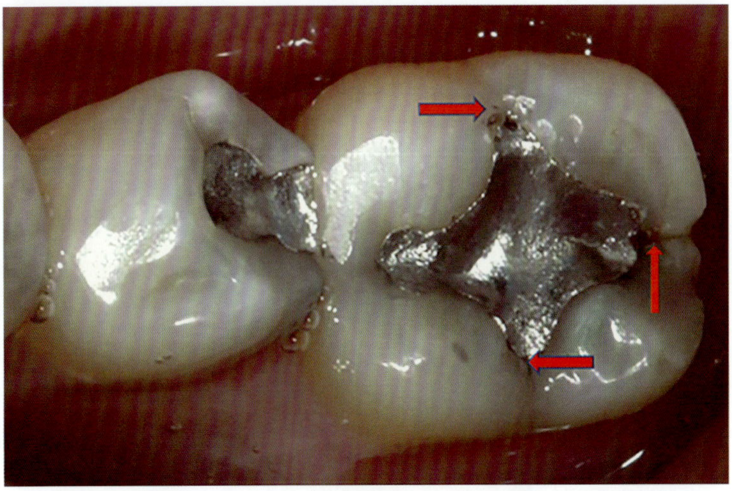

图 13-18　左侧下颌第一磨牙术前情况，箭头所指处可见明显裂纹

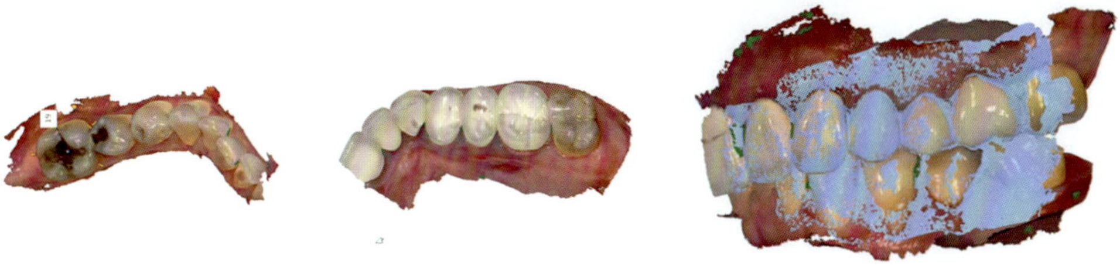

图 13-19　利用 3D 扫描仪对右侧上下颌牙齿进行扫描，采集术前牙𬌗形态数据

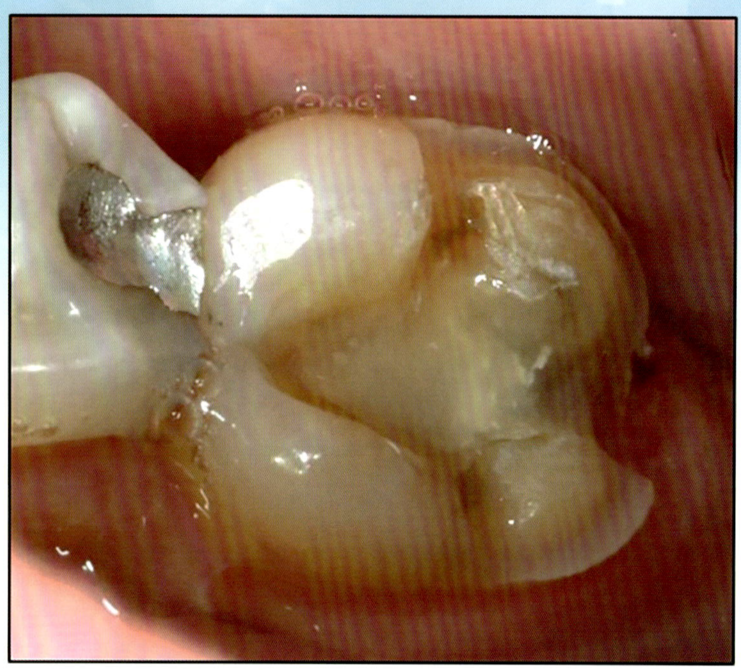

图 13-20　左侧下颌第一磨牙 BLOD 高嵌体牙体预备完成后

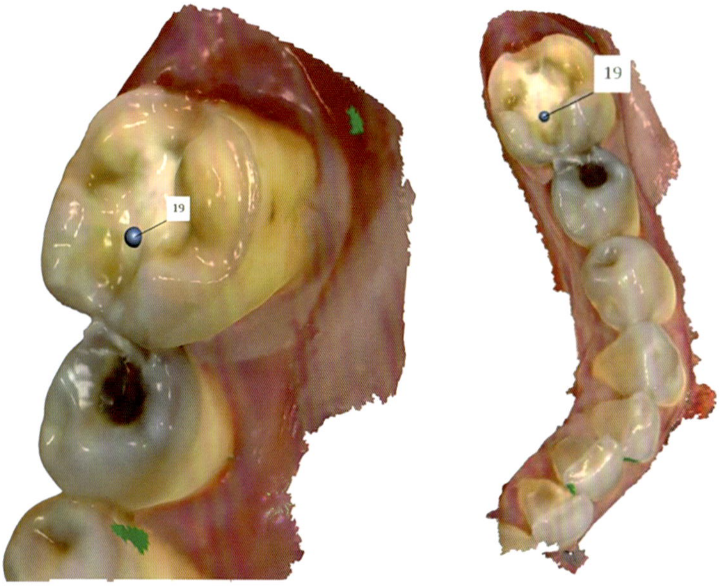

图 13-21　利用 3D 扫描仪采集牙体预备后信息

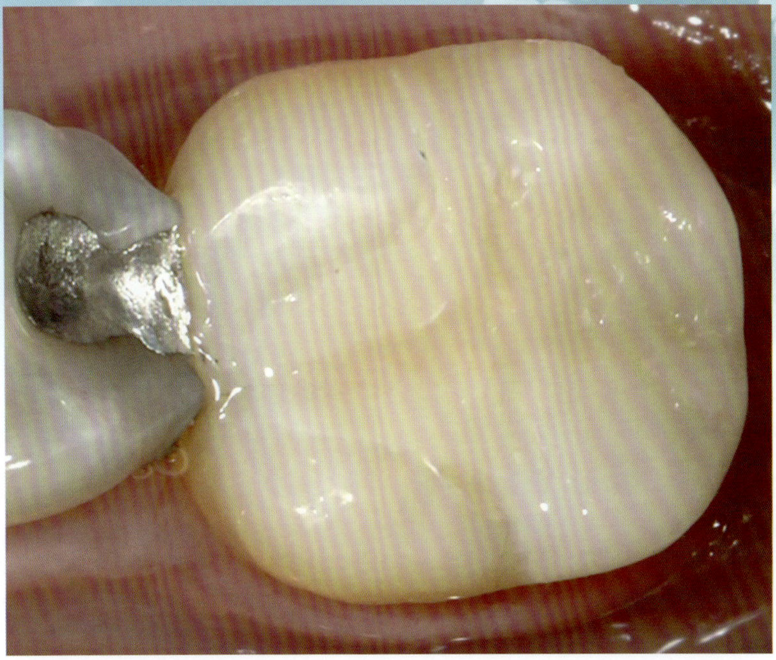

图 13-22　利用椅旁 CAD/CAM 系统，当天完成修复体的制作与戴入

（俞波）

参考文献

［1］Fu L, Engqvist H, Xia W. Glass–ceramics in dentistry: a review. Materials, 2020,13(5):1049.

［2］Yuzbasioglu E, Kurt H, Turunc R, et al. Comparison of digital and conventional impression techniques: evaluation of patients' perception, treatment comfort, effectiveness and clinical outcomes. BMC Oral Health, 2014,14(10): 1-7.

［3］Rudolph H, Salman H, Moldan M, et al. Accuracy of intraoral and extraoral digital data acquisition for dental restorations. Journal of Applied Oral Science, 2016,24(1): 85-94.

［4］Ahlholm P, Sipilä K, Vallittu P, et al. Digital versus conventional impressions in fixed prosthodontics: a review. Journal of Prosthodontics, 2018,27: 35-41.

［5］Ender A, Mehl A. Accuracy of complete-arch dental impressions: a new method of measuring trueness and precision. Journal of Prosthetic Dentistry, 2013,109(2): 121-128.

［6］Ender A, Attin T, Mehl A. In vivo precision of conventional and digital methods of obtaining complete-arch dental impressions. Journal of Prosthetic Dentistry,2016,115(3): 313-320.

［7］于海洋．口腔固定修复学．北京：人民卫生出版社，2016.